イラストを見せながら説明する

育児のポイントと健康相談

順天堂大学名誉教授　金子 堅一郎　編

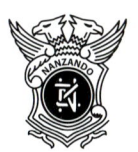

南山堂

✚ 編　集

金子堅一郎　順天堂大学 名誉教授

✚ 執　筆（執筆順）

金 子 雅 文	金子小児科クリニック 院長
細 澤 麻里子	順天堂大学小児科
田 中 恭 子	国立成育医療研究センターこころの診療部 診療部長
高 橋 　 寛	順伸クリニック小児科
菅 原 敏 明	佐久中央医院 院長
廣 田 晶 子	学校法人医療創生大学葵会柏看護専門学校
新 町 豊 子	ホームスタート白百合（家庭訪問型子育て支援室 オーガナイザー）
箕 輪 富 公	三笠小児クリニック 院長
時 田 章 史	クリニックばんびぃに 院長
小 松 充 孝	賛育会病院小児科 部長／順天堂大学小児科
成 田 久 美	順天堂大学浦安病院薬剤科 係長
寒 竹 正 人	順天堂大学小児科 先任准教授（練馬病院）
原 　 　 聡	原小児科クリニック 院長
志 村 直 人	東京臨海病院小児科
岩 原 正 純	いわはらキッズクリニック 院長
鈴 木 恭 子	順天堂大学小児科（練馬病院）
五十嵐　淳	五十嵐小児科医院 院長
幾 瀬 　 圭	順天堂大学小児科
和 田 万里子	わだファミリークリニック（小児科）
北 村 由美子	北村小児科 院長
中 澤 友 幸	東京都保健医療公社豊島病院小児科 部長
森 岡 　 新	森岡小児科医院 院長
高 橋 　 健	順天堂大学小児科 先任准教授
吉 川 尚 美	順天堂大学小児科／吉川小児科
高 橋 系 一	道灌山学園 理事長／道灌山学園保育福祉専門学校
松 原 知 代	獨協医科大学埼玉医療センター小児科 主任教授
渡 邉 響 子	わたなべ小児科 院長
遠 藤 郁 夫	浜町小児科医院
井 上 由 香	浦安こども診療所
松 井 こと子	順天堂大学小児科
北 村 裕 梨	順天堂大学小児科
吉 田 久 邦	吉田小児科医院 院長

序

　わが国の急速な少子・高齢化，核家族化が取りざたされてから久しい．しかし，それらの対策は依然として明確にはできていない．それだけに，子どもたちが心身ともに健全に育ってくれることはすべての親たちの願いである．一方，育児や健康相談に関する情報はいろいろなメディアを通して得ることができるが，ひと昔前のように子育ての経験がある家族が身近にいるわけでもない環境では，どの情報が適当なのかを相談することは困難である．それでは余裕のある楽しい育児とならないのが現実であろう．

　今から約20年前の1996年に，その予兆をすでに意識して当時の順天堂大学小児科教授の大塚親哉 氏が，本書の出版社である南山堂とともに『イラストによるお母さんへの 子育てのアドバイスと育児相談』を企画・出版された．そのコンセプトは，小児医療に携わる立場から保育者に必要で最適な育児の情報を説明して理解してもらうために，イラスト（絵）や図表を用いて行えば，言葉だけで伝えるより一層確実になることや，説明する側も大事なポイントを落とさずに話すことができるとしたものだった．そのため，イラスト編とともに，その根拠や正確な情報を示すための解説編を作成した．

　幸いにも，この書籍は改訂を重ねることができた．今回，さらに改訂をすべきときと判断するに至り，最新の情報を加え，何よりも保育者にもっとわかりやすく，そして全体をコンパクトにする必要があると考えた．そのため，前版の改訂とするのではなく，新刊として本書を発刊することにした．

　しかし，本書も前版のコンセプトを受けつぎ，イラストを主体として充実させ，目で見て理解を深めてもらうこと，およびその説明に際し根拠となる正しい情報を知るために解説頁を続けて掲載することにした．本書の執筆は順天堂大学医学部の小児科医や関連する診療科医，看護師，薬剤師など小児を診るプロフェッショナルな諸氏に依頼した．日頃，小児の診療や育児相談・健康診断に携わっている立場からの記述であり，実地小児科医や研修医あるいは間もなく本格化する総合診療専門医のみならず，保健師，保育士，養護教員の方々にも，ぜひ利用していただきたい．また保育所・幼稚園，小・中学校，地区保健センターなどにも置いておかれると，役に立つことは間違いないと思われる．なお，本書の病気やこころのチェックの項目については，姉妹本である『イラストを見せながら説明する 子どもの病気とその診かた』の該当項目を一読されると，より理解しやすくなるので，併せて購読されることをお勧めしたい．

　最後に，本書の作成にあたって，忙しい合間をぬって協力いただいた執筆者諸氏，企画から編纂に多大な尽力をなされた南山堂編集部の諸氏に心より謝意を表します．そして，本書の前身である書籍を刊行され，ご指導いただいた恩師の 故 大塚親哉 氏に本書の発刊をご報告いたします．

2015年3月

金子 堅一郎

目 次

第Ⅰ章 育児のアドバイス，育児相談

1. 成 長

1. 身長・体重・頭囲 ……………………………………（金子雅文） 2

2. 発 達

1. 運動機能（粗大運動，器用さ，平衡感覚）………（細澤麻里子，田中恭子） 6
2. 精神機能（知能，感情，社会性）……………………（田中恭子） 10
3. 感覚，睡眠 ……………………………………………（髙橋 寛） 14

3. 栄 養

1. 授 乳 …………………………………………………（菅原敏明） 18
2. 離乳食 …………………………………………………（菅原敏明） 23

4. 日常生活

1. 寝かせ方 ………………………………………………（廣田晶子） 28
2. 着せ方，室内温度・湿度 ……………………………（廣田晶子） 30
3. 沐浴・入浴 と 外気浴・日光浴 ………………………（新町豊子） 32
4. おむつの当て方とトイレットトレーニング …………（新町豊子） 35
5. 抱きぐせ ………………………………………………（箕輪富公） 39
6. 食べ物の好き嫌い ……………………………………（箕輪富公） 41
7. 育児不安 ………………………………………………（時田章史） 44
8. 予防接種 ………………………………………………（小松充孝） 46
9. 子どもの薬の飲ませ方 ………………………………（成田久美） 51

第Ⅱ章　病気のチェック

① 新生児スクリーニング ……………………………………（寒竹正人）54

② スクリーニング検尿（血尿，タンパク尿，糖尿）…………（原　聡）58

③ 背が低い，高すぎる ………………………………………（志村直人）62

④ 太りすぎ，やせ ……………………………………………（箕輪富公）66

⑤ 頭が大きい，小さい，いびつ ……………………………（高橋　寛）70

⑥ 心雑音 ………………………………………………………（岩原正純）74

⑦ 喘　鳴 ………………………………………………………（小松充孝）78

⑧ 真珠腫，鵞口瘡，舌小帯短縮 ……………………………（鈴木恭子）82

⑨ 黄疸，皮膚が黄色い ………………………………………（五十嵐　淳）85

⑩ 吐乳，溢乳，吐きやすい …………………………………（幾瀬　圭）89

⑪ 下痢，便秘 …………………………………………………（幾瀬　圭）93

⑫ 鼻出血，皮下出血（あざができやすい）…………………（鈴木恭子）98

⑬ 母斑，血管腫 ………………………………………………（金子雅文）102

⑭ 脂漏性湿疹，アトピー性皮膚炎 …………………………（和田万里子）106

⑮ おむつ皮膚炎，カンジダ性皮膚炎 ………………………（和田万里子）110

⑯ 先天性股関節脱臼，内反足・外反足 ……………………（北村由美子）113

⑰ 斜頸，脊柱の曲がり ………………………………………（北村由美子）118

⑱ 難　聴 ………………………………………………………（中澤友幸）122

⑲ 斜視，視力障害 ……………………………………………（中澤友幸）124

⑳ 鼠径ヘルニア・陰嚢水腫，停留精巣 ……………………（森岡　新）127

㉑ 臍肉芽腫，臍ヘルニア，臍帯ヘルニア …………………（森岡　新）131

㉒ 乳房肥大 ……………………………………………………（志村直人）134

㉓ 立ちくらみ（めまい），車酔い …………………………（高橋　健）138

㉔ 夜尿，遺糞 …………………………………………………（原　聡）142

㉕ ことばの遅れ，構音障害 ･････････････････････（吉川尚美）146
㉖ 多動，自閉 ･･････････････････････････････････（吉川尚美）150
㉗ 泣き入りひきつけ ････････････････････････････（高橋系一）154
㉘ 熱を出しやすい子 ････････････････････････････（松原知代）156
㉙ 時間外救急受診の目安 ････････････････････････（小松充孝）160

第Ⅲ章　こころのチェック

① 爪かみ，指しゃぶり，自慰行為 ････････････････（箕輪富公）164
② チック，吃音 ････････････････････････････････（渡邉響子）166
③ 夜泣き，夜驚，夢中遊行 ･･････････････････････（高橋系一）169
④ ミルク嫌い，拒食・過食 ･･････････････････････（時田章史）173
⑤ 不登園，不登校 ･･････････････････････････････（時田章史）176

第Ⅳ章　健康診断の実際

① 乳幼児健診の目的と実施 ･･････････････････････（遠藤郁夫）180
② 1 か月健診 ･･････････････････････････････････（寒竹正人）183
③ 3〜4 か月健診 ･･････････････････････････････（井上由香）187
④ 6〜7 か月健診 ･･････････････････････････････（松井こと子）191
⑤ 9〜10 か月健診 ････････････････････････････（北村裕梨）195
⑥ 1 歳 6 か月健診 ････････････････････････････（吉田久邦）199
⑦ 3 歳児健診 ･･････････････････････････････････（吉田久邦）202
⑧ 幼稚園就園前，5 歳児健診 ････････････････････（渡邉響子）205
⑨ スイミングスクール・体操教室への診断書 ･･････（岩原正純）209

　　◆附表：成長曲線 ････････････････････････････（箕輪富公）213

　　　索　引 ･･215

■ 本書の構成（使い方）■

◆ 項目ごとに，「イラスト頁」と，その後に「解説頁」が続く構成になっています．

◆「イラスト頁」は，保護者向けに作成しており，理解が深まるようなイラスト（図表）と簡単な説明文で構成しています．

◆「解説頁」は，保護者への説明の際，必要となる情報・知識をコンパクトにまとめています．

◆「解説頁」の紙面の都合上，「イラスト頁」の内容と重複する箇所は，「イラスト頁」を参照としている部分もあります．

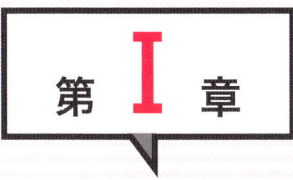

育児のアドバイス，育児相談

1. 成 長

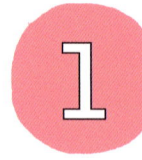 身長・体重・頭囲

◉ 身長の伸び

- 出生時は約 50 cm
  - 1 歳で　1.5 倍（70〜75 cm）
  - 4 歳で　2 倍（100 cm）

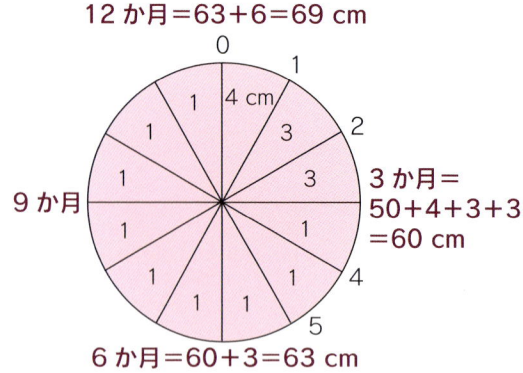

1 歳までの身長の伸び（cm/1 か月）

◉ 体重の増加

- 出生時は約 3,000 g
  - 3 か月で　2 倍（6 kg）
  - 1 歳で　3 倍（9 kg）
  - 3 歳で　4 倍（12 kg）

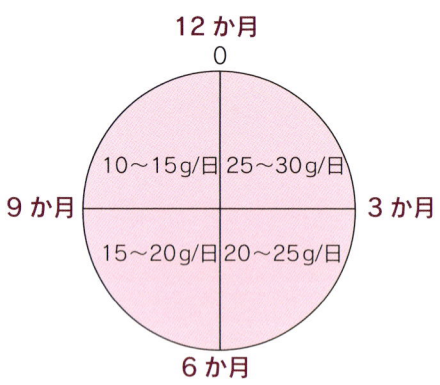

1 歳までの 1 日の体重増加

◉ 頭囲の増加

- 出生時は 33〜34 cm
  - 1 歳で　45〜48 cm
- 大泉門は生後 1〜2 か月まではしだいに大きくなり，以降縮小して 1 歳半までに閉じます．

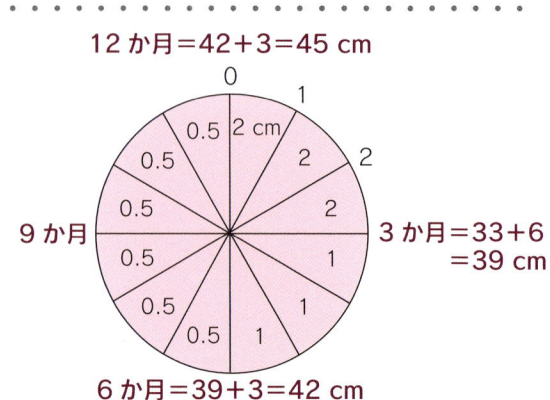

1 歳までの頭囲の増加（cm/1 か月）

◉ 成長曲線の作成

♦ 母子手帳のグラフに健診の測定値を入れてみましょう．

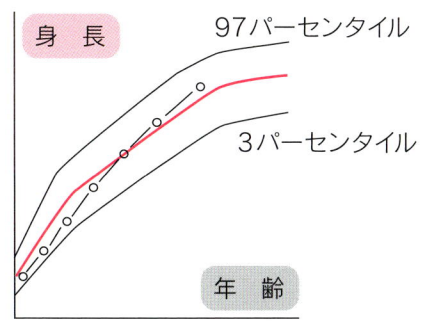 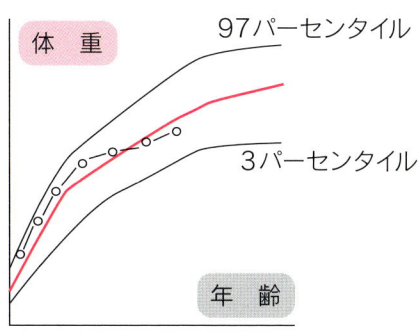

◉ 身長・体重のバランスは？

♦ 乳幼児のカウプ指数 $= \dfrac{体重(g)}{(身長\,cm)^2} \times 10$

  < 15：やせ
  15〜18：標準
  18 <：太っている

♦ 肥満度（％）$= \dfrac{実測体重 － 標準体重}{標準体重} \times 100$

  ＋20％以上：肥満
  －20％以下：やせ

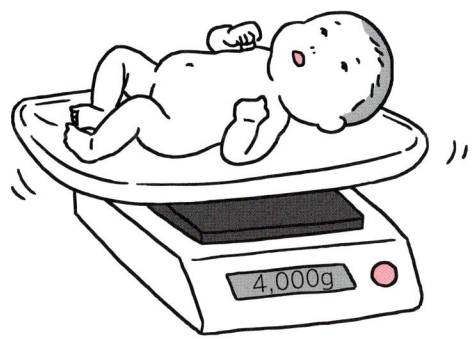

成長を評価する際に注意すること！

- 個人差があることを忘れずに
- 身長・体重・頭囲のバランスに注意する
- 経過・推移をみるようにする（成長曲線の作成）
- 両親・家族はどうか（先天的因子）
- 生活の様子（栄養，病気，心理的要因など）

解説

成長に伴う身長・体重・頭囲の変化の様子

小児の身体計測値には個人差があり，個人の年齢（月齢）の測定値のみならず，経過を追跡し，その推移を評価することが大切である．それには身長，体重および頭囲の集団の標準値をもとにして作成された成長曲線に，個人の測定値を重ねて記入してみるとよい．わが国の健常児の集団の標準値は，文部科学省あるいは厚生労働省からの調査報告書に基づいている．なお，成長曲線は母子手帳や本書末の「附表」に掲載されているので参照されたい．

身長

身長の伸びの概要

出生時の身長は約 50 cm で，男児は女児よりわずかに大きい．乳幼児の身長の伸びは活発で，生後 1 か月までに 4 cm，2～3 か月で月 3 cm，4 か月からは月 1 cm 程度の増加を示し，12 か月で 20～25 cm 増加し，1 歳で出生時の約 1.5 倍となる．1～2 歳では約 8 cm の伸びを示すが，しだいに緩徐となり，4 歳で身長は出生時の約 2 倍となる（第 1 発育急進期）．その後は，女児は 8～13 歳，男児は 9～14 歳に性早熟が進行し，それに伴い成長は第 2 発育急進期となる．

身長の評価

身長の測定は，2 歳未満では仰臥位で，2 歳以上では立位で行う．評価するにあたっては，出生時の身長・体重，栄養摂取状況，慢性疾患の有無，親の身長などのチェックが必要である．年間の身長の伸びは，2～5 歳では 6 cm 以上，5 歳からは 5 cm 以上を目安とし，4 cm 以下は注意が必要である．あるいは年間の身長増加が標準の 70% 以下のときは，成長速度が低下していると判断する．

パーセンタイル法と標準偏差（SD）法による成長曲線

母子手帳には，現在の身長が集団の大きいほう（あるいは小さいほう）から 100 人中何番目に該当するかをパーセンタイル値で示すパーセンタイル法により作成されたグラフが掲載されている．

多くの医療機関では，暦年齢の身長の平均値と標準偏差（SD）で表す SD 法により作成されたグラフを用いている．現在の身長が平均値として相当する年齢（身長年齢）を知ることもできる．

個人の成長曲線の作成は，どちらの方法を使用してもよい．3 パーセンタイルは，SD スコア法では 1.88SD に相当する．

体重

体重増加の概要

乳児の体重は，生理的体重減少から回復したあと著明な増加を示し，出生時に比し 3 か月で約 2 倍，1 歳で約 3 倍になる．この間の 1 日の体重増加は，3 か月までは 25～30 g，4～6 か月は 20～25 g，7～9 か月は 15～20 g，10～12 か月は 10～15 g と，月齢が進むにつれ増加の速度は緩徐になる．1 歳以降の増加はさらに緩やかで，3 歳で出生時の 4 倍，5 歳で 5 倍，7 歳で 6 倍，13 歳で 10 倍程度に発育する．

体重の評価

両親・家族の体格，栄養摂取状態，疾患罹患状態，さらに心理的要因，経済的条件などが体重の評価には必要である．乳幼児の Kaup 指数，学童の Röhrer 指数および肥満度を以下に示す．

- 乳幼児の Kaup 指数 = 体重 (g) / 身長 (cm)^2 × 10

  < 15：やせている
  15～18：基準範囲
  18 <：太っている

- 学童の Röhrer 指数 = 体重 (g) / 身長 (cm)^3 × 10,000

  160 以上：太りすぎ
  145～160：太っている
  115～145：基準範囲
  100～115：やせている
  100 未満：やせすぎ

- 肥満度 (%) = （実測体重 − 標準体重）/ 標準体重 × 100

  20～30%：軽度肥満
  30～50%：中等度肥満
  50% 以上：高度肥満

◉ 頭　囲

頭囲の概要

頭蓋の最大周径を表す値を頭囲といい，出生時には33〜34cmで，おおよその月別増加は，生後3か月までは2cm，4〜6か月までは1cm，7〜12か月までは0.5cmで，1歳時には45〜48cmとなる．

頭囲の評価

身長と同じく頭囲も，2歳までは仰臥位で，2歳以上は立位（坐位）で測定する．両親・家族の頭囲，在胎週数，出生時体重を考慮する．身長にも左右され，生後400日までは，頭囲(cm) = 0.5×身長(cm) + 9.5 ± 2.5 となる．乳幼児期の頭囲の1SDは1.5〜1.6cmであり，+2SD以上を大頭，−3SD以下を小頭という．

大泉門

大泉門は，生後1〜2か月までしだいに大きくなり，以降縮小してほぼ1歳半までに閉じる．その大きさが，生後6か月以下で5cm，6〜9か月で4cm，9〜12か月で3cm以上大きいときは，要注意である．19か月を過ぎても大泉門が開いているときも異常を疑う．大泉門の緊満の有無は必ず坐位で判定する．逆に乳幼児から大泉門が小さく，あるいはほとんど隙間がない場合がある．この場合，頭囲が通常の伸びをしていれば心配はないが，小頭症や頭蓋骨縫合早期癒合に注意して定期的に観察する．

［金子 雅文］

2. 発達

1 運動機能（粗大運動，器用さ，平衡感覚）

- 小児の運動発達には，個人差が多くみられます．
- しかし，小児の運動発達の標準を知ることは大切です．
- 80〜90％の小児にみられる標準的な運動発達の時期は，以下のようになっています．

● 粗大運動

- 首のすわり…3〜4か月
- 寝返り…4〜6か月
- お座り…5〜8か月（手をついて座る：5〜6か月，両手を離して座る：8〜10か月）
- はいはい…6〜10か月（ずり這い：5〜7か月，高這い：8〜10か月）
- つかまり立ち…7〜10か月
- つたい歩き…8〜11か月
- ひとり立ち…9〜11か月

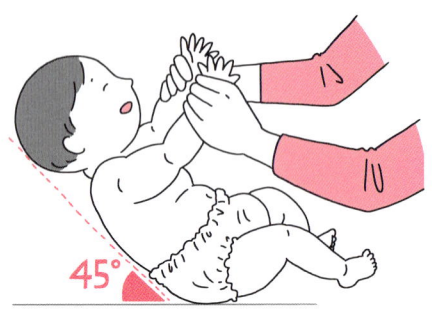
首のすわり（引き起こしでみる）

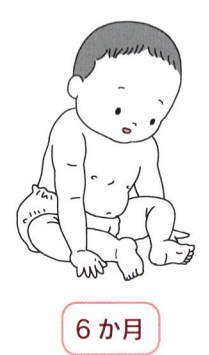
6か月

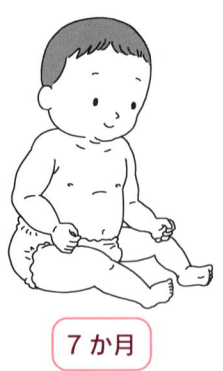
7か月

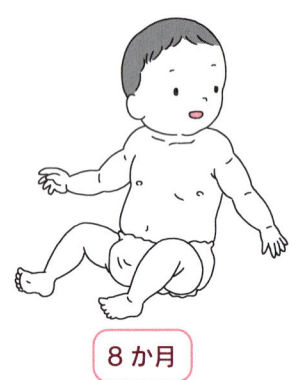
8か月

お座り

● 手の運動（器用さ）

- 反射で握る…新生児
- 両手を合わせる，おもちゃに手を伸ばす…4〜5か月
- 積み木を手全体で持つ…5〜6か月
- 積み木を親指と人差し指ではさんで持つ…8〜10か月
- 小さい物を指先でつまむ…1歳すぎ

- 積み木を2，3個積む…1歳半
- 丸を真似して描く…3歳
- 四角を真似して描く…4歳
- 三角を真似して描く…5～6歳

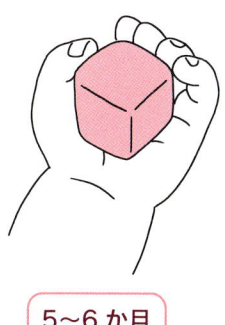
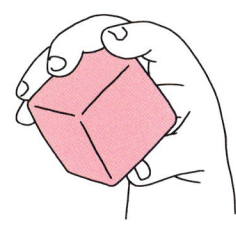

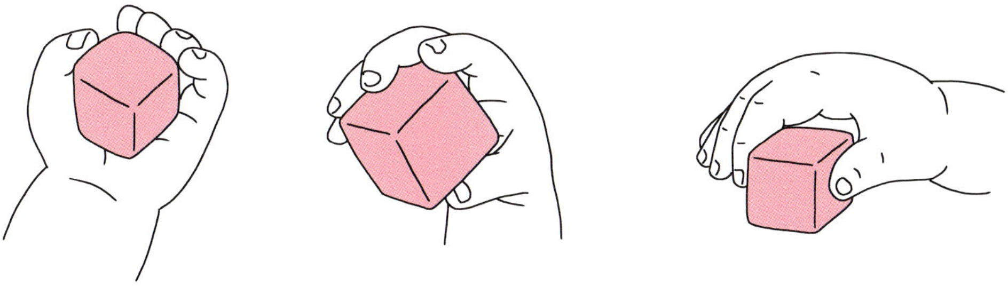

| 5～6か月 | 7～8か月 | 8～10か月 |

手の持ち方の発達

● 歩行の発達（平衡感覚）

- ひとり歩き…12～14か月
- 両足ジャンプ…2～2歳半
- 片足立ち…3歳頃
- けんけん…4歳頃
- スキップ…5歳頃

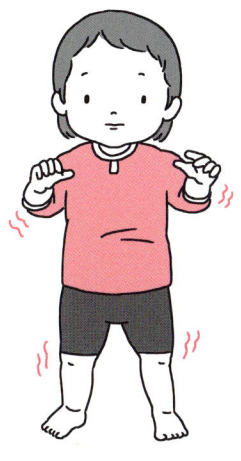
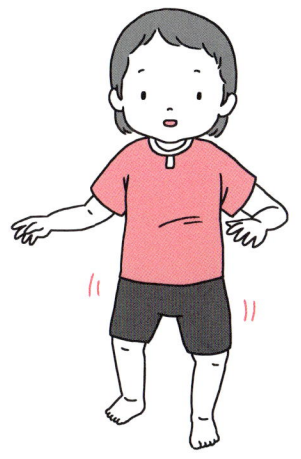
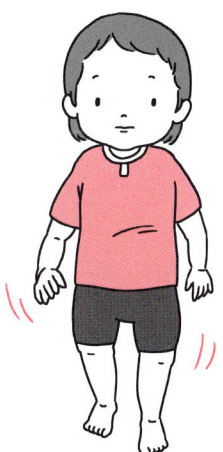

ハイガード歩行
（処女歩行）

ミドルガード歩行
（歩行開始2か月後）

ローガード歩行
（歩行開始4～6か月後）

- 各々の運動発達が標準的な月・年齢を過ぎてもみられない場合には，慎重な経過観察や場合によっては専門医による診察が必要です．

解説

小児期の標準的な運動発達を知ることは，障害を早期に発見し，療育につなげるうえで重要である．運動発達を評価する際には，「粗大運動」と「微細運動（手の動き）」の両方を評価する．微細運動の評価では，左右差の有無も確認する．

小児の運動発達は個人差が大きい．正常発達の個人差なのか異常なのかの判定が難しい場合には，慎重に経過を観察する必要がある．個人差を踏まえた評価をするにはデンバー発達判定法第2版（表1）が有用である．また，近年増えている早産児の運動発達をみる場合は少なくとも3歳頃までは修正月齢を考慮して標準と比べる．

粗大運動の発達

80〜90％の児が各運動を獲得する月齢をイラスト頁に示した．

❶ 定頸は，引き起こし反応で確認する

新生児期は，引き起こすと頸が背屈する．3〜4か月頃には，床から45度引き起こした際に，頸と体幹が平行となる．引き起こした姿勢で左右や前後に軽く揺らした際にも頸が前後屈しなければ，頸はすわったと確定できる．

❷ 坐位の発達

5か月頃から腰を支えると座れるようになり，6か月頃には背中を丸め手をついて座れるようになる．7か月頃になると，背中を伸ばして両手を離して座れるようになり，8か月頃には座りながら体をひねり横の玩具を取れるようになる．

❸ 腹臥位の姿勢やはいはいの仕方は，特に個人差が大きい

新生児期は腹臥位では頭を床につけている．3〜4か月になると前腕で体を支え頭を45〜90度持ち上げるようになる．5〜6か月には，両手を伸ばして手で体を支えられるようになる．

はいはいは7〜8か月頃からみられ，ずり這い（腹をつけたまま両手で進む），四つ這い（両手と両膝で体を支える），高這い（両手と両足底で体を支える）と発達していく．

Shuffling babyは，通常のはいはいをせず坐位のまま下肢を動かし進む．坐位までの運動発達，微細運動や知能は正常で1/3に家族歴があるとされる．独歩開始は1歳半〜2歳と遅れるが，最終的な発達は正常である．まれにshuffling babyの中に，筋疾患や神経疾患の児が含まれることがあるため注意が必要である．

❹ 立位の姿勢

新生児の足裏を床につけると反射で下肢，体幹，頸が起立し，体が起立する．しだいに立たせようとしても下肢を屈曲させるようになり，4〜5か月には体を支えようとしない時期がみられる．5か月すぎには足裏がつくと下肢をピョンピョン屈伸させるようになり，8か月頃にはつかまり立ちが可能となる．9〜10か月では自分でつかまりながら立ち上がれるようになり，11か月頃にはつたい歩きが，そして12か月頃にはひとり立ちが可能となる．

手の運動の発達

- 反射で握る…新生児
- 随意的に握る（ガラガラを少しの間握っていられる）…3か月
- 両手を合わせる，物に手を伸ばす…4〜5か月
- 積み木を手全体で持つ…5〜6か月
- 積み木を拇指，人差し指，中指（橈骨側）で持つ…7か月
- 積み木を拇指と人差し指ではさんで持つ…8〜10か月
- 指先でつまむ…12〜14か月
- なぐり書きをする…13〜17か月
- 積み木を2，3個積む…15〜19か月
- 丸を真似して描く…3歳
- 四角を真似して描く…4歳

表1　デンバー発達判定法第2版の概要

目的：全般的な発達をスクリーニングする
1. 対象年齢：出生時から6歳まで
2. 判定方法
   (1) 個人−社会：ほかの人々と協調・自立できる能力
   (2) 微細運動−適応：目と手の強調運動や小さい物の取り扱い，問題解決能力
   (3) 言語：言語を聞き，理解し使用する能力
   (4) 粗大運動
3. 評価：遅れ，遅れの疑い，正常

・三角を真似して描く…5〜6歳

　新生児期は，手の把握反射により触った物を反射的に握る．3か月頃からは随意的な把握ができるようになる．4〜5か月頃には物に向かって手を伸ばすようになる．5〜6か月で手全体を使って積み木（一辺が3cm四方程度）などを掴み，他方の手に持ち替えることもできるようになる．しだいに橈骨側で持つようになり，8〜10か月頃には拇指と人差し指ではさむような持ち方ができるようになる．小さい物（丸い物など）の持ち方は積み木の持ち方よりも一段階ゆっくりとなるが，1歳すぎには小さい物も親指と人差し指でつまんで持てるようになる（イラスト頁を参照）．1歳6か月頃には積み木を2,3個積み上げ，クレヨンなどを握りなぐり書きをするようになる．丸を真似して描けるようになるのは3歳頃，四角が4歳頃，三角が5〜6歳頃である．

歩行の発達

　歩行や平衡感覚の発達により，立って移動できるようになる．各運動を獲得する標準的な月・年齢をイラスト頁に示した．

　独歩は通常12〜14か月頃に可能となり，1歳半までに95%の児が獲得する．歩きはじめは両上肢を高くあげ（high guard gait），両下肢を広げバランスを取りながら歩行する．徐々に上肢を下げ（midle guard, low guard gait），膝を曲げ，腕を前後に振り上下肢の協調運動がみられるようになる．2歳では手すりを使った階段の昇降や両足ジャンプが可能となり，片足立ちは3歳頃から，けんけんは4歳頃から可能となる．5歳頃にはスキップも可能となる．

　上記のように，小児の運動発達は個人差が大きい．月齢を過ぎても標準的な運動発達がみられない場合には，注意深い経過観察と専門医による診察が必要となる．

［細澤 麻里子，田中 恭子］

2 精神機能（知能，感情，社会性）

◉ 精神機能とは

- 精神機能は，認知，言語・社会性，情緒，心理社会，適応行動などに分類して評価します．
- 発達評価には，デンバーⅡ発達判定票などでのテストが有用です．
- 精神機能の発達パターンを把握することは，その遅れの原因診断にとても重要です．
- 子どもの発達には精神，運動，行動・感情の発達が相互に関連しています．

◉ 精神機能の発達段階

■ 認知機能：標準的な発達の時期

- 手をみつめる：2～3か月
- 欲しい物をとる：4～6か月
- バイバイする：8～10か月
- 大人のまねをする：9～13か月
- 人形に食べさせる：15～20か月
- 形の識別：2歳
- 多少，高低，重軽，などの比較概念：3歳すぎ
- 人の思いを理解する：4歳前後

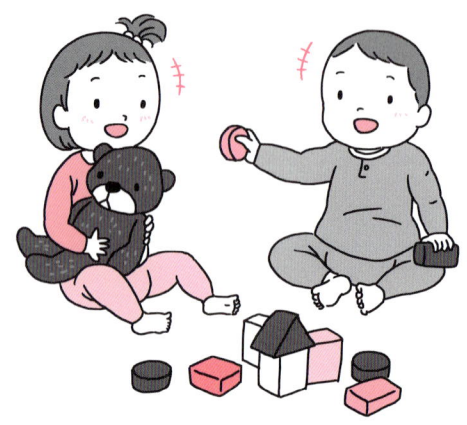

ごっこ遊び：2～3歳

表1　ことばの発達

年　齢	ことばの理解	発　語
0〜1歳	音に反応→聞き分け→物との関係	喃語→ことばのまね
1〜2歳	ことばの意味との関係 簡単な指示に従う	1歳で1〜3語，1歳半で15〜20語 2歳で200語
2〜3歳	わかることが急に増える 2つの指示に従う	2語文 「なに？」「どこ？」「だれ？」
3〜4歳	日常生活のことばがほぼ完成 現在形・過去形がわかる	4語文，「いつ？」「どうして？」「どんな？」 大人と会話できる
4〜5歳	数字の概念がわかる	4〜6語文 発音がほぼ完成

■ 言語・社会性

- ことばの理解（受容性言語），発語（表出性言語）に分けて評価できます（表1）．
- 1歳半までに芽生える対人コミュニケーションスキル
  →要求・興味の指さし，アイコンタクト，呼名反応，微笑み返し，身振り遊びなど

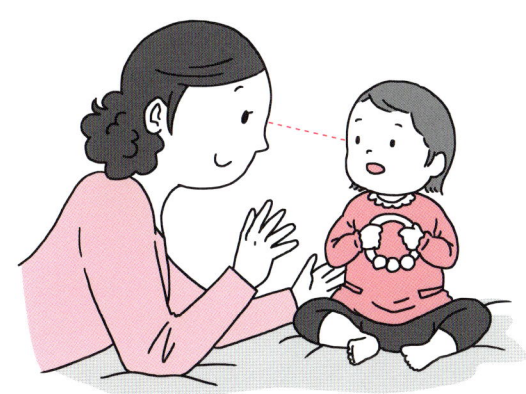

アイコンタクト

■ 主な身辺自立機能：標準的な発達の時期

- 自分で食べようとする：6か月以降
- コップで飲む：10〜12か月
- スプーンを使う：14〜18か月
- 上着を着る：2歳すぎ
- 1人で歯磨きをする：3歳すぎ
- おむつが取れる：3歳前後

解説

子どもの発達には以下の3つの大きな柱がある．
① 精神心理発達（認識力，言語，社会性，問題解決力，知覚，記憶など）
② 運動発達（粗大運動，微細運動，協調運動など）
③ 行動・情緒面（協調性，適合性，集中力，意欲，情動，自我の発達，心の理論，抑制力など）

実際はどの領域も相互的緩衝作用を有し，分離して考えることはできない．児の発達の評価には，総合的な評価が必要である．ここでは精神機能の発達について述べる．

発達理論

❶ アタッチメント理論

"特定の人物間に形成される情愛の絆"と定義され，情緒的親和感および身体的満足感と相互接触，母子間相互作用で成立する．また，愛着の発達は世代間伝達するといわれ，その基盤になるのが乳児期の絶対的信頼感である．愛着形成の障害は種々の発達障害を引き起こす可能性をもつといわれる．

❷ 心の理論（Theory of Mind）

他者の心の状態，目的，意図，知識，信念，志向，疑念，憶測などを推測する機能をいう．心の理論は，4歳前後の児で獲得できるようになるといわれている．自閉症スペクトラム障害は，心の理論の欠如を大きな特徴とする説が検討されている．

高次脳機能の発達

大脳新皮質の中でも，特に人間特有の高次機能を司る新皮質（前頭前野）は，生後8か月頃より髄鞘化が始まり，その後，成人期まで続くものとされている．この部分では思考，情動の制御，コミュニケーション，意欲や意思決定，やる気，集中力，記憶（特に作業記憶）といった重要な機能を担い，人間らしさの源とされる．この部分の機能障害が，ADHD（注意欠如多動性障害）に関連性があるといわれている．

発達段階における各時期の特徴

認知発達

ジャン・ピアジェによる認知発達理論が参考になる．

❶ 乳児期前半

乳児期の馴化新奇反応は，乳児がより合理的に外界に適応していくうえで必要な発達課題となっている．馴化現象（habituation）とは新しい物を見ることによる脳へのコード化の過程をいい，新奇選好（novelty preference）とは新奇な物をさらにコード化する過程をいう．この2つの現象は乳児が特定の視覚的特徴に対して示す定位反応であり，この過程では乳児の注意の分配や記憶などの情報処理機構が評価される．

❷ 乳児期後半

物の永続性を認知することから探索行動が始まり，また，目標を達成するために手段を考え問題解決し，計画を立てて行動するという高次機能が芽生える．さらに，手先の巧緻運動の発達がみられる1歳すぎでは，おもちゃを片付けたり，積み木を積むといった合目的遊びがみられる．生後1年を過ぎると，新奇反応の減少とともに集中力が発達しはじめ，1つの物に対する指先を用いた探索，操作的動作が始まる．特に指の感覚と運動の発達は，環境や生活とのかかわりにおいて，大切な分野である．

❸ 幼児期

ピアジェでは前操作期の直感的思考の段階となるが，特徴として，事物に対応するときに理論的でなく，直感的に行うことが多い．また，思考の特徴としては自己中心的であり，まだ自分の立場からしか物事をみることができない．4歳以上では，創造力，判断力，自発性の発達がさらにのび，因果関係の理解もみられはじめる．社会的知性の発達として適切に社会行動を行う知性や誤った概念の認識・抑制力，自己のコントロールがみられてくる．

❹ 学童期（6〜12歳）

知的な関心が高まり，読み書き計算を行う時期が具体的操作期である．具体的な事象を利用しながら論理的に考えることができるようになる．生活の規範・規則を守るなどの道徳の概念が芽生え，また，学習に必要な集中力，注意力，忍耐力，情

動の統制，計画性，問題解決力がさらに発達する．
❺ 思春期（12～15歳）
　第二次性徴が始まる．スポーツや，異性への関心を示すようになるのが形式的操作期である．具体的な事物から，抽象的，形式的思考が可能になる．また自己への関心が高まり，具体的特長，髪型，衣服などを気にするようになり，自己の生き方を考え，周囲の大人の反応にも敏感になる．自己と依存の葛藤期でもある．

✜ 言語発達
❶ 乳児期
　生後2か月頃になると，乳児は泣き声とは別に，ことばに近いさまざまな音声を発するようになる．これは「喃語（なん語）」といわれている．生後5か月頃になると，喃語を反復するようになる．これは自分で発音するとともに，聴覚的にその音を認知し，さらにその音が刺激になって再び発音するのである．生後7か月頃になると，他人の話し声に注意を払うようになるとともに，自発的に出る喃語だけでなく，しだいに人のことばをまねしようとする発声がみられるようになる．この時期になると乳児の発音も，母国語的な発音が多くなってくる．10か月頃になると，ちょうど話をしているような，一種独特な発音をするようになる．ことばとしては不完全であるが，何らかの意思表示をしようとするもので，これらがやがて意味のある単語につながることばの第一歩である．

❷ 幼児期前半
　1～1歳6か月にはことばの前段階とされる自分の興味の指差しから，ことばの模倣，さらには，「ワンワン，どれ？」などの質問に対しての合目的指差しが始まる．この合目的指差しはことばの理解の発達過程を示し，ことば理解は発語より早期にみられることから，言語発達の評価にこの指差しの有無を確認することが重要である．その後はいわゆる一語文（意味のある単語）の時期である．たとえば"ワンワン"という言葉で，犬が来たとか，犬がいるということを表現している．2歳近くになると，いわゆる二語文を話し，2～2歳半頃になってくると，語数も増加し，多語文の時代に入ってくる．2歳半～3歳には，よく「なぜ？」という質問が出現し，おしゃべりになってくる．

❸ 幼児期後半
　3～4歳頃には，ほぼ日常会話が可能になり，発音もある程度はっきりしてくる．自分の名前が言え，男女の区別がつくようになる．そして，誰にでも通じる会話ができるようになり，動詞や助詞などの使い方にも誤りが少なくなってくる．ことばで表現するのが追いつかないために，どもること（吃音）がある．また，幼稚園の生活が始まってくるようになると，赤ちゃん言葉といわれる幼児語はほとんど姿を消し，文章の長さも長くなる．

✜ 社会性
　生後2～4か月頃にはあやすと笑う．生後6～10か月頃には大人の相手を求めるようになり，人見知りも盛んになる．はいはいが始まる8か月以降は，母親の後追いが激しくなる．1～1歳6か月頃にはほかの子どもに興味を示すようになり，1歳6か月～2歳頃には一緒に同じようなことをして遊ぶことができ，模倣遊び，ごっこ遊びなどがみられる．3～4歳頃には1つの遊びを共同で行うようになる．遊びのルールや約束を理解するようになり，機能的遊びや想像遊びなど，友だちとの遊びを通して子どもたちは多くの収穫を得ていく．

◉ 精神発達の評価と介入
　生涯発達という認識で子どもの発達を評価していく必要性がある．発達・知能指数のみでなく，児がどのように言動しどのように課題をこなしたかがポイントである．また，その評価は絶対的評価でなく，今後変化しうることを強調することも必要である．また，年齢に応じて評価方法は異なるが，一般的には知能指数（発達指数）により遅れの程度が定義されている（表1）．精神機能の遅れが疑われる場合はそのままにせず，必要に応じて地域における発達相談や専門機関にコンサルテーションすることが重要である．

表1　知的（IQ）レベルの分類

知能指数	障害の程度	知能指数	障害の程度
70～84	境界知能	20～34	重度
50～69	軽度	<20	最重度
35～49	中等度		

［田中　恭子］

> 2. 発達

 感覚，睡眠

「感覚の発達」

● 視　力

- 生後1〜2か月：抱いているお母さんの顔や目をじっと見ます．
- 生後3か月：物を目で追います．
- 視力は新生児で0.03〜0.05，生後6か月で約0.2程度です．
- 1.0以上の視力は3歳で半分以上にみられるようになり，6歳で視力はほぼ完成します．

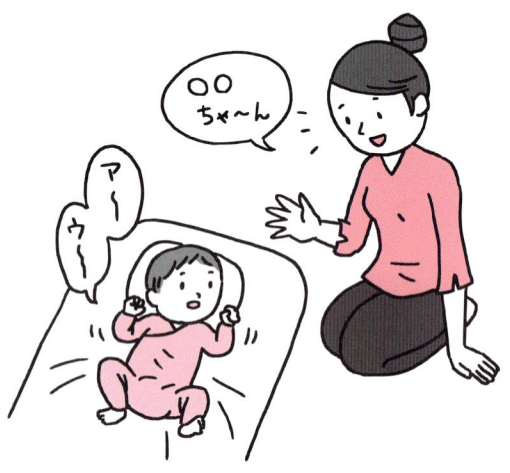

目から15cm離して

←2〜3cm/秒→
左右に動かす

視運動眼振の誘発法
新生児でも眼振がみられれば見えていると判断できる．

● 聴　力

- 生まれた直後でも音に反応します（大きな音に体をビクッとするなど）．
- 生後2〜3か月で話しかけにアーウーと声で反応します．
- 聴力は幼児期にほぼ成人と同様になります．
- 近年は出生時に聴力検査を受けることができるようになっています．

● 嗅覚・味覚

- 新生児期にも母親の母乳の匂いがわかるようです．
- 新生児期にも甘さや苦さがわかり，生後3か月頃よりさらに発達します．

● 皮膚感覚

- 新生児期より温・冷・触・痛などの感覚はあり，生後7〜8か月よりさらに発達します．

「睡眠の発達」

■ 新生児期
- 1回の睡眠が短く，1日に何回も睡眠と覚醒を繰り返します．
- 睡眠時間は1日合計8〜20時間．
- 睡眠の昼夜周期は不規則．

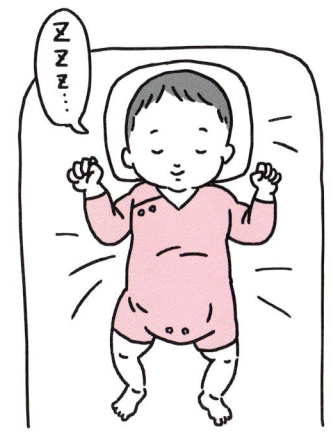

■ 生後3か月頃
- 睡眠の昼夜周期がしだいに規則的になります．
- 睡眠時間は1日合計13〜16時間．
- 夜間睡眠時間が延長．

■ 6か月頃
- 1日の睡眠回数は4〜5回．
- 睡眠時間は1日合計10〜15時間．

■ 1歳
- 1日の睡眠回数は2〜3回．
- 睡眠時間は1日合計9〜14時間．

■ 3〜4歳
- 1日の睡眠回数1〜2回．
- 睡眠時間は1日合計9〜13時間．
- 昼寝はしなくなります．

■ 学童期
- 夜間睡眠のパターンがほぼ成人と同様になります．

■ 思春期
- 夜間睡眠のパターンが完成します．
- 老年期までこのパターンが続きます．

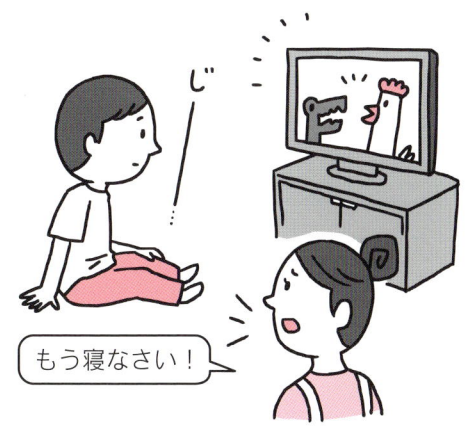

解説

感覚の発達

◉ 視覚の発達

新生児の視覚は生後まもなくから存在する．これは視運動眼振があることで証明される．対光反射や閉反応も出生直後よりみられる．

小児の視力障害が疑われる場合，視運動眼振が出現すれば，視力障害ではなく発達障害が考えられ，視運動眼振が出現しなければ，眼球から視中枢までの何らかの障害による視力障害が疑われる．

① **新生児期**：固視不良．
② **生後1か月**：母親の顔や色のあざやかな物をじっと見つめる（固視）．
③ **生後6～8週**：両眼固視，共同運動，大きな物を目で追う．
④ **生後3か月**：意識的固視，中心窩完成．追視が可能となる．
⑤ **生後4～5か月**：平滑な共同運動，見る物をつかもうとする．視神経の髄鞘が完成する．
⑥ **1～1.5歳**：調節と輻輳のつながりができる．
⑦ **2～3歳**：融像が完成し，遠近感が出現する．
⑧ **6歳**：両眼視機能が完成する．

✚ 視運動眼振の誘発法

0.15cm幅の黒白の縦縞リボンを2～3cm/秒の速さで小児の眼から15cm離した位置で動かすと，ほとんどの正常新生児でも眼振が出現する．

◉ 乳幼児の視力障害の徴候

次のような動作や行動がみられた場合は，視力障害の可能性があります．

① **手指眼現象**
乳児が1本あるいは数本の指で（時には手を広げて），自分の眼を押さえたり，こすったりする運動．

② **頭を振る現象**
最も近い明るい光に眼を向けて，大きく頭を左右に動かす動作．一定のリズムでゆっくりと繰り返す．

③ **手を振る現象**
最も近い明るい光の方へ頭を向け，手を眼の前でかざして振る動作．

◉ 聴力の発達

出生時，すでに音に反応するが，生後4か月頃より大脳皮質活動に基づく聴性行動反応が急速に発達し，聴力は幼児期には成人とほぼ同等となる．最近では，生後，産科を退院するまでの間に聴性脳幹反応による聴力検査が容易に可能になったため，難聴の早期発見が可能となった．

表1に乳児の聴覚発達に応じたみかたを示す．

表1 乳児の聴覚発達テスト

月齢	項目
0か月児	突然の音にビクッとする（Moro反射）
1か月児	眠っていて突然の音に眼をさますか，または泣き出す 泣いているとき，または動いているとき声をかけると，泣きやむかまたは動作をやめる
2か月児	話しかけると，アーとかウーと声をだして喜ぶ（またはニコニコする）
3か月児	怒った声や，やさしい声，歌，音楽などに不安そうな表情をしたり，喜んだり，または嫌がったりする
4か月児	人の声（とくに聞きなれた母親の声）に振りむく
5か月児	父母や人の声，録音された自分の声など，よく聞き分ける
6か月児	話しかけたり，歌をうたってやると，じっと顔をみている テレビやラジオの音に敏感に振りむく
9か月児	隣の部屋で物音をたてたり，遠くから名を呼ぶとはってくる 音楽や，歌をうたってやると，手足を動かして喜ぶ
12～15か月児	簡単なことばによるいいつけや，要求に応じて行動する

（田中美郷，ほか：乳児の聴覚発達検査とその臨床および難聴児早期スクリーニングへの応用．Audiology Jpn 1978；21：52-73より抜粋して作成）

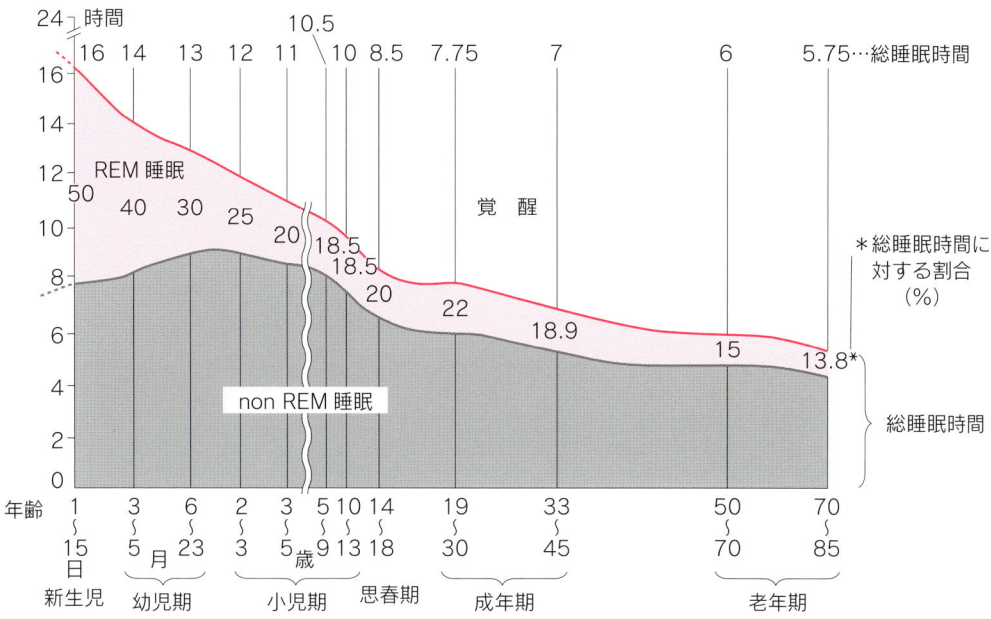

図1 総睡眠時間，REM睡眠，non REM睡眠の割合の年齢による変化
(Roffwarg HP：Ontogenetic development of the human sleep-dream cycle. Science 1966；152：604-619)

睡眠の発達

成人の睡眠は入眠してからREM期が終わるまでを1回の睡眠周期（約90分）とすると，1晩の間に3〜5回の睡眠周期がみられる．

図1は総睡眠時間，REM（rapid-eye-movement）睡眠，non REM睡眠（浅眠期，軽・中等度・深睡眠期）の割合の年齢による変化を示している．新生児では覚醒と睡眠の周期は不規則であり，2〜3か月頃までは夜と昼に関係ない睡眠パターンがみられる．夜泣きはREM睡眠の間にみられる．REM睡眠時間は加齢とともに減少し，思春期以後，成人の睡眠パターンとなる．

［高橋　寛］

1 授　乳

- ◆ 授乳は児の健康維持とともに成長，発達，健やかな母子関係の形成にも重要です．
- ◆ 授乳の成功がその後の育児の成功への鍵をにぎります．
- ◆ 母乳は乳児にとって最良の栄養です．

母乳栄養

● 母乳栄養の利点と注意点

■ 利　点

① **栄養学的利点**：消化吸収に優れ，ほぼ100％吸収される．
② **免疫学的利点**：母乳には分泌型IgA，ラクトフェリンなどの感染を防御する因子が含まれている．
③ **母子関係の確立**：スキンシップによる母子の愛着形成が容易．
④ **経済的利点**
⑤ **その他の利点**：生活習慣病予防や神経発達にも効果的との報告がある．

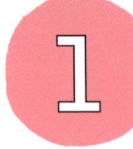

■ 注意点

① **母乳性黄疸**：母乳を中止する必要はないが，病的黄疸でないことを確かめる．
② **母乳で不足する主な物質**
- ビタミンK：現在はビタミンK_2シロップを与えて予防．
- 鉄：生後6か月以降は離乳食からの鉄の補充が必要．
- ビタミンD：日光照射が不足しないよう注意．

③ **経母乳ウイルス感染**：日本を含めた先進国では，HIV感染では母乳禁止．
④ **母乳に移行する不純物**
- 薬剤：ほとんどの薬は問題なく授乳が続けられる．
  服薬中母乳が続けられない薬：抗がん薬，放射性ヨウ素，コカイン，アミオダロン（抗不整脈薬）など．
- 環境汚染物質：ダイオキシン類などの乳児への影響は，直ちに問題とはならない．
- 嗜好品：大量のコーヒーやアルコール，タバコ．

● 母乳育児の進め方

- ◆ 生後早期から児が欲しがるときに欲しがるだけ与える自律授乳が，母乳育児を成功させる近道です．

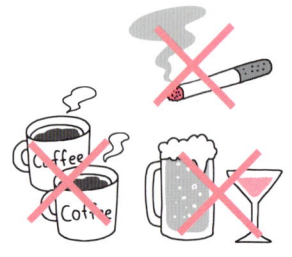

授乳中はやめましょう！

- ◆ **次のようなときは母乳が不足しています.**
  - 30分以上，乳首を離さない.
  - 授乳後すぐに泣き出し，授乳間隔が短い.
  - 体重増加が悪い.
  - 眠りが浅く，機嫌が悪い.
  - 便秘気味である.

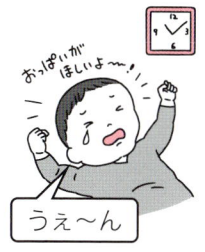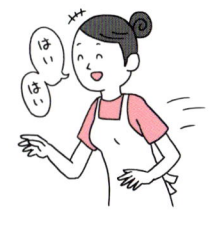

人工栄養

- ◆ さまざまな理由で母乳を与えてはいけない，あるいは与えられない場合，人工栄養となります.
- ◆ 現在のミルク（調整粉乳）は栄養源として大きな問題はなく，母乳育児でなくてもスキンシップを十分に行うことにより，良好な母子関係，良好な成長・発達をもたらすことができます.
- ◆ 生乳を原料として，母乳に近づけるために栄養成分を置換・強化したり過剰なものを減らすなどしています.

● 人工栄養の進め方

- ◆ 調乳は清潔に行います.
- ◆ 自律授乳でよいですが，月齢に応じた1回量の目安は，次のとおりです.
  生後 1～2か月：約140 mL
  　　 3～4か月：約200 mL
  　　 5～6か月：約220 mL

● フォローアップミルク

- ◆ 離乳食が3回になる9か月頃から使用します.
- ◆ 離乳食で不足する栄養（タンパク質，鉄，カルシウム）を補完する栄養食品です．母乳に代わるものではありません.

● 混合栄養

- ◆ 母親の母乳が十分に出ないとき，仕事などの都合で母乳を与えられないときなど，調製粉乳を補充しなければならない場合に用います.
- ◆ 混合栄養としては，①母乳の後にミルクも，②母乳とミルクを交互に，③午前中は母乳，夕方はミルク，などの方法があります.

乳離れ，卒乳

①食事からの栄養が十分とれるようになる1歳頃が目安となります.
②母親と乳児が互いに離乳したい時期に開始するとよいでしょう.
③同時に愛情をこめて見つめ，抱きしめてあげましょう.

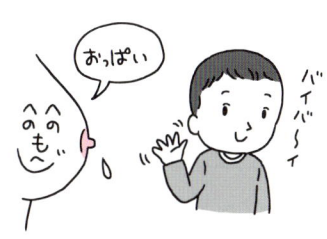

解説

　乳児期は，人生の中で最も成長が著しい時期であり，この時期の栄養の良否が後の成人の体格にまで大きな影響を及ぼす．また授乳は身体発育のためだけでなく，精神発達にも影響を及ぼすと考えられ，授乳は育児，栄養指導上，大切なことはいうまでもない．しかし，授乳や栄養指導を行うにあたっては，母親やその家庭が置かれている環境を個別に考える必要がある．

母乳栄養

　母乳が生後6か月までの新生児，乳児にとって最も優れた栄養であることには異論がない．乳児栄養の基本は母乳であり，栄養指導を行う場合，できる限り母乳栄養を行うよう努力しなければならない．

◉ 母乳栄養の利点と注意点

✚ 利　点

❶ 栄養学的利点

　母乳はその消化吸収においてほかに代わるものがない．母乳の糖質は二糖類の乳糖である．乳糖はたとえ未熟児でもその吸収は良好であり，カルシウムの吸収をよくしてビフィズス菌の増殖を助ける作用も知られている．タンパク質は主にα-ラクトアルブミンであるが，これは牛乳のカゼインに比べミルクカードが微細で消化吸収されやすい．

　またシスチンやタウリンの含有量が多い．乳児のアミノ酸代謝ではシスタチオナーゼ活性が低いためシスチンが十分生成されない．したがって，シスチンおよびシスチンより生成されるタウリンは必須アミノ酸といえる．特にタウリンは脳細胞や網膜の発達に関与するといわれている．

　脂肪は乳汁中の50％のカロリーを占めているが，乳児は成人に比べ膵リパーゼの活性が低いので，その消化吸収は悪い．母乳では吸収性のよい高級不飽和脂肪酸(リノール酸，リノレン酸，アラキドン酸など)が多く含まれ，牛乳に比べはるかに吸収がよい．

❷ 免疫学的利点

　母乳，特に初乳中には分泌型IgA (sIgA)が多く含まれている(初乳中タンパク含量の80％)．このsIgAは酸や消化酵素に分解されにくく，腸管粘膜に付着し細菌やウイルスの侵入を防ぐことが知られている．その他にも乳児の弱い防御能を補う物質としてラクトフェリン(静菌作用，腸細胞成長促進作用)，リゾチーム(細菌溶解作用)，α1-アンチトリプシン(タンパク質分解酵素)，platelet activating factor acetylhydrolase [PAF-AH(壊死性腸炎の成立に重要なPAFの分解酵素)]がある．また初乳中にはマクロファージ，好中球やリンパ球などの細胞成分も多数含まれており，ほかの液性因子と関連して抗菌作用を担っている．

❸ 母子関係の確立

　子どもは嗅覚，聴覚，触覚，視覚そして味覚を通じて母親への愛着が形成され，こころの発達が進む．一方，母親から子どもへの愛着形成をみると，子どもの吸啜により，プロラクチン，オキシトシンの分泌が促進され母乳を射乳する．これらのホルモンは母性増強(プロラクチン)，精神安定作用(オキシトシン)を有しており，母親から子どもへの愛着を強める効果がある．また出産直後の母子接触の長さが，将来にわたる子どもへの愛着形成へとつながる．母乳保育児には，親が子を傷つける虐待はほとんどないとされており，母乳保育は母子の愛着形成には理想的であるといえる．

❹ その他の利点

　母乳保育には，経済的利点，生活習慣病の予防効果，神経発達を助長，乳幼児死亡率の減少などの利点が報告されている．

✚ 注意点

❶ 母乳性黄疸

　母乳保育児の多くは，生後5日目以降も高間接ビリルビン血症が続き，3〜4週にかけて低下する．しかし，母乳性黄疸では核黄疸は認められず，全身状態は良好なので母乳を中止する必要はない．またビリルビンには抗酸化作用があり，酸素毒性から児を守る利点もある．もちろん遷延性黄

疹の鑑別診断を進めることが重要である．

❷ 母乳栄養で不足する物質

① ビタミンK
生後2〜6週の母乳保育児に起こるビタミンK欠乏性出血は，生後早期のビタミンKの予防投与により激減した．しかし，その後の乳児期に発症する乳児ビタミンK欠乏性出血が報告され，本症をさらに減らすために生後3か月まで週1回ビタミンK₂シロップを経口投与する方法が検討されている．

② 鉄
母乳の鉄含有量は少ない．正常な乳児は生後6か月間に必要な十分量の鉄を貯蔵している．しかし，生後6か月頃からは鉄の補充が必要である．

③ ビタミンD
母親のビタミンDの摂取が不十分で，乳児の日光照射が少ない場合，くる病予防のため10μg/日のビタミンDを摂取することが推奨されている．

❸ 経母乳ウイルス感染
HIV，HTLV-1感染者による母乳保育は原則禁忌である．サイトメガロウイルス(CMV)の経母乳感染では，母親からの移行抗体のためほとんど無症候性に経過する．しかし，抗体陰性の母親から生まれた未熟児がCMVを有する母乳を摂取した場合，症候性の急性感染や後期神経障害を発生することがあり，「もらい乳」には慎重に対処すべきである．

❹ 母乳に移行する不純物

① 薬剤
母親に投与された薬物の大部分は，主に血漿と乳汁の濃度勾配に基づく単純な拡散により母乳中に移行すると考えられている．多くの薬剤では母親への投与量の1%未満しか母乳中に移行しないことが知られており，児が母乳を介して摂取する量は小児薬用量よりもかなり少ない．また，授乳する前に服薬したり，児が長期間寝ている間に服用するなど，服用時間を調整することで児への影響を抑えることができる．授乳中の母親に使用しやすい薬の情報については，以下のサイトや書籍を参考にされたい．

- 妊娠と薬情報センターホームページ（http://www.ncchd.go.jp/kusuri/index.html）
- 『薬物治療コンサルテーション　妊娠と授乳』（南山堂）
- 『Medications and Mothers' Milk』（Thomas W. Hale, Ph. D）

② 環境汚染物質
近年，催奇形性，発がん性などの毒性をもつダイオキシン類(ポリ塩化ジベンゾパラジオキシン，ポリ塩化ジベンゾフラン，コプラナPCBs)による母乳汚染が心配されている．現在の日本における母乳中のダイオキシン類の脂肪中濃度は，ほかの先進諸国とほぼ同程度であり，また最も汚染がひどいと思われる1970年代から比べると，その濃度は半減してきている．厚生労働省は，外国においては禁止されていないことや汚染のレベルが直ちに乳児に影響を与えるものではないことなどの理由により，母乳栄養を禁止としていない．しかし，母乳をより安全なものとするために，一層の環境汚染対策の推進が望まれる．

③ 嗜好品
タバコ，アルコール，コーヒーなどがあるが，いずれも大量に摂取したり常用するのでなければ乳汁成分に問題がない．しかし授乳時の喫煙は避けるべきである．

◉ 母乳育児の進め方

WHOは，最適な乳児の発達および健康を達成するためには，生後6か月間は母乳のみで育てることが好ましいとしている．早期接触，早期授乳，夜間授乳を含めた児が欲しがるときに欲しがるだけ与える自律授乳が重要である．WHO/UNICEFが1989年に発表した「母乳育児成功のための10カ条」を表1に示す．この10カ条をきちんと理解し実践することが重要になってくる．

◉ 母乳不足

イラスト頁に示した母乳不足のサインが複数ある場合は，考えられる．母乳だけで育つ赤ちゃんの体重増加を表2に示す．これらに当てはまり母乳不足が考えられる場合，まず授乳が適切に行われているか評価したうえで人工栄養を考慮する．

表1 母乳育児成功のための10カ条

1. 母乳育児の方針をすべての医療に関わっている人に，常に知らせること
2. すべての医療従事者に母乳育児をするために必要な知識と技術を教えること
3. すべての妊婦に母乳育児をするために必要な知識と技術を教えること
4. 母親が分娩後30分以内に母乳を飲ませられるように援助すること
5. 母親に授乳の指導を十分にし，もし，赤ちゃんが離れることがあっても，母乳の分泌を維持する方法を教えてあげること
6. 医学的に必要がないのに母乳以外のもの，水分，糖水，人工乳を与えないこと
7. 母児同室にすること．赤ちゃんと母親が1日中24時間一緒にいられるようにすること
8. 赤ちゃんが欲しがるときに欲しがるままの授乳を勧めること
9. 母乳を飲んでいる赤ちゃんにゴムの乳首やおしゃぶりを与えないこと
10. 母乳育児のための支援グループを作って援助し，退院する母親に，このようなグループを紹介すること

(WHO/UNICEF)

表2 母乳だけで育つ赤ちゃんの体重増加

WHO/UNICEF：生後6か月頃までは1日の体重増加は18〜30g
1週間の体重増加は125g以上
生後5，6か月で出生体重の2倍，
1年で3倍

＊母乳不足が考えられるのは，生後6か月になるまでは，1か月の体重増加が500g以下，あるいは生後2週間を過ぎても出生体重に戻らない場合

人工栄養

母親が養育できない場合（母親の死亡，精神疾患など）や母乳栄養が禁忌（児がガラクトース血症，フェニルケトン尿症，メープルシロップ尿症，リポタンパクリパーゼ欠損症などのまれな先天性代謝異常がある場合．母親がHIV感染，母親への投薬など）の場合，人工栄養となる．

● 育児用調整粉乳

現在市販されている育児用調整粉乳は，その成分組成を母乳に近いものにしている．たとえばカゼインと乳清タンパク質の比率の母乳化，シスチン，タウリン，アルギニンの添加，牛乳脂肪を植物性油脂で置換したり，魚油を添加することでリノール酸やリノレン酸を強化し，感染防御因子としてラクトフェリン，シアル酸なども添加されている．炭水化物には乳糖を添加し，母乳にわずかに含まれているオリゴ糖も加えている．ミネラルを低減し，カルシウムとリンの割合も母乳とほぼ同じ比率にしている．したがって，標準の調乳をし，月齢に相当する量を摂取すれば，母乳と変わらぬ正常な発育が得られる．

● フォローアップミルク

フォローアップミルクは「母乳や母乳代替品である育児用調整乳に引き続いて，離乳食以降の乳幼児の栄養を補給するための食品」という概念に基づいて開発されたミルクである．育児用調整乳に比べタンパク質，カルシウム，鉄を増加させ，脂肪を低く抑えてあり，離乳食が3回となる生後9か月頃からの栄養補給に適したものとしている．しかし，離乳が支障なく行われていれば，このミルクを必要とする理由はない．

● 混合栄養

混合栄養が必要となるのは，母乳不足を補う場合と母親が就業しているときの母乳の代替として用いる場合である．これらの場合でも，できるだけ母乳を与えるように努めるべきである．

乳離れ，卒乳

卒乳の時期については，離乳食で必要な栄養を十分に摂取できるようになる満1歳前後が卒乳しやすいが医学的根拠はない．卒乳は母親と乳児が互いに離乳したい時期に開始するとよい．子どもが授乳を求めたとき，本当に授乳を必要としているか迷ったときは，ほかの食べ物や絵本などを差し出してみて，それで気がそれるようなら，必要はなくなっていると考えてよい．また卒乳の成功には，愛情をこめた注目・抱擁が大切である．

［菅原　敏明］

3.栄養

2 離乳食

● 離乳とは
- 離乳は，乳汁の栄養から離乳食に移行する過程です．
- 進めるにあたっては，子どもの個性を考えて画一的にならないようにすることが大切です．

● 離乳開始（5～6か月頃）
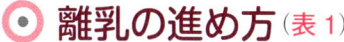
- 離乳開始とは，なめらかにすりつぶした食物を初めて与えるときです．
- 離乳開始の目安は，以下のときです．
  ① 首がすわり，支えると座れる．
  ② 食物に興味を示す．
  ③ スプーンなどを口に入れても舌で押し出さなくなる．
- 離乳開始前に乳汁以外の物をスプーンで与えたりはしなくてよいです．

● 離乳の進め方（表1）
- 適当な調理形態，量の漸増，栄養のバランスが基本となります．

表1 離乳食の進め方の目安

	生後5～6か月	7～8か月	9～11か月頃	12～18か月頃
食べ方の目安	・子どもの様子をみながら，1日1回1さじずつ始める ・母乳やミルクは飲みたいだけ与える	・1日2回食で，食事のリズムをつけていく ・いろいろな味や舌ざわりを楽しめるように食品の種類を増やしていく	・食事のリズムを大切に，1日3回食に進めていく ・家族一緒に楽しい食卓体験を	・1日3回の食事のリズムを大切に，生活リズムを整える ・自分で食べる楽しみを手づかみ食べから始める
食事の目安				
調理形態	・なめらかにすりつぶした状態 ・ポタージュくらいの状態	・舌でつぶせる固さ ・絹豆腐くらいが目安	・歯ぐきでつぶせる固さ ・指でつぶせるバナナくらいが目安	・歯ぐきで噛める固さ ・肉だんごくらいが目安
成長の目安	成長曲線のグラフに，体重や身長を記入して，成長曲線のカーブに沿っているかどうか確認する．			

（厚生労働省：授乳・離乳の支援ガイド．p.44，2007より作成）

- 離乳食はそれぞれの子どもに合った進め方で行ってください（自律離乳）．
- ほかの子どもと競争しないようにマイペースで行いましょう．

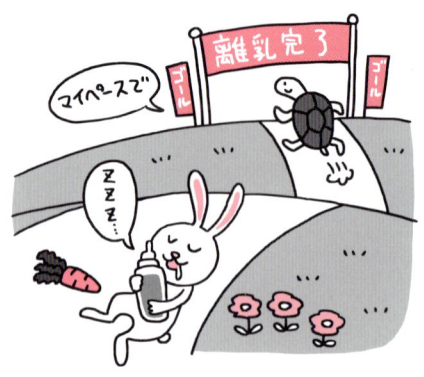

離乳の完了（12〜18か月頃）

- 形がある食物をかみつぶすことができ，栄養源の大部分が乳汁以外の食物から摂取できたときをいいます．
- 離乳の完了は，母乳またはミルクを飲んでいない状態を意味するものではありません．

離乳食

- 離乳の開始時には，アレルギーの心配が少ないおかゆから始め，離乳の進行に応じて食べやすく調理した食品を与え，進むにつれて種類を増やしていくのがよいでしょう．
- 子どもは細菌への抵抗力が弱いので，調理を行う際は衛生面に十分注意する必要があります（はちみつは乳児ボツリヌス症予防のため，満1歳までは使わない）．
- 外出時，時間のゆとりがないときなどはベビーフードを活用してもよいでしょう．
- 手づかみ食べは，目と手と口の協調運動で，摂食機能の発達のうえで重要です．
- 食物アレルギーの離乳食は，正しい診断による必要最小限の除去食を行います．

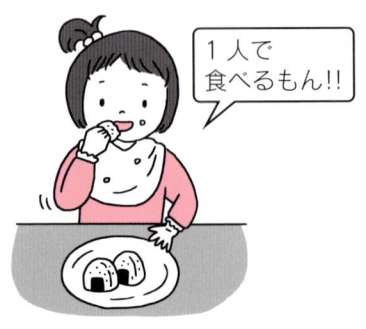

「離乳とは，母乳または育児用ミルク等の乳汁栄養から幼児食に移行する過程をいう．この間に乳児の摂食機能は，乳汁を吸うことから，食物をかみつぶして飲み込むことへと発達し，摂取する食品は量や種類が多くなり，献立や調理の形態も変化していく．また摂取行動は次第に自立へと向かっていく」(厚生省研究班：離乳の基本，1995)．これが離乳の基本的な考え方である．離乳の意味には，ミルクでは不足になる栄養の補充という栄養学的な面と，幼児の食生活に備えて咀嚼と固形物を嚥下する練習という発育の面がある．また，ことばの構音に関する口腔内運動諸機能の発達にも影響を与えるといわれている．

離乳開始（5〜6か月）

　離乳の開始時期は生後5〜6か月が適当である．その目安は，首がすわり，支えると座れる，親が食べているときに欲しがり，口をモグモグさせたりするなど食べ物に興味を示し，スプーンなどを口に入れても舌で押し出すことが少なくなる（哺乳反射の消失）などがあげられる．

　なお，2007（平成19）年に公表された「授乳・離乳の支援ガイド」で，離乳の準備として行われていた果汁などをスプーンで与えることについては，果汁の摂取による栄養学的な意義は認められず，また，哺乳反射が減弱，消失していく中でスプーンが口に入ることも受け入れられていくので，それ以前の使用は不要とされた．

離乳の進め方

　進め方の基本は，イラスト頁に示したとおりである．自律離乳で進め，1日の栄養摂取回数を漸増し3回の食習慣に合わせる．子どもの食べる意欲を尊重し，すぐ食事を食べさせたりしないで，子どものペースを大切にする．自発的に食べる子は，空腹を感じていることが大事な条件の1つになる．これには食事のリズムを規則的にして，お腹が空くリズムを経験させることが大切になる．

　ここではイラスト頁に掲げた，「授乳・離乳の支援ガイド」の付表を解説する．

1回食の時期（5〜6か月）

　離乳開始後1か月は，栄養よりも飲み込むことを練習する時期である．アレルギーの心配の少ないつぶし粥などを初めの10日間は，1さじ，2さじと増やしていくが，よく食べるようになれば子どもの様子をみて量を決めればよい．また，新しい食品を与え始めるときは1さじずつ与える．慣れてきたら，すりつぶした野菜なども試みる．さらに，つぶした豆腐，白身魚などを試してみる．また，ベビーフードなどを使用してもよい．1日1回の離乳食は母親，子どもにゆとりがある昼前後に与えるのがよい．離乳食と乳汁で食事1回分なので，離乳食後の乳汁は子どもが飲む分でよい．また，子どもが食べないからといって離乳食を与えなかったりするのではなく，毎日連続して与え，焦らずゆっくりと進むことが大切である．

2回食の時期（7〜8か月）

　離乳開始後1か月を過ぎた頃から離乳食は1日2回とする．2回になった当初の量は，急に1日の離乳食量を2倍にするのではなく，1回の離乳食量は少なめにして，しだいに1回食のときの量にしていく．調理形態は舌でつぶせるような固さ（絹豆腐くらいが目安）にする．この頃には栄養の1/3を離乳食から摂るようになるので，栄養のバランスを考え，野菜，豆腐，白身魚などの食品を増やしていく．この時期には食物タンパクの腸管透過性が低くなっており，卵アレルギーが親などになければ，固ゆでの卵黄やゆでた鶏のささ身を細かく刻んで与えてみる．離乳食とは別に，母乳は乳児の欲するまま，ミルクは1日3回程度与える．

3回食の時期（9〜11か月）

　9か月頃から離乳食は1日3回となり，その固さは歯ぐきでつぶせるような固さ（指でつぶせるバナナくらいが目安）とする．栄養の主体が乳汁から離乳食に移るので，離乳食の量，種類を増やし，バランスのよい食事を心がけるべきである．

母親の母乳の量が減少したり，また仕事の都合などで断乳したいときは，この時期が適当である．10か月頃には，できるだけ親の食事とともに朝，昼，晩の3回食とするが，遅い夕食は望ましくない．母乳は離乳食後に飲みたいだけ与えてもよいが，無理に飲ませる必要はない．

それとは別に母乳は乳児の欲するままに，ミルクは1日に2〜3回与える．生後9か月以降は鉄が不足しやすいので，赤身の魚，肉，レバーなど鉄分の多い食品を取り入れる．

◎ 離乳の完了（12〜18か月頃）

離乳の完了は，通常12〜18か月頃であるが，最近は遅くなる傾向がみられている．食事は1日3回で，ほかに1〜2回の間食を与える．乳汁は，一人ひとりの子どもの離乳の進行および完了の状況に応じて与える．大人と同じものが食べられるのは奥歯が生えそろう3歳頃で，咀嚼機能が獲得されてからになる．

◎ 離乳食におけるベビーフードの活用

ベビーフードの使用状況は，1995〜2005（平成7〜17）年までの10年間によく使用した母親が13.8%から28%へと倍増している．ベビーフードは，離乳の進行に応じて利用するとよい．離乳の初期，外出時，母親にゆとりがないときなどに，適宜使用すると便利である．ベビーフードを使用するときは，子どもの月齢や固さが合ったものを選び，与える前には一口食べて固さや味，濃度を確かめてから子どもに与えることが必要である．

◎ 手づかみ食べについて

離乳期も後期になる9か月頃になると，自分でつかんで食べたいという欲求が出てくる．手づかみ食べは，食べ物を目で確かめて，物をつかんで，口まで運び，口に入れるという目と手と口の協調運動で，摂食機能の発達のうえで重要なものである．これができ，上達することによって食品や食具が上手に使えるようになる．しかし，実際には半数近くの母親が子どもの離乳食で困っていることの1位に「遊び食い」をあげている．この中には「手づかみ食べ」も含まれていることが予想されるが，「手づかみ食べ」のもっている意味を考えて，顔や手が汚れたり，食事の場所の下や周りが汚されるのを嫌がらずに手づかみ食べを支援する必要がある．実際には，手づかみができる食事，ご飯をおにぎりにしたり野菜を大きめに切って，手づかみをさせ前歯でかじりとる練習をさせる．汚れてもいい準備をする．

◎ 食物アレルギーと離乳食

子どもにひどいアトピー性皮膚炎があったり，家族にアレルギー素因がある場合，乳児期にある子どもでは，消化管の機能や局所の免疫機構が未成熟であるため摂取した食物が症状の出現やアレルギー疾患の発症に関与していることが多い．このような子どもでは，離乳食の進め方によって，アトピー性皮膚炎の症状の軽減そしてアレルギー疾患の発症が予防されることが報告されている．この場合，離乳食を進めるにあたって，ある特定の食物の除去および摂取量を制限することになるが，むやみに行うことは栄養学的に考えても控えなければならない．まずどのような子どもに対して食事指導を行うか考えると，

①その食物の摂取により，アナフィラキシーショックなどの即時型アレルギー反応を起こした場合
②アトピー性皮膚炎が中等症以上で，その食物の摂取で明らかに症状が増悪する場合
③アレルギー疾患の素因があり，アレルギー疾患の発症のリスクが高く，ある食物の除去や制限に対して十分な家族の理解が得られる場合

などが考えられる．

即時型アレルギーを起こしたり，検査などで食物抗原と認定された場合は，離乳食に使用する食物の除去および制限を行う．食物の除去および制限の基本は，①原因アレルゲンの診断に基づいた必要最小限の除去，②安全性の確保，③栄養面の配慮である．実際には，原因食品を食材として用いないことが重要であるが，食品によっては加熱・調理によるアレルゲン性の低下が期待できるものもある．また低アレルゲン性食品（牛乳ア

表 1　食品別にみた食事療法の要点

1. **卵**
   複数の動物性・植物性タンパク質の摂取により栄養面の代替は容易である．
   優れた調理特性を有するため，調理や食品加工の過程で使用されることが多い．
   ・卵を使用しない工夫や他の食品による代替を考慮する．
   加熱によりアレルゲン性が低下する．
   ・調理条件により卵白タンパク質の低アレルゲン化の程度が異なるので注意する．

2. **牛　乳**
   乳児への調製粉乳は，牛乳アレルゲン除去調製粉乳で代替する．
   カルシウム不足を補う栄養指導が必要で，牛乳アレルゲン除去調製粉乳を使用することも考慮する．
   カゼインは加熱による低アレルゲン化が起きにくいので，添加物として用いた加工食品にも注意する．

3. **小　麦**
   主食は米飯にする．米粉のパンやうどんも利用できるが，グルテン使用品に注意する．
   加熱による低アレルゲン化は不十分であるので原材料として使用しない．
   醤油の原材料としての小麦は，通常症状を惹起しない．
   麦茶も飲めることが多い．

4. **大　豆**
   味噌，醤油，大豆油は使用可能なことが多い．
   大豆製品は多種類存在し，個人により摂取可能な食品が異なる．

5. **魚**
   魚はビタミンDの主要な供給源であり，EPAやDHAなどのn-3系多価不飽和脂肪酸はアレルギー炎症の抑制に役立つので積極的に摂取する工夫が必要である．
   ・蕁麻疹や発赤はヒスタミン中毒によるものが多いため新鮮なものを購入し，家庭における再冷凍は避ける．
   ・鰹節などによる出汁（だし）は大半が摂取可能である．
   ・缶詰の魚肉は摂取できることが多い．

6. **甲殻類**
   甲殻類であるエビとカニの間の臨床的交差抗原性は高いが，甲殻類と軟体類であるイカ，タコや貝類との間の臨床的交差抗原性は低い．

7. **肉　類**
   除去が必要なことは稀であり，誘発症状が明確な場合にのみ除去する．
   牛乳アレルギー児でも，よく加熱した牛肉の摂取はほとんど可能である．
   卵アレルギー児で，鶏肉の除去は通常必要ない．

（日本小児アレルギー学会：食物アレルギー診療ガイドライン2012，p.69，協和企画，2012より転載）

レルゲン除去調整粉乳，低アレルゲン化米）の使用も考えたい．食品別にみた食事療法の要点を表1に示す．母乳栄養のアトピー性皮膚炎の場合，母親の食事の内容と症状の増悪，軽快の有無により原因と診断できた食品の除去が母親に対して必要になることがあるが，卵などの限られた食品である．

食品除去開始後は耐性獲得の有無について定期的に評価を行い，耐性獲得が確認された場合には早期の除去解除を図ることが大切である．解除の目安としては，アトピー性皮膚炎では症状の軽減はいうまでもなく，客観的には特異的IgE抗体の低下，SPT，HRTの陰性化，経口負荷試験の結果などで判断するとよい．

［菅原　敏明］

4. 日常生活

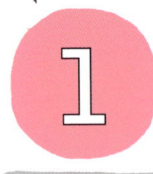

1 寝かせ方

睡眠の役目
- 体と脳の休息のため
- 成長発達のため

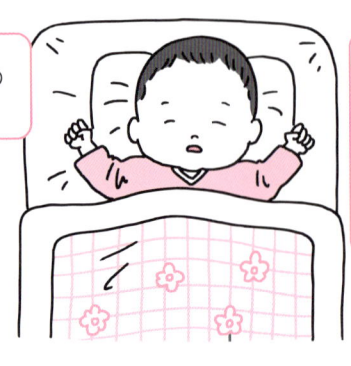

睡眠時間の目安
- 生後1か月：断続的な睡眠
- 6か月：14時間
- 1歳：13時間
- 1歳6か月：昼寝1回/日
- 3～4歳：昼寝なし

♦ 適当な睡眠時間がとれている子どもは，よく食べ，よく遊び，機嫌がいいです．

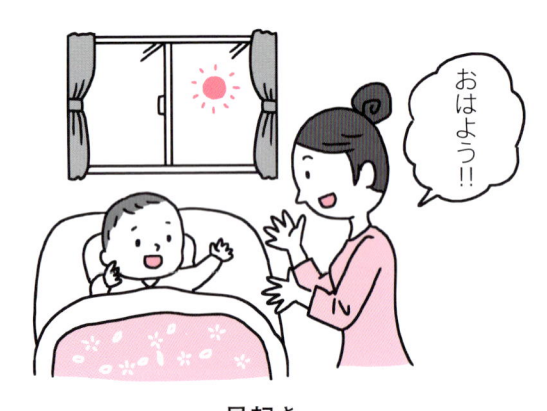

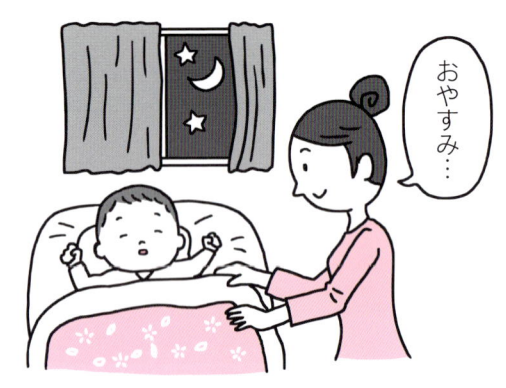

おはよう!!　　　　　おやすみ…

早起き　　　　　　　早寝

解説

小児にとって睡眠は、身体と脳の休息だけでなく、成長ホルモンの分泌を促進することにより、成長発達のためにも大切である。

◉ 睡眠時間の目安

個人差はあるが、睡眠時間と年齢との間には逆相関関係があり、年齢がすすむにつれて睡眠時間は短くなる。生後1か月頃は、昼夜の区別はなく、3～4時間おきに、睡眠、覚醒、哺乳、排泄を繰り返す断続的な睡眠である。3か月以降になると昼間の目覚めている時間が長くなり、6か月で約14時間、1歳で約13時間といわれる。夜の睡眠時間もしだいにまとめて眠れるようになる。1歳頃には昼寝と夜間の睡眠が生活の時間の中ではっきりと分かれる。昼寝も午前と午後に必要であったものが、1歳6か月頃には1日1回となり、3～4歳になると昼寝をしなくなる子が多くなってくる。睡眠時間の目安としては、子どもの機嫌がよく、健康が維持されていれば、子どもにとって適当な睡眠時間と考えられる。

◉ 寝かせ方

人間の体内時計は25時間周期である。しかし、朝の光を受け、毎日リセットされ地球の24時間周期に合わせ生活している。したがって、朝起きて夜寝ることが大切になる。

❶ 睡眠習慣のしつけをする

毎日の生活リズムをつくり、睡眠時間を一定にする。大人の睡眠習慣の見直しが必要なこともある。

1～2歳：親が布団まで連れて行き、眠りにつくまで側について安心できるようにする。

3～4歳：布団に入るときに穏やかな気持ちでいられるよう、本を読んだり、子どもの大切なぬいぐるみや人形、タオルなどを枕もとに置くようにする。就寝前に、洗面・更衣・排泄・挨拶を習慣化する。

❷ 環境を整える

穏やかな気持ちで寝つけるよう優しく子どもと接する。室内の環境（室温、湿度、換気、音など）も整える。

❸ 寝具類を選ぶ

体や顔が埋もれてしまうようなふわふわな敷布団は避け、寝返りのしやすいある程度弾力性のある硬めの布団を選ぶ。布団類はこまめに日光に当て、布団たたきでたたいたり、布団乾燥機で清潔にする。

❹ 乳幼児突然死症候群の予防

うつぶせに寝かせたときのほうが、あおむけ寝の場合に比べて乳幼児突然死症候群（SIDS）の発症率が高くなると報告されている。乳幼児は寝かせ方だけでなく、寝ているときの呼吸にも気をつけ、必ず目の届く場所で寝かせる。寝かせ方に対する配慮をすることは、窒息や誤飲、ベッドからの転落などの事故を未然に防ぐことにもなる。

◉ 眠らないで困る子

眠らないで困る子、眠ってもすぐに目覚める子、夜中に突然おびえたように泣き叫ぶ子などがいる。原因として空腹、おむつの汚れ、寝具の重さ、暑さ、衣服のしめつけなどがある。昼間の興奮や強い刺激、運動不足が影響していることもある。表1に小児の睡眠障害を示した。上記以外の原因で特に病的な眠らない理由を考えるときの参考にしていただきたい。

［廣田　晶子］

表1　小児期睡眠障害の分類
（国際分類を簡略化したもの）

Ⅰ．睡眠異常
1. ナルコレプシー
2. 入眠障害
3. 睡眠リズムの異常
4. 環境性睡眠障害

Ⅱ．睡眠随伴異常
1. ねほけ，夢中遊行，夜驚症
2. 入眠時の頭振り
3. 悪夢
4. 睡眠時歯ぎしり
5. 夜間遺尿症

Ⅲ．精神科的，内科的睡眠障害
1. 精神病，情緒障害，不安
2. てんかん，頭痛
3. 喘息，鼻閉，百日咳

4. 日常生活

② 着せ方，室内温度・湿度

◉ 衣服の条件

衣服の条件：保温，安全，吸湿，通気，活動しやすさ，着脱の簡単さ，洗濯に強い

Point① 材質
- 保温性
- 通気性
- 吸湿性
- 安全性

Point② 年齢に合った衣類
- 体温調節機能
- 運動機能
- 着脱習慣の獲得
- 興味・関心

◉ 室内温度・湿度

- 室温・湿度を適切に調節しましょう．
- 暑すぎ，冷えすぎに注意しましょう．
- 着せすぎにも注意が必要です．

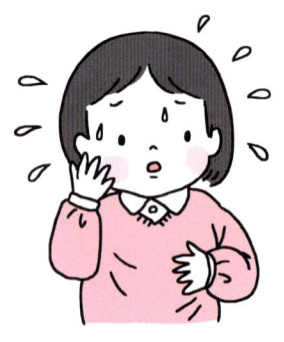

着せすぎ！

室内の適切な条件

	室温
夏場	26〜28℃
冬場	20〜23℃
湿度：40〜60％	

解説

◉ 着せ方

衣類の条件

体温を一定に保ち，身体の保護をするためにも，保温性・通気性・吸湿性のよい衣類を選ぶ．手足の運動を妨げず，着脱のしやすいゆったりとした物，洗濯に耐えられる物を選ぶ．気候や体調に合わせて衣類を調節することも大切である．

新生児期

袖口の広い着脱のしやすい物を選ぶ．この時期は，体温調節機能が未熟なため，気温に合わせ，長・短の肌着とドレスを基本とした衣類の調節を心がける．寒いときにはベストを併用する．手足の冷たいときは，手袋や靴下を使用してもよい．しかし，ゴムや紐によるしめつけすぎには十分注意する．首がすわっていないため，衣服の着脱をする場合は，頭から首を十分支えて行う．

乳児期

活動が活発になるため，伸縮性のあるシンプルな動きやすい物を選ぶ．体温調節機能の発達もあり，気温の変化に順応する能力をつけるためにも，薄着の習慣をつける．気温の変化や子どもの顔の紅潮や汗に注意し，衣服の枚数を調節する．寝ているときは背中の汗ばみに気をつける．また，座ったり，はいはいしたり運動量が増し，汗により衣服が湿りやすい．そのままにはせず，衣服の交換をする．上着も汚れやすいため，エプロンやスモックを使用し，まめに交換するのもよい．何でも口に入れてしまうため，ボタンや紐，糸屑などに注意する．

幼児期

自分の衣服に関心をもちはじめる．また，着衣や脱衣の行動が少しずつ身についてくる．子どもらしい色やデザイン，着脱のしやすいゆとりのあるサイズの衣服を用意するとよい．

外遊びが盛んになる時期であり，手足が自由に伸ばせ膝の屈伸や足を広げやすい衣類を選ぶとよい．

◉ 室内温度・湿度

気候に合わせて，室内の温度や湿度を調節する．適切な室温は，夏には外気の温度より4～5℃くらい低くする．エアコンを使用する場合は26～28℃に設定する．25℃以下では低すぎるので注意する．冬は20～23℃を目安とする．25℃を超えるようでは暑すぎる．暖房器具を使用する場合，部屋の換気をこまめに行う．湿度は年間を通して40～60％が適当である．

乳幼児など自分で，暑い・寒いがうまく表現できない状況では，顔や体の皮膚色や触ったときの熱感・冷感や発汗の具合などから環境温度・湿度の判断が必要なこともある．

[廣田 晶子]

Memo

3 沐浴・入浴 と 外気浴・日光浴

「沐浴・入浴」

◉ 方法

■ 浴槽の外で石けんをつける方法

◆ バスタオルの上に乳児を裸にして寝かせて石けんをつけ，浴槽の中で洗い流す方法で安定感があります．

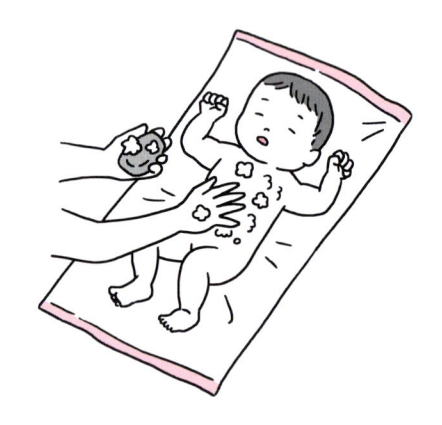

■ 浴槽の中で石けんをつける方法

◆ 浴槽の中で洗うため，最初は洗うことに夢中になり，顔や耳に湯がかかることがあるので注意しましょう．

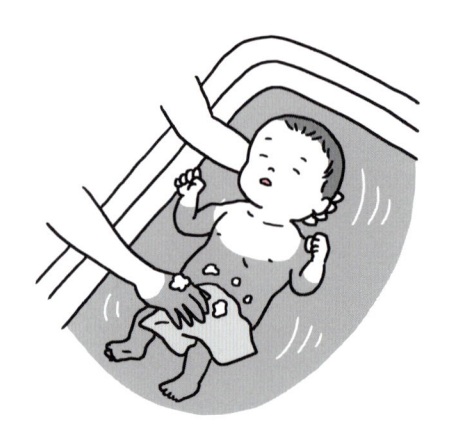

🔴 注意する点

- 顔はきれいな湯であれば，拭くのは最初でも最後でもよいでしょう．
- 石けんはてのひらでつけてもよいし，ガーゼでつけてもよいでしょう．
- 浴槽の外で石けんをつける場合は，乳児が石けんのついた手をしゃぶらないように，下に敷いたバスタオルなどで手を覆うとよいでしょう．
- 二面が接する部分（耳の後ろ，腋下，首，股間，指間，てのひら）を十分洗います．
- 陰部やおしりは便や尿がついていることが多いので最後に洗いましょう．
- 石けんは十分に洗い落としましょう．
- バスタオルの下に着替え用の肌着，ベビー服，おむつなどをすぐに着せられるようセットしておくと便利です．

外気浴・日光浴

🔴 外気浴

- 気温の変化に耐えられる体をつくるための練習です．

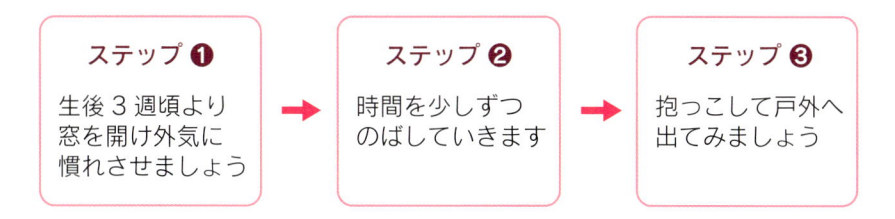

ステップ ❶	ステップ ❷	ステップ ❸
生後 3 週頃より窓を開け外気に慣れさせましょう	時間を少しずつのばしていきます	抱っこして戸外へ出てみましょう

🔴 日光浴

- 外気浴に慣れたあと，生後 1 か月を目安にして開始してみましょう．
- 手足から，少しずつ日光にあたる部分を増やしていきましょう．
- 長時間や全身に日光をあてる必要はありません．

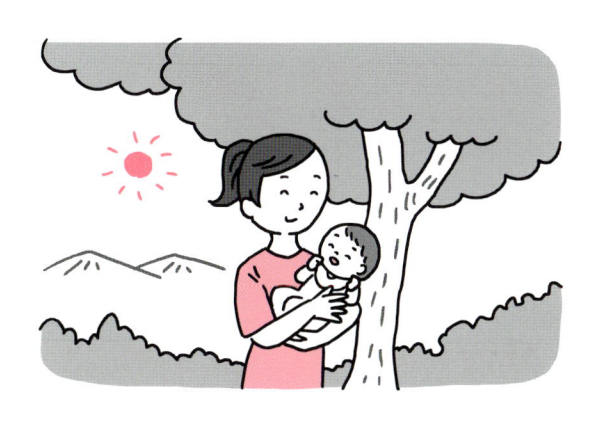

解説

乳児は新陳代謝が盛んで汗や垢，あるいは便，尿で皮膚が汚れやすい．そのため，身体の清潔を保持する目的で沐浴，入浴を行う．また沐浴，入浴は全身の新陳代謝をさらに高めるとともに，全身観察をするよい機会となる．

● 沐浴

❶ 場　所

日当たりのよいすき間風が入らない所．

❷ 方　法

・浴槽の外で石けんをつける

初心者にとっては行いやすく，乳児も安心感が得られる．しかし時間がかかったり，寒い季節には乳児にかぜをひかせる原因になる．

・浴槽の中で石けんをつける

浴槽の外で石けんをつける方法よりも短時間で行うことができるが，技術的に熟練を要する．また慣れないうちは十分に洗えない部分ができる（首や腋の下，足のつけ根，指の間，てのひらなどの二面が接する部分）．

❸ 温　度

湯は38～40℃とし外気温により調整する．室温は25℃前後が適当である．

❹ 時　間

なるべく毎日，同時刻が望ましい．また，哺乳後1時間くらいは吐乳や溢乳をしやすいので避ける．沐浴時間は10～15分が望ましい．

❺ 沐浴を中止する場合

発熱，鼻汁，咳があるとき，食欲の低下，下痢や嘔吐をしてぐったりしているとき，普段と違い非常に機嫌が悪いときなど．

● 入　浴

生後1か月を過ぎれば衛生面や安全面から考えて，大人と一緒に入浴してもさしつかえない．湯が汚れていないことが条件である．

● 外気浴

戸外の新鮮な空気や明るい陽光に触れることで，皮膚や気道の粘膜が刺激される．気温の変化に適応する身体づくりや野外生活に慣れる機会になる．

実際には生後3週間頃より部屋の窓を開け外気にあてる．数分から始め，時間を延長していく．1か月を過ぎれば抱っこをし，ベランダや庭などの戸外に出てみる．首がすわるようになれば，ベビーカーを用いてもよい．寒い時期であれば暖かい時間，暑い時期であれば涼しい時間を選ぶ．無理のないスケジュールでゆっくり行う．

● 日光浴

かつては，くる病の予防のために日光浴が勧められていた．しかし，紫外線の害（皮膚がん）や日焼けによる害も考えられるため，「ひなたぼっこ」程度に日に当たるのがよい．日光浴をする場合には，有害な紫外線の少ない午前10時頃や午後3時すぎ頃に日に当たるとよい．また，夏の時期は無理して行わない．

ひなたぼっこ程度の日光浴をした場合でも，湯冷ましや果汁を与えるとよい．

［新町 豊子］

Memo

4. おむつの当て方とトイレットトレーニング

● おむつの当て方

- 腹式呼吸を妨げないように，臍が露出するよう当てましょう．
- 下肢の運動や自然な肢位を妨げないように大腿もできるだけ露出させます．

紙製のおむつを使用するとき
- 最近は不快感を感じさせないように表面がサラッとなるように加工されているものと，トイレットトレーニング用に不快感が感じられるようになっているものがあるので，時期によって使い分けることが必要です．

布製のおむつを使用するとき
- 巻きおむつ型に当てると股関節脱臼の原因となることがあるので，なるべくパンツ型に当てることが望ましいです．
- おむつがおむつカバーからはみ出ると，尿や便が外にしみ出てくるので，はみ出さないように当てます．

● おむつの替え方

- おしりの下に手を入れて，おしりを持ち上げておむつを替えます．
- 足だけ引っ張っておしりを上げると股関節脱臼の原因になることがあるのでやめましょう．
- 尿や便で陰部やおしりが汚れているときは，湿ったガーゼや綿で十分にふき取りましょう．
- 下痢がひどいときは，おしりを湯につけ便汁を洗い落とし，その後の乾燥を十分にしましょう．

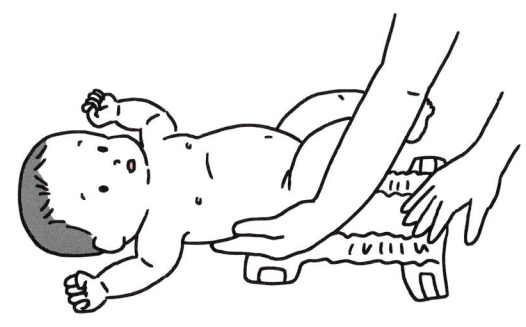

● 排便の自立

1歳頃 …………排便を自覚し，自分で少しずつコントロールできるようになります．
2歳6か月 ………そばにだれかいれば，ひとりでできます．

3歳 ……………下着をぬがすとひとりでトイレに行けるようになります．
4歳 ……………自分で下着をとって排便ができます．
4歳6か月 ………自分で紙を使って後始末ができます．

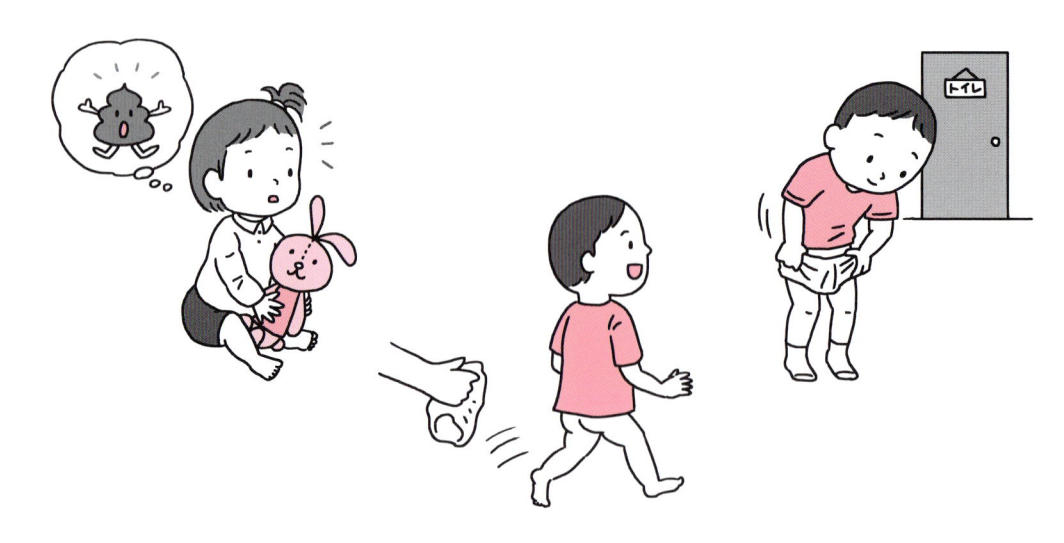

🔴 排尿の自立

1歳3か月 ………2時間以上おむつをぬらさないことが多くなってきます．
1歳6か月 ………尿意を自覚するようになり，動作やことばで知らせます．
2歳6か月 ………そばにだれかいれば，ひとりでできます（昼間のおむつがとれる）．
3歳 ……………ひとりでトイレに行けるようになります．

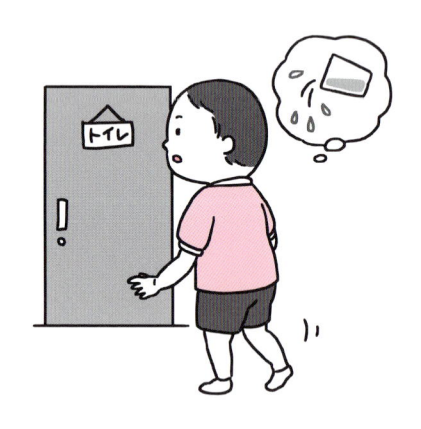

🔴 トイレットトレーニング

♦ 排泄行動の自立の時期はかなり個人差があります．
♦ トイレットトレーニングは，排便・排尿の自立に合わせてしつけていきましょう．
♦ 排泄行動の習慣は必ずしも定着しつづけるのではなく，環境や健康状態の変化などにより，容易にくずれることも知っておきましょう．

解説

おむつの当て方

⦿ おむつの選び方
以下を考慮し，使い分ける．
❶ **紙製**：排泄後も皮膚に当たる部分がサラサラしているので，下痢のときや長時間の使用に耐える．使い捨てで便利であるが経済的ではない．
❷ **布製**：木綿で柔らかく吸水性があり，洗濯に耐えるものがよい．繰り返し使用できるので経済的である．外出時は荷物になるので不便である．

⦿ おむつの当て方
❶ **腹部を圧迫しない**
乳児は腹式呼吸をしているので，腹部を圧迫しないようおむつを臍の下でまとめる．
❷ **下肢の自然な肢位・運動を妨げない**
股関節脱臼の予防のため，大腿ができるだけ多く露出するようパンツ型に当てる．

⦿ おむつを取り替えるときの注意
①尿や便の色，性状に注意する．おむつが黒色（アルカプトン尿症），青色（トリプトファン吸収不全症），赤色（尿酸塩，血尿）でないか，下痢便，血便はないかに気を配る．
②肛門周辺や外陰部などの発赤，膿瘍などの有無に注意する．
③おむつかぶれにならないように陰殿部のケアを行う．

トイレットトレーニング

排泄習慣のしつけは新生児期から始まり，おむつ交換による気持ちのよさ，清潔感を体験させることで，ぬれた状態の不快感を実感させるようになる．

しかし，トイレットトレーニングとしての排泄のしつけ開始時には，幼児に精神的，身体的に自立排泄のための準備ができている必要がある．無理にしつけようとすると，人格形成に影響を与え，将来に問題を残す可能性がある．そのため，幼児が排泄のしつけに適応できるだけの発達状態に達しているかどうかを見きわめてから，しつけを開始する．排泄機構の発達からみると最も適当な時期は，一般に1歳半〜2歳の間といわれる．

⦿ しつけを行うときの留意点
①失敗しても叱ったり，罰を与えたりしない．
②上手にできたら必ずほめる．
③排泄物は汚い物，恥ずかしい物といった印象をうえつける言葉や行動を避ける．このような配慮をしないと，尿意や便意をもよおしても幼児が教えない原因になる．

⦿ しつけを始める目安
❶ **排便の場合**
以下の3つが揃ったときが目安となる．
①排便の回数が一定し，時間も規則的になった．
②排便の前にモジモジしたり，顔を赤くするなどの変化が読みとれるようになった．
③抱いてトイレに行く，または，おまるにかけても嫌がらずに座っていられる．
❷ **排尿の場合**
脳神経系の成熟によって膀胱の括約筋がコントロールできる1歳半頃からがよい．
①幼児が尿が出た後でシーシーという．
②母親に近づいてパンツを取ってもらおうとする．
上記が目安となる．

⦿ しつけ方
排便の場合は1歳半頃，あるいは子どもが便意を自覚し母親に知らせるようになったら，時間を決めて便器に座らせる．

排尿の場合は2時間以上おむつがぬれなくなったり，尿意を知らせるようになったとき，あるいは尿意を知らせなくても1歳半〜2歳頃になると時間を決めて便器に座らせる．男児は2〜3歳頃

には立ったまま排尿をする訓練も行うことができる．父親の排尿を見せることも必要であろう．

◉ 両親が心がけるべきこと

下着を汚さないことを排泄訓練の第一目的にすると，頻回にトイレに連れて行くことになる．しかし，排泄訓練において大切なことは排泄をする場所を子どもに理解させ，排泄をしたときの快感を覚えさせ，トイレに行くまでは排泄をもちこたえさせることである．

摂食や排泄という生理的欲求とそれに伴う満足感を得る行動は，それが満たされないとき子どもの心理に影響を与える．子どもにとってストレスの多い環境は排泄訓練にはけっしてよい条件ではない．家族内にトラブルがあるときは排泄訓練が円滑に進まないことがあることを，両親は知っておくべきであろう．

◉ 排泄の失敗

「夜尿，遺糞」の項（p.142）を参照していただきたいが，幼児期は時に失敗することがあっても病的とは考えず気長に訓練をする．あまりに失敗の回数が多いときは小児科医と相談する．

［新町 豊子］

[4. 日常生活]

5 抱きぐせ

● 抱きぐせとは

- 抱いていないとすぐ泣いてしまい，抱かれることが習慣化した場合を抱きぐせといいます．
- 新生児期や乳児期初期には子どもは泣いて要求を伝えます．
- お腹がすいたとき，排泄物でおしりが汚れたり，腸にガスがたまって苦しかったり，衣服がきゅうくつだったり，暑い・寒いなどさまざまな原因で抱っこをされたがります．

● 対応と注意すること

- 抱いて泣きやむようなら，抱いてやさしく声をかけてあげましょう．
- 首がすわっていない乳児を抱くときには，激しく揺さぶったり，急激に下におろしたりしないよう注意が必要です．
- 子どもがおもちゃで遊んでいるときや，すやすや寝ている場合は，そっとしておきましょう．
- 甘えで抱っこを求めてきたら，時間がある限り応じるようにしましょう．

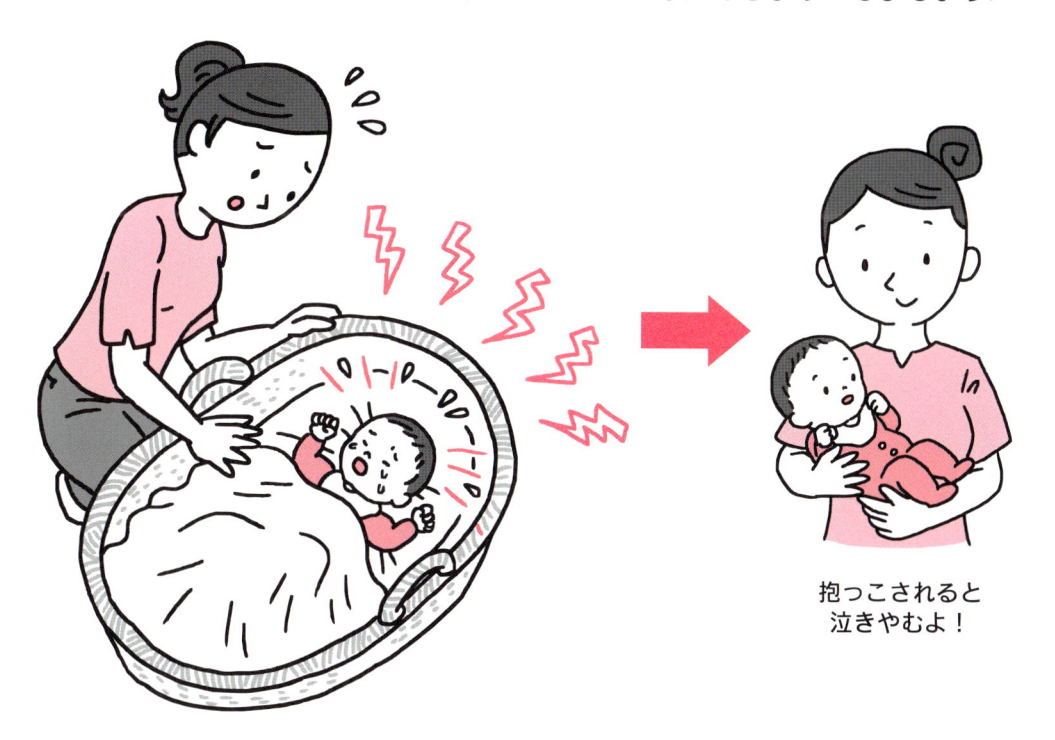

抱っこされると泣きやむよ！

解説

子どもが泣くたびに抱かれることによって，抱かれることが習慣化し，育児上の問題や不都合が出てきた場合に，抱きぐせがついたという．

● 対応と注意すること

新生児期や乳児期初期の子どもは，1日の2/3以上は眠っている．新生児が泣くのは，空腹のときが一番多く，次いで寂しさであると考えられている．排泄などの生理的な欲求や不快な環境にさらされた場合にも，泣いて要求を伝える．これらの要求を解消しても泣きやまない場合には，声かけや抱っこをしてあげる．

生後3か月頃になると，子どもは要求を泣き方や泣き声の変化で表現するようになり，要求が満たされると抱かなくても泣きやんだり，声を上げて笑ったりする．

一方，2～3か月の乳児では，原始反射であるモロー反射（シーツを急に引っぱったり，枕をたたいたりすると両手を広げて空中をつかむような動き）や驚愕反応（図1）がまだ残存している．腕の中で眠った子どもをベッドに寝かせたり，耳の近くで大声を出すと，これら反射が出現して泣き出してしまうことがある．これらの場合には，抱いて泣きやんだりしていても，ベッドに寝かせないで，いつも抱いていることになる．モロー反射や驚愕反応は，精神運動発達や聴覚に問題がなければ，遅くとも6か月頃までに消失するので，焦らず経過をみればよい．

また，生後6か月頃になると生理的な欲求以外で泣くことが増えてくるので，激しく泣くような場合には，抱っこしたり，声かけをすることが重要になってくる．母親にとっても子どもとの身体接触は，母親の自覚と子どもへの強い愛情が生まれるきっかけとなる．ただし，生後6か月以内の乳児を抱いてあやすときには，ゆさぶられっ子症候群にならないために抱っこの位置から急激にベッドの上におろさないよう十分な注意が必要である．

1歳を過ぎてひとり歩きができるようになると，わがままや不安，疲労で抱っこを求めてくるので，しっかり抱きとめるようにする．抱きぐせは，子どもに注いだ愛情の結果と考えられる．しかし，子どもがひとりで遊んでいたり，すやすや寝ているのに可愛いからとか，暇があるからと親たちの都合で抱っこをしすぎるのは好ましくない．

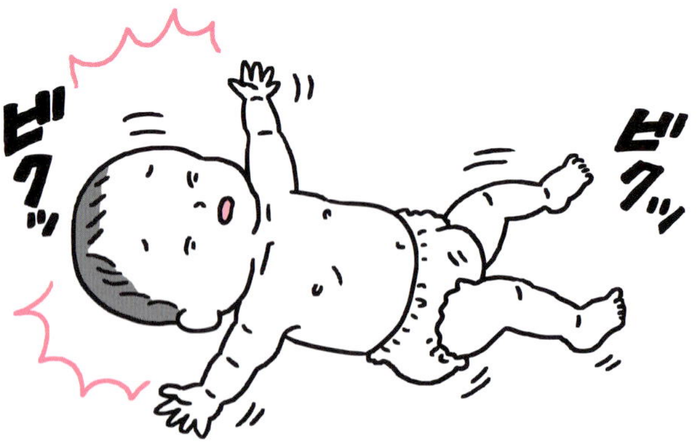

図1　驚愕反応
耳の近くで大きな音を出すとびっくりしたような動きをする．
聴力のチェックにもなる．

［箕輪 富公］

4. 日常生活

6 食べ物の好き嫌い

● 食べ物の好き嫌いとは

- 食べ物の種類によって食べることを拒否する状態をいいます.
- 食べ物の好き嫌いは本能的な味の好みや,その食べ物に慣れるかどうかによっても起こります.
- 子どもはケーキなどの甘い菓子類を好みます.
- すっぱい味,苦い味,においの強い食べ物は,本能的に嫌いな食べ物です.
- 食感の悪い物,硬い食べ物は,開始年齢や食べさせ方で嫌いになることがあります.
- 食べた物で体調が悪くなると,その食べ物を嫌いになることがあります.
- 両親やきょうだいが嫌いな食べ物は,同じように嫌いになってしまいます.

● 食べ物の好き嫌いの対応

- 多くの子どもは,多少の食べ物の好き嫌いはあるものです.元気で発育が順調であれば心配ありません.
- 離乳食の進め方が早すぎると,口当たりの悪い食べ物や硬い食べ物を嫌がります.
- 幼児食になるまでに多くの種類の食べ物を食べると,嫌いな食べ物が少なくなります.

- ♦ 食物アレルギーに注意する食べ物は，1さじからゆっくりと進めましょう．
- ♦ 幼児期では，何が嫌いな食べ物か，なぜ食べられないのかを，みんなで話し合いましょう．
- ♦ 家族みんなで一緒に楽しく食べる機会を増やしましょう．
- ♦ 嫌いな食べ物は，一口から試して食べさせてみましょう．
  食べたらほめてあげます．食べなかった場合には，叱らずに次の機会にしましょう．
- ♦ あまりに極端な場合や栄養の偏りが心配なときは受診してみましょう．

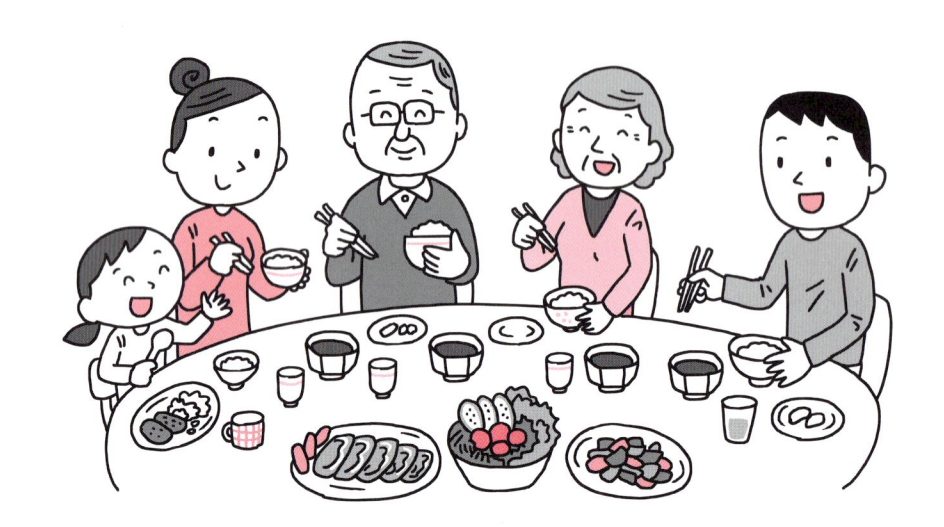

解説

● 食べ物の好き嫌いとは

　食べ物の好き嫌いは本能的なものと，経験から始まる場合とがある．味には，甘味，酸味，塩味，苦味，うま味の5種があり，それに嗅覚，視覚および触感などの経験が加わって食べ物をおいしいと感じるようになる．酸味，苦味は，腐敗や毒物など身体を害する食べ物を判別する味覚で，子どもは本能的に嫌いな味である．また，両親や兄弟（姉妹）が嫌いな食べ物は嫌いになることが多い．

　幼児期前半は成長段階で食欲の減る時期であり，この時期に無理強いして食べさせると，食べ物の好き嫌いを増長させる．

● 食べ物の好き嫌いの対応

　食べ物の好き嫌いは，離乳食から幼児食に移る頃から始まり，3歳頃が最も激しい時期であるといわれている．舌や口蓋で押しつぶす程度の摂食機能の時期に，硬い食べ物や大きい固形物などの不適切な離乳食を与えたりすると吐いたり，食べなくなる．

　子どもの摂食機能にはかなりの個体差があるので，子どもの食べ方に応じた進め方が重要である．いつまでも軟らかい食べ物を与えていると硬いものを食べなくなってしまう．

　子どもの嫌いな食べ物が，食わず嫌いなのか，食べたときに苦かったのか，硬かったのか，食感が悪かったのか，においが嫌だったのか，などを知ることが重要である．食わず嫌いは，体調のよいときに少量から試してみる．

　経験によって嫌いになった食べ物は，しばらく避けるようにする．どの子どもでも多かれ少なかれ食べ物の好き嫌いはあるので，母親を含め養育者は無理強いしないようにし，子どもの好奇心を満足させるように調理法や盛りつけを工夫する．食べないからといって，子どもの好きな食べ物だけを好きなだけいつでも与えることはよくない．食事は時間と場所を決めて，栄養の偏りがないように食品材料を選択し，食器や食べ物の盛りつけや量などを工夫して，家族全員で楽しく食べるようにすることが大事である．

　食べ物の好き嫌いは，大部分が子どもの成長とともに改善されていく．したがって，現在の好き嫌いを親が深刻に考えている場合には，栄養のバランスの必要性を理解してもらい，個々の食品の好き嫌いに注意を向けすぎることのないように考え方を改めてもらう．食べ物の好き嫌いが栄養の偏りが出るほど極端な場合は，子どもの精神心理的な検討（たとえば，自閉性障害での食べ物へのこだわりなど），家庭環境，および食事環境を見直すことが必要である．

［箕輪 富公］

Memo

4. 日常生活

7 育児不安

● 育児の基本
- 子どもは「育っていく」ものです．

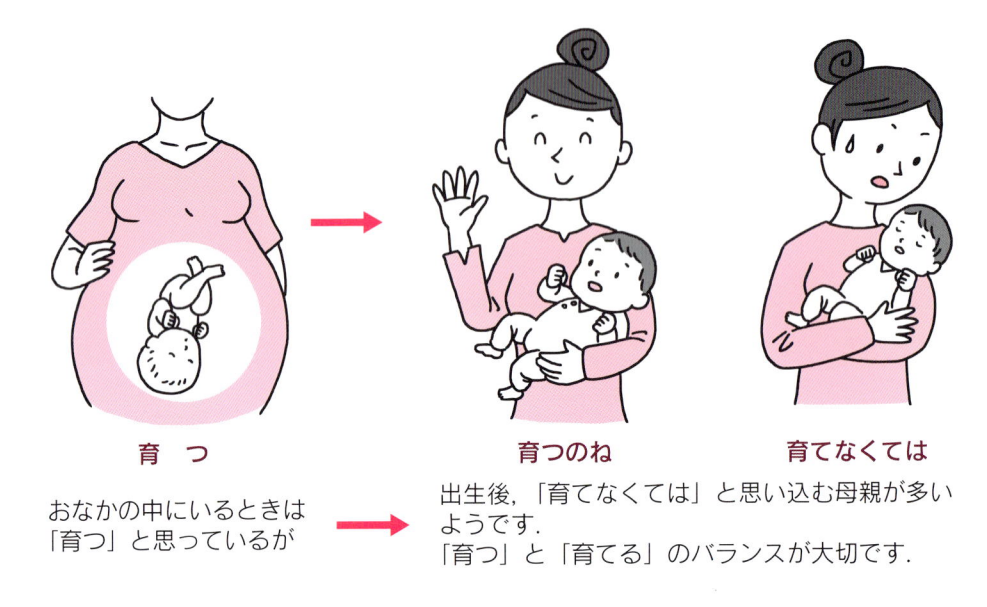

育つ
おなかの中にいるときは「育つ」と思っているが

育つのね／育てなくては
出生後，「育てなくては」と思い込む母親が多いようです．
「育つ」と「育てる」のバランスが大切です．

● 育児不安として多くとりあげられるもの
- 食事（離乳食）がうまく作れない．
- 子どもがよく泣くが，原因がわからない．
- 赤ちゃんはどう抱けばいいの？

→ ・乳幼児健診
・保健師訪問
・地域健康センター
　　　　　　　などで相談

● 乳幼児のこころの発達
- 子どものこころの発達の仕組みを知ることは，育児不安を軽くすることにつながります．

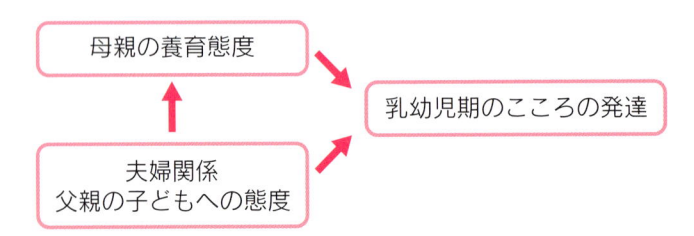

母親の養育態度 → 乳幼児期のこころの発達
↑
夫婦関係
父親の子どもへの態度

解説

● 育児の基本

子どもは育つものと思うこと．

妊娠中子どもは子宮の中で「育つ」と思えるのに，生まれた瞬間から「育てる」に変わってしまう．「育つ」と「育てる」のバランスが大切．

● 育児不安

離乳食がうまく作れない．
子どもがよく泣くが原因がわからない．
赤ちゃんはどう抱けばよいの？
などが母親からの問題としてあげられることが多い．そして，育児不安が育児過誤に結びつくことは少なくない．

- **対 応**

小児科医による健診や保健師の訪問などの場で相談しやすい機会をつくる．

地域の健康センターなどの相談窓口にも積極的に相談するように働きかける．

- **母親への助言**

育児は育児書どおりにはなかなかいかない．子どもは母親と父親の半分ずつの遺伝子をもって生まれてはいるが，まったく別の人間であることを理解すること．いろいろな意見に惑わされず，まずは自分の考えで，そして夫の手助けを借りながら自分たちなりの考えをもつことが重要である．

● 乳幼児のこころの発達と育児不安

子どものこころの発達には母親の状態や養育態度が強く影響する．そしてその母親の状態に強く影響するのが人生のパートナーとしての父親（夫）の態度であり，夫婦関係が大切である．仕事・子育てなど役割分担していたつもりで忙しく働いていても，2人で向き合ってどれだけ対話しているかが大事である．夫婦関係が，ただ生きていくための「契約関係」になっていないかなど，よく夫婦で話し合ってみる必要がある．子育ては両性が行うものだが，たとえ父親が勤めから帰る時間が遅く，父親の育児への参加量が少なくとも，質が重要であり，母親が育児における夫の存在を高く評価している場合は，不安の感情は著しく軽減されると考えられている．

一方，最近は離婚その他の事情で，実際の育児が主に片方の親で行われる場合も増えている．以下に3冊の本を紹介するので参考にされたい．

- 『離婚しても子どもを幸せにする方法』（イリサ・P. ベイネイデック，キャサリン・F. ブラウン，高田裕子［訳］，日本評論社，1999）
- 『最悪なことを，子どもとともに乗りこえる心の習慣』（バーバラ・コロローソ，田栗美奈子［訳］，PHP研究所，2002）
- 『子育てハッピーアドバイス』（明橋大二，1万年堂出版，2005）

［時田 章史］

Memo

4. 日常生活

8 予防接種

◉ 予防接種とは

◆ 病気に対する免疫を得るためにワクチンを接種することです．
◆ 予防接種の目的

①自分がかからないため ⎫
②かかった場合に症状を軽くするため ⎬ 個人防衛
③他人に移さないため ⎭ ⇒社会防衛

ワクチンの効果

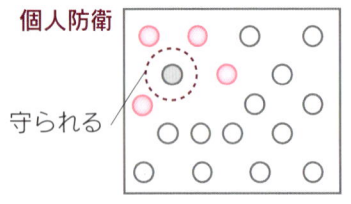

個人防衛
守られる
○ 感染者
○ ワクチン接種済み
○ ワクチン未接種者

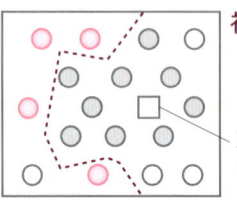

社会防衛
免疫不全など（ワクチン接種ができない）
ワクチン接種者が増えると流行を阻止
→ワクチンが接種できない人も守ることができる

予防接種のメリットとデメリット
多くのワクチンでは，メリット＞デメリット

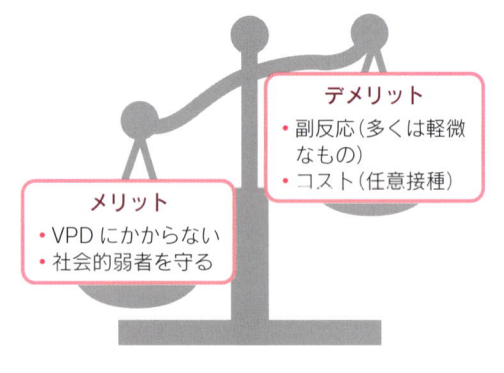

メリット
・VPDにかからない
・社会的弱者を守る

デメリット
・副反応（多くは軽微なもの）
・コスト（任意接種）

◉ ワクチンの種類と接種の間隔，同時接種

◆ 生ワクチン，不活化ワクチン，mRNAワクチン，トキソイドの4種類が使用されています．
　①生ワクチン：細菌やウイルスを弱体化させたもの．
　②不活化ワクチン：細菌やウイルスを無毒化・不活化したもの，もしくは免疫を刺激する成分を抽出したもの．
　③mRNAワクチン：ウイルスタンパク質の一部を作る設計図となるm（メッセンジャー）RNAを投与するワクチン．
　④トキソイド：病原体が産生する毒素を，免疫を刺激する状態を保ったまま無毒化したもの．

```
今回の接種                          あける間隔        次回の接種
                                    27日以上
   注射生ワクチン        ────────────→   注射生ワクチン
・BCG  ・麻しん・風しん（MR）  ・おたふくかぜ
・水痘  など                           制限なし        経口生ワクチン
                          ────────────→
                                                    不活化ワクチン（トキソイド）

   経口生ワクチン    ・ロタウイルス

   不活化ワクチン（トキソイド）                        注射生ワクチン
・4種混合（ジフテリア，百日咳，破傷風，ポリオ）  制限なし
・肺炎球菌（13価結合，23価多糖体）   ────────────→   経口生ワクチン
・インフルエンザ菌b型（Hib）
・A型肝炎  ・B型肝炎  ・日本脳炎                      不活化ワクチン（トキソイド）
・インフルエンザ  ・ヒトパピローマウイルス
```

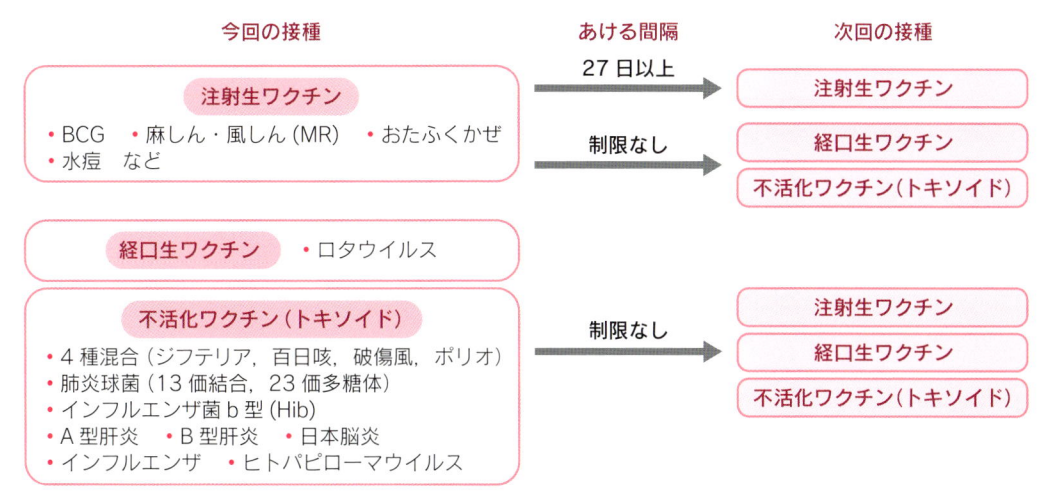

図1　予防接種の種類と接種間隔

- ワクチンで予防できる病気（VPD）から子どもを守るためには，適切な時期に適切な回数の接種が必要です．
- 予防接種の接種間隔は，図1のように間隔をあける必要があるものがあります．
- 同時接種をしても効果が低くなることや，副反応が多くなることはありません．

● 定期接種と任意接種

- **定期接種**：予防接種法により接種することを国により推奨されているワクチン
- **任意接種**：個人が接種を受けるか判断し，個人が費用も負担するワクチン
- 任意接種にもおたふくかぜやインフルエンザなど大切なワクチンが含まれており，重要度が低いわけではないのでしっかり接種しましょう．

● 予防接種を受けることができない場合，主治医と相談が必要な場合

- 以下に示す場合，予防接種はできません．
  - 明らかに発熱している　・重症な急性の病気にかかっている
  - 受けようとしているワクチンの成分でアナフィラキシーを起こしたことがある
  - 妊娠している（麻しん・風しん）　・ケロイドができる（結核）
  - 医師に不適当と判断された場合
- 以下に示す場合，医師とよく相談しましょう．
  - 慢性の病気（心臓，腎臓，肝臓，血液，免疫，発達など）がある
  - けいれん　・アレルギーの恐れがある

● 推奨予防接種スケジュール

- 定期接種のワクチンは標準的な接種時期が示されています．
- 乳児期には定期・任意接種のワクチンが多いので医師と相談して，効率よく受けましょう．

解説

　病気に対する免疫を得るために抗原物質（ワクチン）を接種することをいう．近年ではインフルエンザ菌 b 型（Hib）ワクチンや肺炎球菌ワクチンが日本に導入されたことにより，小児における Hib や肺炎球菌による重症感染症は減少しており，これはまぎれもなく予防接種の恩恵である．

　予防接種の目的を考えるうえで大切なのは，予防接種を行うことによって誰を守るのかという視点をもつことである．麻疹や Hib，肺炎球菌など健康小児が罹患しても重症化する疾病の場合，予防接種の恩恵は個人の健康を守る（個人防衛）という意味で理解しやすい．しかし，風疹，水痘，百日咳など健康小児が罹患しても重症化はしないが，妊婦，新生児，乳児，免疫不全者などが罹患すると重症化し予後不良となる疾患がある．これらの疾患に対する予防接種を推進することにより免疫を有する者が増えると（集団免疫の獲得），対象疾患の流行を阻止することができ，その結果社会に属する人を守ることができる（社会防衛）という視点を持つことも重要である．

◉ ワクチンの種類

　現在，日本で認可されているワクチンを表1に示す．2021年7月時点でこれら4種類が日本国内で流通しているが，世界では新しい仕組みのワクチンの開発が進んでいる．

❶ 生ワクチン

　培養を繰り返すことによって，細菌やウイルスのもつ毒性を弱体化させたワクチンである．接種されると体内で増殖し，細胞性免疫と液性免疫を惹起し，自然感染と同様な免疫を獲得する．

❷ 不活化ワクチン

　無毒化・不活化した細菌やウイルスから免疫を刺激する成分を抽出したワクチンである．接種されると主に液性免疫を惹起する．体内で増殖することはないので，ワクチン株の増殖に伴う症状は認められないが，免疫を惹起し，維持するためには複数回の接種を要する．

❸ mRNA ワクチン

　新型コロナウイルスのスパイクタンパク質の設計図となる m（メッセンジャー）RNA を投与するワクチンである．投与された mRNA がヒトの細胞に取り込まれ，ウイルスのスパイクタンパク質が産生され，液性免疫および細胞性免疫が誘導される．投与された mRNA は分解され，ヒトの染色体に組み込まれることはない．

❹ トキソイド

　病原体が産生する毒素（トキシン）を，免疫を刺激する状態を保ったまま無毒化したものである．

◉ ワクチンと接種間隔，同時接種，推奨スケジュール

　2020年10月に異なるワクチンの接種間隔についての規定が変更された．注射生ワクチンは接種されたワクチン株（細菌・ウイルス）が体内で増殖するため，他の注射生ワクチンを同時接種せずに時期をずらして接種する場合，理論的に干渉する恐れがある．したがって，注射の生ワクチンを接種した場合，他の注射生ワクチン接種までは27日以上の間隔をあける必要があり，これは従来と変更はない．しかし不活化ワクチン（含むトキソイド）は体内で増殖することはないため，他のワクチン接種まで間隔をあける必要がなくなり，また経口生ワクチン（ロタウイルスワクチン）投与後も他のワクチン接種まで間隔をあける必要がなくなった．

　接種すべきワクチンが増えてきた現在では，ワクチンで予防できる病気（Vaccine Preventable Diseases：VPD）から子どもを守るためには適切

表1　ワクチンの種類

1. 生ワクチン
   BCG，ロタウイルス（1価・5価），麻しん・風しん（MR），麻しん，風しん，おたふくかぜ，水痘，黄熱
2. 不活化ワクチン
   DPT-IPV，肺炎球菌（13価結合型・23価多糖体），インフルエンザ菌 b 型（Hib），DPT，ポリオ，B 型肝炎，インフルエンザ，A 型肝炎，狂犬病，ヒトパピローマウイルス（2価・4価・9価）
3. mRNAワクチン
   新型コロナウイルスワクチン
4. トキソイド
   ジフテリア，破傷風，DT

表2 予防接種不適当者と接種要注意者

1. 予防接種不適当者（予防接種法施行令　第二条）
   - 一　当該予防接種に相当する予防接種を受けたことのある者で当該予防接種を行う必要がないと認められる者
   - 二　明らかな発熱を呈している者
   - 三　重篤な急性疾患にかかっていることが明らかな者
   - 四　当該疾病に係る予防接種の接種液の成分によってアナフィラキシーを呈したことがあることが明らかな者
   - 五　麻しん及び風しんに係る予防接種の対象者にあっては，妊娠していることが明らかな者
   - 六　結核に係る予防接種の対象者にあっては，結核その他の疾病の予防接種，外傷等によるケロイドの認められる者
   - 七　第二号から第六号までに掲げる者のほか，予防接種を行うことが不適当な状態にある者

2. 接種要注意者（予防接種実施要領）
   - （ア）心臓血管系疾患，腎臓疾患，肝臓疾患，血液疾患，発育障害等の基礎疾患を有する者
   - （イ）予防接種で接種後2日以内に発熱のみられた者及び全身性発疹等のアレルギーを疑う症状を呈したことがある者
   - （ウ）過去にけいれんの既往のある者
   - （エ）過去に免疫不全の診断がされている者及び近親者に先天性免疫不全症の者がいる者
   - （オ）接種しようとする接種液の成分に対してアレルギーを呈するおそれのある者
   - （カ）結核の予防接種にあっては，過去に結核患者との長期の接触がある者その他の結核感染の疑いのある者

な時期に適切な回数の接種が必要である．そのためにワクチンを1種類ずつ上記の接種間隔を守りながら接種していくのは現実的ではなく，2種類以上の同時接種が必要になる．日本において，同時接種は医師が特に必要と認めた場合に行うことができるとされているが，諸外国では同時接種は一般的に行われている医療行為である．同時に接種する組み合わせや本数に制限はなく，また同時接種によっても有効性や副反応の頻度に影響はないため，同時接種を行いながら接種を進めていく（例外：黄熱ワクチン＋コレラでは効果が減弱）．複数ある予防接種を効率よく接種していくため，日本小児科学会がホームページ（http://www.jpeds.or.jp/）上で推奨スケジュールを公開している．また，同時接種に対する考え方も発表しているので参照されたい．

予防接種法による定期接種と任意接種

予防接種は，予防接種法により接種することが国により推奨され，市区町村により実施されている「定期接種」と，個人で接種を受けるか判断し，費用も負担する「任意接種」に大別される．2021年7月時点で定期接種対象疾病は小児向けの「A類疾病」と成人向けの「B類疾病」がある．A類疾病にはジフテリア・百日せき，急性灰白髄炎（ポリオ）・破傷風（DPT-IPV），麻しん・風しん，日本脳炎，結核（BCG），インフルエンザ菌b型（Hib）感染症，小児の肺炎球菌感染症，ヒトパピローマウイルス感染症，水痘，B型肝炎，ロタウイルス感染症，痘そう（現在，定期接種は実施していない）の11疾病が含まれる．B類疾病は高齢者のインフルエンザと肺炎球菌感染症の2疾病である．任意接種にはおたふくかぜ，髄膜炎菌感染症，A型肝炎，帯状疱疹，狂犬病，黄熱などが含まれる．

任意接種は，国が接種を推奨していないため優先度が低い，「任意」という名称からあまり重要ではないと考えている保護者がいるが，小児にとっておたふくかぜ，髄膜炎菌感染症など非常に重要なVPDが含まれており，接種の必要性を啓発していく必要がある．

予防接種不適当者および接種要注意者

接種不適当者とは予防接種を受けることが適当ではない者であり，予防接種法施行令第二条に規定されている．接種要注意者とは，接種を行う際に注意を要する者であり，予防接種実施要領に規定されている（表2）．

副反応出現時の対応

予防接種によって免疫が獲得されるが，免疫獲得以外の不利益な反応のことを副反応と呼ぶ．副反応は発熱，接種部位の熱感，腫脹，発赤，疼痛，硬結などの軽度のものから，アナフィラキシーショック，脳炎・脳症，急性散在性脳脊髄炎，けいれん，血小板減少性紫斑病などの重度のものが存在する．2013年4月の予防接種法改正に伴い，

予防接種後副反応報告制度が変更され，副反応報告が医師に義務づけられた．また，ワクチンごとに報告が義務づけられる副反応の症状が定められ，定期・任意接種の区別のない報告様式の一本化など大きく変更されている．最新情報は厚生労働省のホームページ(https://www.mhlw.go.jp/bunya/kenkou/kekkaku-kansenshou20/hukuhannou_houkoku/index.html)を参照されたい．

［小松 充孝］

> 4. 日常生活

9 子どもの薬の飲ませ方

♦ 子どもに対する薬の量は "年齢" や "体重" などに応じて決められます．

◉ ポイント① 飲みやすい・飲ませやすい "薬のかたち"

- 薬のかたちは「錠剤」，「散剤」，「液剤」などがあります．
- 「錠剤」の中には唾液で溶かして飲むものや，かみ砕いて飲むものがあります．
- 「液剤」の計量方法を医師または薬剤師に確認しておきましょう．
- 薬の "かたち" が選べる場合があります．子どもが好む "かたち" を医師に伝えましょう．

◉ ポイント② 散剤が苦手なときの "ひと工夫"

- 甘い飲料や食品（ジュースやアイスクリーム）に混ぜると飲みやすくなります．
- ミルクに混ぜると味が変わり，ミルク嫌いになることがあるので避けましょう．
- 市販のオブラートや服薬補助ゼリーを使う方法もあります．
- 散剤のままでは飲めないときは，以下のように水に溶かして飲む方法があります．

【上手な溶かし方】
① 水を1～2滴加えてペースト状にします．水が少ないときは1滴ずつ足してください．
（水が多いとペースト状になりません．水の量が多いほど飲ませる量が増えるので要注意）
② きれいに洗った指で，頬の裏側から上あごに塗ってください．
③ すぐに水を飲ませてください（口の中に薬が残ると苦くなるため）．

- シロップ状にしてスポイトを使い流し込む方法や，乳首の横から注ぎ込む方法もあります．

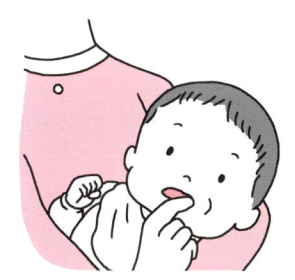

ペースト状にして口の中に塗る　　シロップ状にしてスポイトで

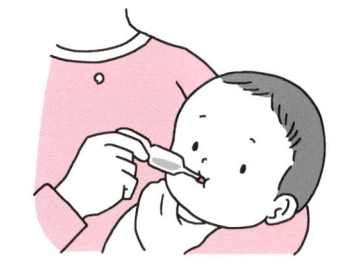

◉ ポイント③ 薬を飲む "タイミング" を確認しましょう

- 服用時間が学校や保育園・幼稚園にあたる場合は，医師に伝えましょう．
- 飲み忘れのない時間を医師と相談しましょう．

解説

服薬コンプライアンスの向上のためには，医師による説明だけでは不十分であり，薬に対する理解を得ることがポイントとなる．保護者と患児が服薬の必要性を理解していなければ，自己判断による服薬中止や減量につながりかねない．一方，服薬理由を理解していても薬を飲む段階になって上手に飲めなかったというケースも少なくない．

剤形の選択

上手に飲めなかった場合や服薬拒否の場合，その理由は何かを探ることが重要となる．その理由が"剤形"にある場合，患児に適した剤形を選択することが必要となる．小児用の製品にはドライシロップ剤，シロップ剤，口腔内崩壊錠，チュアブル錠など剤形を工夫した製剤が多数販売されている．シロップ剤が好きな子もいれば，嫌いな子もいる．散剤が嫌いな場合，年齢や体重によって口腔内崩壊錠やチュアブル錠も選択肢となりうる．

"剤形"は処方時に決まるため，医師はこれらのことを考慮したうえで保護者や患児に聞き取りをするとよい．保護者は，「（年齢的に）いつから錠剤を飲んでよいのか？」という疑問を抱いている．「子ども＝散剤，シロップ」と決めつけるのではなく，患児の飲み込みの状況と用法用量を加味し，適切な剤形を選ぶことがコンプライアンス向上につながる．

散剤の飲ませ方

小児用ドライシロップは，水を加えることによりシロップ剤となる顆粒状または粉末状の製剤である．シロップ状にして服用してもよいし，溶かさずに粉末状のまま服用してもよい．多くの製品はフルーツ風味をつけることで飲みやすく工夫されているが，水では飲みにくい場合には，市販の飲料や食品に混ぜることでより飲みやすくなる（表1）．ただし，溶解後時間をおくと成分の残存率が低下する場合もあるため，服用直前に溶解するよう指導する．

表1 小児用散剤と混ぜる飲料・食品との飲み合わせ

商品名	服薬補助ゼリー（酸性のもの）	フルーツジュース	スポーツドリンク	お茶・麦茶	牛乳	アイスクリーム	プリン	コンデンスミルク	ココアパウダー	ヨーグルト
オゼックス細粒小児用	×	△	×	○	○	○	○	○	○	×
オラペネム小児用細粒	×	×	×	○	○	○	○	○	○	○
クラリスドライシロップ	×	×	×	○	○	○	○	○	○	×
ジスロマック細粒小児用	×	×	×	○	○	○	○	○	○	×
セフゾン細粒小児用	○	○	○	○	○	○	○	○	○	○
フロモックス小児用細粒	○	×	×	△	△	○	○	×	○	○
ホスミシンドライシロップ	○	△	△	○	○	○	○	△	○	△
メイアクトMS小児用細粒	△	○	×	○	○	○	×	△	○	○

○：飲みやすい，△：変わらない，×：飲みにくいまたは混合不可，—：データなし

［成田 久美］

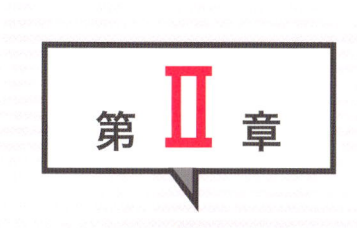

第Ⅱ章 病気のチェック

1 新生児スクリーニング

◉ 新生児スクリーニングとは

- 新生児スクリーニングとは，早く治療すれば障害が出ないようにすることができる生まれつきの病気（先天異常）をみつけ出すための検査です．
- 症状が出る前にみつけることが目的なので，生後4日目くらいですべての赤ちゃんに行います．

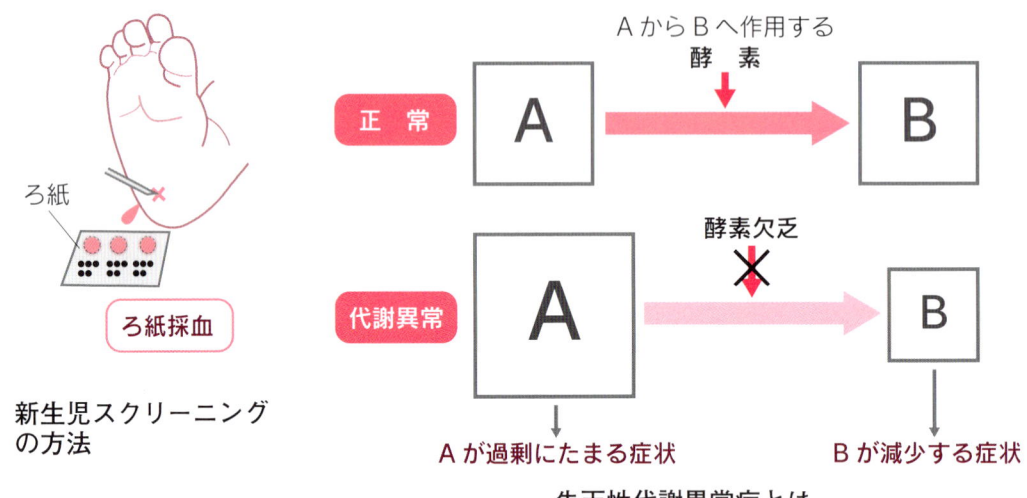

ろ紙
ろ紙採血

新生児スクリーニングの方法

AからBへ作用する
酵素

正常　A → B

酵素欠乏

代謝異常　A ✕ B

Aが過剰にたまる症状　　Bが減少する症状

先天性代謝異常症とは

◉ どのような病気が対象となるか

- アミノ酸・有機酸・脂肪酸の代謝や糖代謝の先天的な異常，内分泌ホルモンの生成異常の疾患が対象となります．
- いずれもまれな病気ですが，従来の6疾患（フェニルケトン尿症，ホモシスチン尿症，メープルシロップ尿症，先天性甲状腺機能低下症，先天性副腎過形成症，ガラクトース血症）に加えて2011（平成23）年3月よりタンデムマスという方法により，新たに13疾患が加えられました．
- どの疾患を対象とするかは各自治体に任せられているので，在住の医師あるいは各自治体の担当部署で確認できます．

新生児スクリーニング検査でみつかる病気

アミノ酸代謝異常症	フェニルケトン尿症	脂肪酸代謝異常症	MCAD 欠損症
	ホモシスチン尿症		VLCAD 欠損症
	メープルシロップ尿症		三頭酵素欠損症
	シトルリン血症 1 型		CPT-1 欠損症
	アルギニノコハク酸尿症	内分泌疾患	先天性甲状腺機能低下症
有機酸代謝異常	メチルマロン酸血症		先天性副腎過形成症
	プロピオン酸血症	糖代謝異常	ガラクトース血症
	イソ吉草酸血症		
	メチルクロトニルグリシン尿症		
	ヒドロキシメチルグルタル酸血症		
	複合カルボキシラーゼ欠損症		
	グルタル酸血症 1 型		

(http://www.perkinelmer.co.jp/Portals/0/resource/products_gs/applications/pdf/Medister.pdf より作成)

● よくみられる症状

- 活気がない
- 嘔　吐
- けいれん
- 特別な臭いの尿
- 異常な黄疸
- 外性器異常

生後早期からのこれらの症状は，先天（代謝）異常を示唆します．

● 一般的な対応と注意すること

- 検査結果が判明するまでに 1〜3 週くらいかかります．
- 異常値が出た場合には出産した病院から再検査の連絡がきます．必ず連絡がとれる連絡先を伝えておきましょう．
- 上記のような症状がみられたら，検査結果を待たずに医療機関を受診しましょう．
- 先天異常と診断された場合は速やかに治療を開始します．
- 治療は主に，食事療法，薬物療法になります．

治療方法

- 食事療法……特殊ミルク（過剰になる成分を除去してあるなどの治療用ミルク），その他
- 薬物療法……ホルモン補充療法
　　　　　　　酵素の働きを高める薬物（ビタミンなど）

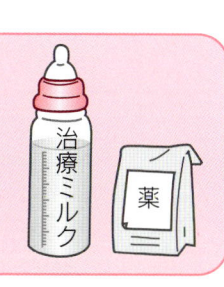

解説

新生児スクリーニングとは，①放置すると重症化し重大な後遺症を残したり死亡する，②早期発見・早期治療により症状の出現を予防できる，③ある一定以上の発生頻度がある，といった疾患について国家的事業として行われ，現在は，今までの6疾患に加え新たにイラスト頁に示した13疾患が対象となっている．

先天代謝異常についてはこれまでのガスリー法によるスクリーニングに比べ，タンデムマスの方法では1回の検査において複数のアミノ酸，有機酸，脂肪酸代謝物質の測定が可能になった（表1）．

● 新生児スクリーニングでみつかる疾患と症状

❶ アミノ酸代謝異常症

代謝に障害があるため蓄積したアミノ酸が身体に障害を起こす．フェニルケトン尿症，ホモシスチン尿症，分枝鎖アミノ酸代謝異常症の1つであるメープルシロップ尿症の3種類が従来のスクリーニングに含まれている．これらはいずれもタンデムマスによる測定でも可能である．

❷ 有機酸代謝異常症

アミノ酸が分解していく過程でカルボン酸の形態をとる中間代謝体を有機酸といい，メチルマロン酸血症，プロピオン酸血症などは，イソロイシ

表1 新生児スクリーニングでみつかる先天代謝異常症の概要

	タンデムマスの対象疾患	発症時期	主な臨床症状	発見頻度*
アミノ酸代謝異常	● 1) フェニルケトン尿症*	新〜乳	けいれん，発達遅滞	1：6万
	● 2) メープルシロップ尿症*	新〜乳	多呼吸，アシドーシス	1：120万
	● 3) ホモシスチン尿症*	新〜乳	遅れ，発育異常	ー
	● 4) シトルリン血症（1型）	新〜乳	興奮，多呼吸，昏睡	1：9万
	● 5) アルギニノコハク酸尿症	新〜乳	興奮，多呼吸，昏睡	1：40万
	ー 6) シトリン欠損症	新〜乳	一過性乳児肝炎類似症状	1：80万
	ー 7) アルギニン血症	新〜乳	興奮，多呼吸，昏睡	ー
	ー 8) 高チロシン血症1型	新〜乳	肝不全，腎不全	ー
有機酸代謝異常	● 1) メチルマロン酸血症	新〜乳	アシドーシス，遅れ	1：11万
	● 2) プロピオン酸血症	新〜乳	アシドーシス，遅れ	1：4万
	● 3) イソ吉草酸血症	新〜乳	アシドーシス，体臭	1：43万
	● 4) メチルクロトニルグリシン尿症	新〜乳	筋緊張低下，ライ症候群	1：14万
	● 5) ヒドロキシメチルグルタル酸血症	新〜乳	重症低血糖，発達遅滞	ー
	● 6) 複合カルボキシラーゼ欠損症	新〜乳	湿疹，乳酸アシドーシス	1：60万
	● 7) グルタル酸血症1型	新〜乳	アテトーゼ，遅れ	1：18万
	ー 8) βケトチオラーゼ欠損症	新〜幼	重症ケトアシドーシス発作	ー
脂肪酸代謝異常	● 1) MCAD欠損症	乳〜幼	ライ症候群，SIDS	1：12万
	● 2) VLCAD欠損症	乳〜成	低血糖，筋肉・心障害	1：13万
	● 3) 三頭酵素欠損症	新〜成	ライ症候群，SIDS	ー
	● 4) CPT1欠損症	新〜乳	ライ症候群，肝障害	1：32万
	ー 5) CPT2欠損症	新〜成	ライ症候群，筋肉症状	1：26万
	ー 6) CACT欠損症	新〜乳	ライ症候群，SIDS	ー
	ー 7) 全身性カルニチン欠乏症	乳〜幼	ライ症候群，SIDS	1：26万
	ー 8) グルタル酸血症2型	新〜乳	ライ症候群，低血糖	1：32万
	ー 9) LCHAD欠損症	新〜乳	低血糖発作	1：120万

●＝新生児スクリーニング検査1次対象疾患．＊＝現行マススクリーニングの対象疾患．新〜乳：新生児から乳児期．遅れ：発達の遅れ．（*頻度は2010年時点）

（平成23年度厚生労働科学研究「タンデムマス導入による新生児マススクリーニング体制の整備と質的向上に関する研究」，p.19）

ンが代謝されていく途中の異常で起こる．体調が悪くなると呼吸が荒くなり，元気がなくなり急性脳症を起こす．

❸ 脂肪酸代謝異常症

炭水化物からのエネルギーが足りなくなると，中性脂肪から脂肪酸が産生され，それが代替エネルギーになる．しかし代謝に障害があると，空腹時や感染症罹患時などにはエネルギー産生不全に陥り急性脳症，乳幼児突然死症候群を発症する．

❹ 先天性副腎過形成症

免疫測定法により17水酸化プロゲステロン（17OHP）という物質の量を測定することで診断する．発症した場合，新生児の時期に，皮膚の黒ずみ，哺乳が弱く体重が増えないなどの副腎不全症状，塩類喪失症状，そして男性ホルモンの増加による外性器の異常などを示す．タンデムマス・スクリーニングの対象疾患ではない．

❺ 先天性甲状腺機能低下症

免疫測定法により甲状腺刺激ホルモン（TSH）の量を測定することで診断する．甲状腺機能低下症は成長障害および発達遅滞を呈し，日本人では比較的高い頻度でみつかる疾患（4,000人に1人）であるが，多くの場合，症状が出る前に治療されて健康に発育することができる．タンデムマス・スクリーニングの対象疾患ではない．

❻ 糖代謝異常

ガラクトース血症はガラクトースからブドウ糖を合成する酵素の欠損・機能不全によって引き起こされ，黄疸，白内障，肝障害，発育・発達障害を呈する．ガラクトースや乳糖を摂取しないようにすることで，発症を防ぐことができる．酵素を用いた測定法が採用されており，タンデムマス・スクリーニング導入後も同様の方法での検査が継続されている．

● 一般的な対応と注意すること

❶ 再検査と緊急性の評価

結果をもとに，ほかの所見を考え合わせて病気である可能性と緊急性を評価する．病気である可能性が高いと判断された場合には治療を進めながら同時に確認検査を行う．タンデムマス検査で陽性と出ても病気とは限らず，確認検査が必要であり，この間の家族への説明は難しい．

❷ 確定診断のために行われる検査

アミノ酸分析・酵素測定などの化学的検査や遺伝子診断などを行うが，マススクリーニングの対象疾患は希少であるため，全国で10か所（2012年時点）の確定診断施設を設定している．

詳細はタンデムマス・スクリーニング普及協会ホームページ（http://tandem-ms.or.jp/）を参照されたい．

内分泌疾患や糖代謝異常に関しても，自治体ごとに精密検査機関を指定している．

❸ 患者家族への対応で注意する点

まず，超重症児でスクリーニングが間に合わず死亡する症例があることを認識すること．一方で軽症例や一過性の上昇をみつける可能性もあることも考える必要がある．

甲状腺機能低下症のように治療が確立されており，服薬のみで管理可能なものは問題ないが，脂肪酸代謝異常症のように，発熱時などに急変する可能性があるものは説明が難しい．

❹ 先天異常症の治療の原則

各疾患に応じて，食事療法，食事間隔の指導，カルニチン・ビタミンなど補助的成分の投与，シックデイ対策や薬物療法などである．

甲状腺機能低下症に関しては甲状腺ホルモン製剤内服，副腎皮質過形成症は副腎皮質ホルモン製剤の内服，ガラクトース血症ではガラクトース・乳糖の除去である．新生児・乳児期の食事療法は，特殊ミルク共同安全開発事業による治療用特殊ミルクが用いられている．

［寒竹 正人］

2 スクリーニング検尿
（血尿，タンパク尿，糖尿）

◉ スクリーニング検尿とは
- 3歳児健診や学校検診などで行う，異常をみつけるための検尿のことです．
- まず，尿試験紙を用いて検査します．
- 血尿，タンパク尿，糖尿（時に白血球尿を含める）の有無のチェックができます．

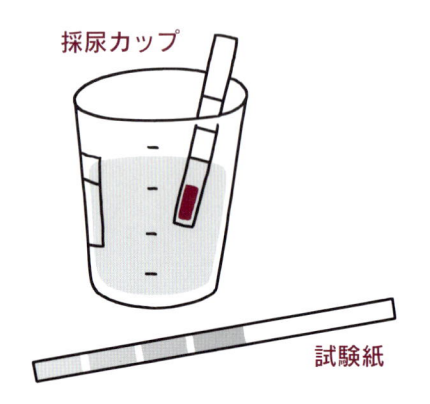

採尿カップ

試験紙

◉ 原因
- 主に腎臓の病気が原因で異常が出ます．
- 血尿は「尿をつくる腎臓の病気」と「尿の通り道からの出血」が原因となります．
- タンパク尿は，「腎臓の病気」が原因となりますが，立ったり歩いたりしたあとの尿でも異常がないのに陽性となることがあります．
- 糖尿は，ふつう血糖値が高いときにみられますが，血糖値が高くなくても糖尿がみられる「腎性糖尿」という体質の人もいます．
- 白血球尿は尿路感染症が原因となります．

◉ よくみられる症状
- ほとんどは検査の異常のみで，症状が出ることはあまりありません．
- 浮腫があるとき，尿が少ないとき，尿が明らかに赤いとき，排尿時に痛みがあるとき，熱があるときなど，いつもと違って様子がおかしい場合は，健診・検診以外でも尿の検査を病気のスクリーニングとして行います．

🎯 一般的な対応と注意すること

- 発熱時や運動による一過性の血尿・タンパク尿があるので，採尿の条件に注意しましょう．
- 採尿の条件によって偽陽性になることがあります．
  女児では月経中は避け（血尿の偽陽性を防ぐ），尿をとるときは中間尿でとるよう心がけましょう（タンパク尿・白血球尿の偽陽性を避ける）．
  ※中間尿の採取：排尿の最初のうちの尿はカップにとらず，途中の尿を採取する．
- 検尿前日は激しい運動はせずに，就寝直前にしっかり排尿し，早朝第一尿を検査に出しましょう（血尿・タンパク尿が偽陽性となることがあるため）．

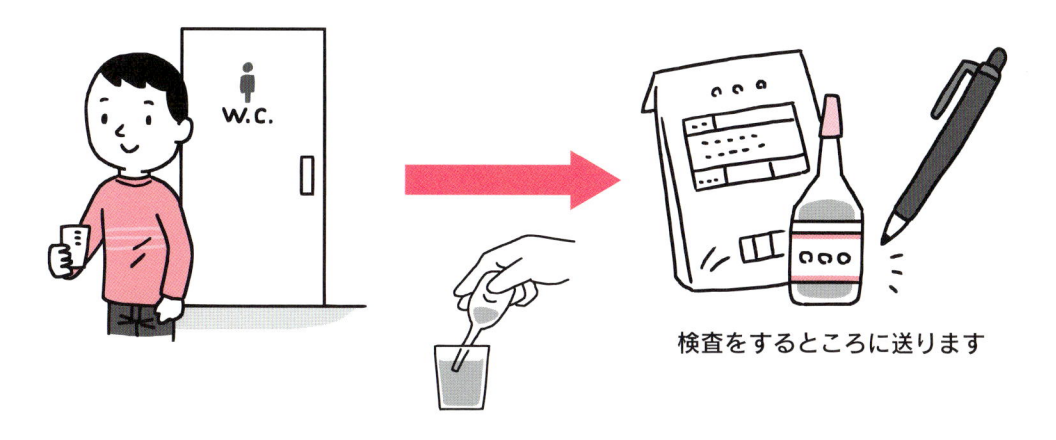

検査をするところに送ります

- 検査にひっかかっても体調がよく元気であれば慌てなくてもいいので，忘れずに病院を受診しましょう．
- 学校検尿では，一次検診の試験紙法によって異常がみられたら二次検診として試験紙法の再検と尿沈渣を調べます．
  二次検診でも異常があれば三次検診として，診察や血液検査などが行われ，学校生活管理の内容が決められます．

解説

3歳児検尿は，1961年の児童福祉法改定時の尿タンパク検査がモデルとして提示されたことから開始され，1965年からは母子保健法のもとで行われている．また学校検尿は，1974年から開始され，1979年には小学1年生〜中学3年生までを対象に各学年・毎年実施されるようになった．

これらの尿スクリーニングは，慢性腎臓病に対し早期発見・早期治療介入を行うための重要な手段であり，このシステムを法整備に基づき実施しているのは日本のみである．

近年では，3歳児検尿においては糸球体疾患よりも先天性腎尿路奇形の発見に対する有用性が高いと認識されており，可能な限り超音波検査を施行するべきである．

一般に異常所見として，血尿，タンパク尿，糖尿，白血球尿が指摘され受診することになるが，運動など採尿時の条件による一時的な陽性もあり，採尿前日は運動を控えめにして，早朝第一尿をとるなど注意させる．また，特に女児では外陰部の汚染による反応があるため，中間尿の採尿を指示しておく．月経中の採尿は血尿の反応が出る可能性があり確認を要する．

● 血尿のみ

小児の血尿の60％が遺伝的背景のない無症候性血尿であり，1年以内に半数が消失するといわれている．20〜30％は家族性血尿であり，そのほとんどが良性家族性血尿や高カルシウム尿症などの予後良好な疾患である．治療や運動制限は不要であり，検尿，血液検査，超音波検査を施行して，異常がなければ定期的に検尿を含めたフォローを継続する．タンパク尿を併発する場合，高血圧や浮腫や肉眼的血尿を認める場合，多飲多尿のある場合，腎機能障害や低補体血症・低タンパク血症などを認める場合は，小児腎臓病専門医の診療が必要となる．

一方，家族歴に青壮年期発症の腎不全や若年性難聴がある場合は，Alport症候群などの遺伝性腎炎を踏まえて，これも小児腎臓病専門医の診療が必要となる．

表1に主な血尿の原因疾患を示す．

● タンパク尿のみ

タンパク尿のみを指摘される場合の20〜40％は，健常者にも認められる起立性／体位性タンパク尿である．病的意義はないので，「就寝直前排尿＋起床直後採尿」にて再検し，タンパク尿が消失していればよい．消失しない場合は検尿・血液検査・超音波検査を施行して，定期的に検尿を含めたフォローを継続する．Dent病などの尿細管性タンパク尿症や先天性腎尿路奇形を鑑別するために，尿中β2ミクログロブリンなどの検査も必要となる．低タンパク血症や低補体血症，浮腫，腎機能障害を認める場合や，6か月以上タンパク尿が持続する場合は，ネフローゼ症候群や慢性腎炎を踏まえて，これも小児腎臓病専門医の診療が必要となる．

表2に主なタンパク尿の原因疾患を示す．

● 血尿 + タンパク尿

上記の良性疾患が否定された場合は糸球体腎炎の可能性が高いので，小児腎臓病専門医の診療が必要となる．

表1 主な血尿の原因疾患

- 糸球体疾患
  溶連菌感染後急性糸球体腎炎，IgA腎症，紫斑病性腎炎，遺伝性腎炎（Alport症候群），良性家族性血尿（菲薄基底膜病），溶血性尿毒症症候群
- 非糸球体疾患
  尿細管間質性腎炎，Nutcracker現象，Wilms腫瘍，尿路結石，多嚢胞異形成腎

表2 主なタンパク尿の原因疾患

- 非病的タンパク尿
  体位性（起立性）タンパク尿，熱性タンパク尿，運動性タンパク尿
- 病的タンパク尿
  - 尿細管性タンパク尿
    尿細管性アシドーシス，Dent病，尿細管間質性腎炎
  - 糸球体性タンパク尿
    ネフローゼ症候群

● 糖尿

　鑑別しなければならない疾患は糖尿病であり，多飲多尿・急激な体重減少や増加の有無を確認する．空腹時血糖やHbA1cを測定し，異常があれば小児内分泌専門医の診療が必要となる．糖尿病が否定され尿糖のみが持続する場合は，腎性糖尿であり治療は不要である．

● 白血球尿

　乳幼児のパック尿による検査の場合は偽陽性となることがあり，無症状であれば再検査が必要となる．発熱や膀胱刺激症状を認める場合は，腎盂腎炎や膀胱炎などの尿路感染症を踏まえて尿培養を施行する．先天性腎尿路奇形を考慮し，腎臓だけでなく尿管・膀胱を含めた尿路の超音波検査が必要となる．

　いずれにしても，尿スクリーニングで異常が指摘され，何らかの疾患が疑われた場合や，二次・三次検尿の結果，学校生活管理区分の制限が必要と判断された場合は専門医へ紹介することが必要である．

〔原　聡〕

3 背が低い，高すぎる

- 身長の評価には成長曲線を用いて，生まれてから今までの成長をみます．
- 必ず体重曲線も（2歳以下では頭囲も）記入します．
- 身長が同性・同年齢の平均と比較して，－2SD以下または3パーセンタイル以下を低身長，＋2SD以上または97パーセンタイル以上を高身長とします．
- 身長が±2SD以内でも，身長の伸び率が急に低下したり上昇してきたときは注意が必要です．

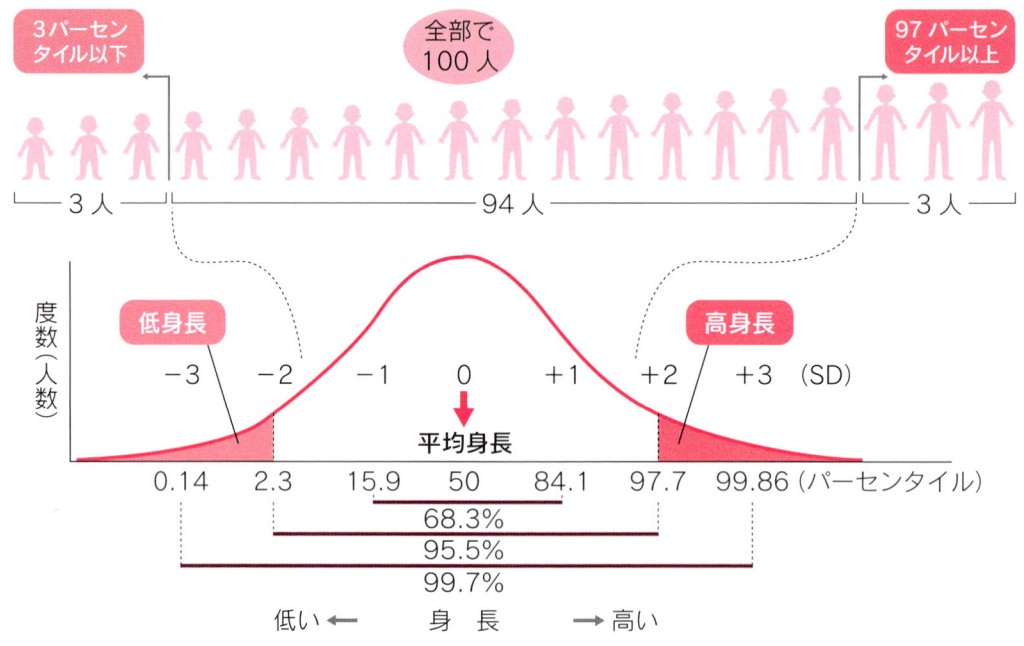

3パーセンタイル以下 ← 3人
全部で100人 ← 94人
97パーセンタイル以上 → 3人

度数（人数）

低身長　－3　－2　－1　0　＋1　＋2　＋3　（SD）高身長
↑平均身長

0.14　2.3　15.9　50　84.1　97.7　99.86（パーセンタイル）
68.3%
95.5%
99.7%

低い ← 身　長 → 高い

（ファイザー株式会社ホームページ「成長の評価方法」を参考に作成）

「背が低い」

● 原因とよくみられる症状

- 家族もみんな背が低い（体質性／家族性）
- 生まれたときから小さい（SGA性低身長）
- 骨の伸びの異常，腕が短い（骨系統疾患），側弯症
- 乳児期から低血糖を繰り返している（成長ホルモン分泌不全症）
- 二次性徴が遅い・来ない・早い（思春期遅発症，性腺機能低下症，思春期早発症）
- ある時点から急に伸びが悪くなる（甲状腺機能低下症，成長ホルモン分泌不全症）

- 頭痛，眼位の異常，多飲多尿などがある（脳腫瘍）
- これまでにかかった重い病気の影響（慢性内臓疾患，手術・化学療法・放射線療法）
- その他（ターナー症候群などの染色体異常，栄養障害，虐待）

一般的な対応と注意すること

- 成長曲線を描くために，身長・体重の記録（幼稚園・保育園・学校），母子手帳を持って受診しましょう．
- 左手のエックス線写真で骨年齢をみます（体の中が何歳くらいかの目安となります）．
- 二次性徴の様子（乳房腫大・腋毛・陰毛・初経の有無，精巣容積など）をみます．
- 必要に応じて頭部・腹部 MRI，腹部超音波検査，全身骨のエックス線撮影，下垂体機能検査（成長ホルモン分泌刺激試験を含む），眼科受診などを行って原因を確かめます．
- 低身長の 95％は原因不明で，ほとんどは治療の対象になりませんが，脳腫瘍のような生命予後にかかわる疾患もあります．
- 成長ホルモン治療の可能な疾患があります（保険適用疾患：成長ホルモン分泌不全症，ターナー症候群，慢性腎不全，軟骨無形成・低形成，プラダー・ウィリー症候群，SGA 性低身長）．

「背が高すぎる」

原因とよくみられる症状

- ほとんどが，体質性／家族性高身長です．
- 先天的な異常やホルモン異常によるものもあります（マルファン症候群，ホモシスチン尿症，下垂体性巨人症，思春期早発症，甲状腺機能亢進症など）．
- これらの場合，あごが大きい，手足の長い体型，二次性徴の異常，眼科的異常，心疾患などを伴います．

一般的な対応と注意すること

- 体質性／家族性高身長は一般的には治療を要しません．
- 下垂体性巨人症で，脳腫瘍によるものは脳外科的治療が必要です．

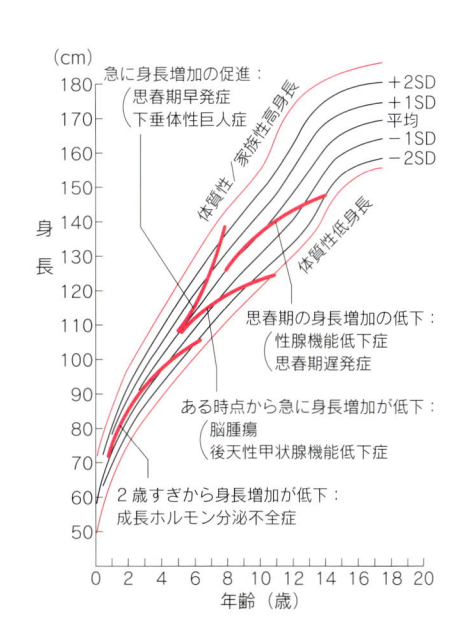

解説

　小児の発育異常の診察に際しては，一般的な身体診察の後に腋毛・陰毛の有無，乳房腫大，両側精巣容積（何mL），陰茎長などを評価し，性成熟度（Tanner段階）を記録する必要がある．このため，本人や家族に最初に一言断ったうえで可能な限りの所見をとる．

身長の評価，成長曲線の作成

　身長の評価には，まず成長曲線を記載する．母子手帳，幼稚園・保育園，学校の身長・体重記録を持ってきてもらい，○歳○か月の分まで注意して記入し，今までの成長の経過を確認する．この際，必ず体重曲線も（2歳以下では頭囲も）記載する．成長曲線の記載により，いつから異常を呈しているかが一目瞭然であり，成長障害や内分泌疾患の鑑別診断を進めるうえで有用である．

　身長・体重を同性・同年齢の平均身長・平均体重と比較し，SDスコアで評価する．その際，線に沿っているかどうか，伸びの変化にも注意し，成長速度曲線で確認することが望ましい．平均身長は正規分布している身長の中心値で，標準偏差（SD）を利用して，成長曲線または計算〔（実測身長－平均身長）÷標準偏差＝SDスコア）〕により，身長SDスコアを用いて身長を評価する．平均±2SDの範囲に95.5％が含まれるが，それ以外が全員異常というわけではない．現在のSDスコアとともに，SDスコアの変化，身長の伸びの変化に注意する．

　またTurner症候群，軟骨無形成症，Prader-Willi症候群，Down症候群では疾患特異的な成長曲線も発表されている．これらの疾患を有する児の成長の評価に有用である．

背が低い

　同性・同年齢の平均身長と比較して，身長が－2SD以下または3パーセンタイル以下を低身長と定義する．－2SD以内でも，身長の伸び率が低下してきた場合は注意する．

● 原因とよくみられる症状（表1）

　低身長の原因としては，体質性／家族性低身長が最も多いが，この場合両親の身長をもとに下記すべての除外診断が必要となる．

　在胎週数から考えて出生時から身長・体重が小さいときはSGA（small for gestational age）性低身長や染色体異常，乳児期から低血糖を繰り返している場合は成長ホルモン分泌不全症や下垂体機能低下症，二次性徴が遅い・来ない・早いなどがあるときは思春期遅発症・性腺機能低下症・思春期早発症，途中から伸びが悪くなるときは甲状腺機能低下症や成長ホルモン分泌不全症を疑う．脳腫瘍でも，ある時点から急に伸びが停止するが，頭痛，眼位の異常，多飲多尿などの症状を伴う．急に太って，高血圧を認めるときはCushing症候群を考える．骨の伸びの異常・腕が短いなどプロポーションの異常のあるときは，軟骨無形成症などの骨系統疾患の鑑別を行う．先天代謝異常，染色体異常などでは低身長だけでなく，発達の遅れや小奇形を伴うことが多い．心臓・腎臓・消化器などの慢性内臓疾患や小児がんで手術・化学療法・放射線療法の既往がある場合でも，身長増加が低下することがある．虐待や神経性無食欲症を

表1　低身長をきたす代表的な疾患

- 成長ホルモン分泌の異常
  成長ホルモン分泌不全性低身長症，脳腫瘍，炎症・外傷，放射線照射
- その他のホルモン分泌の異常
  甲状腺機能低下症，思春期早発症，副腎皮質機能亢進症，偽性副甲状腺機能低下症
- 染色体の異常・奇形症候群
  Turner症候群，Prader-Willi症候群，Down症候群，Noonan症候群，Russell-Silver症候群
- 内臓の病気などによる代謝異常
  脳腫瘍，心疾患，肝疾患，慢性腎不全，先天代謝異常
- 軟骨や骨の異常
  軟骨異栄養症・骨系統疾患，くる病
- 妊娠中の発育不全
  低出生体重児，SGA性低身長
- 病的原因が見当たらないもの（特発性）
  体質性低身長，家族性低身長，体質性思春期遅発症
- 社会・精神的要因
  愛情遮断症候群，被虐待児，栄養不良

含む栄養障害にも注意する．女児の低身長では典型的な症状を認めない場合でも，染色体検査により Turner 症候群の鑑別を行う．また側弯症の有無は繰り返しチェックする．

◉ 一般的な対応と注意すること

❶ 成長曲線の記載，これまでの成長・発達の評価，生まれたとき SGA であったかどうか．
❷ 骨年齢の評価を行う．一般に左手のエックス線でみる．
❸ 二次性徴を Tanner 段階と初経，精巣容積などで評価する．
❹ 家族の年齢と身長を確認して，体質性／家族性低身長の参考にする．

❶，❷，❸，❹ とその他の随伴する症状に応じて下記の検査を行う．

まず，原因のスクリーニングとして血液検査で腎機能・肝障害のチェックのほか，コレステロール，血糖，ALP，TSH，F-T$_4$，F-T$_3$，IGF-I，LH，FSH，エストラジオール（E2），テストステロン，GH などを調べる．さらに頭部・腹部 MRI，腹部超音波検査，全身骨のエックス線撮影（骨系統疾患を疑うとき），染色体，下垂体機能検査を進める．

原因により治療は異なるが，低身長の 95% は原因不明で，ほとんどは治療の対象にならない．しかし低身長には，体質性思春期遅発症のように通常治療を必要としないものから，脳腫瘍のような生命予後にかかわる疾患まであり，しっかりと鑑別を行い，安易に体質性低身長と断定せず，必要に応じて検査を繰り返し，経過観察を行う．

成長ホルモン治療が保険適用で可能な疾患は，現在，成長ホルモン分泌不全性低身長症，Turner 症候群，慢性腎不全，軟骨無形成・低形成症（軟骨異栄養症），Prader-Willi 症候群，SGA 性低身長であり，小児でも施行可能な成長ホルモンの自己注射が用いられる．

背が高すぎる

同性・同年齢の平均身長と比較して，身長が

表2 高身長をきたす代表的な疾患

- 原因が特定できない
  体質性高身長，家族性高身長
- 成長ホルモン過剰
  下垂体性巨人症
- 内分泌異常
  甲状腺機能亢進症
  思春期早発症
  性腺機能低下症
- 染色体の異常・奇形症候群
  ホモシスチン尿症
  Marfan 症候群
  Klinefelter 症候群
  Beckwith-Wiedemann 症候群，Sotos 症候群
- その他
  母親が糖尿病の新生児，単純性肥満

+2 SD 以上または 97 パーセンタイル以上を高身長と定義する．+2 SD 以内でも，身長の伸び率が急に上昇してきた場合は注意が必要である．

◉ 原因とよくみられる症状（表2）

診断には分娩歴，出生体重，両親の身長と思春期発来の時期，家族・親族の身長，眼疾患の有無，栄養摂取状況，頭痛，視力障害，精神遅滞の有無などが参考になる．

原因としては病的意義のない体質性／家族性高身長がほとんどである．まれに，下垂体性巨人症，Marfan 症候群，ホモシスチン尿症，思春期早発症，甲状腺機能亢進症など，表2 に示した先天異常・染色体異常や内分泌疾患の一部分症状の場合がある．したがってこれらの場合，各々の特有な症候がみられる．たとえば，Marfan 症候群では，上節下節長比減少（下肢が長い），両手指先間距離と身長の比が 1.05 以上になるなどを参考にする．

◉ 一般的な対応と注意すること

最も頻度の高い体質性／家族性高身長は，治療の対象とはならない．代謝異常や内分泌疾患が原因の場合は治療を要するが，下垂体性巨人症や思春期早発症の一部は脳腫瘍によるものがあり，脳外科的対応が必要となる．

［志村 直人］

4 太りすぎ，やせ

「太りすぎ」

- 体の脂肪組織が増加して体重が重い場合を肥満といいます．ここでは，太りすぎを肥満とします．
- 乳幼児体重成長曲線で，97 パーセンタイルを超える体重の場合を肥満と判定します．
- カウプ指数では，カウプ指数 20 以上を肥満と判定します．

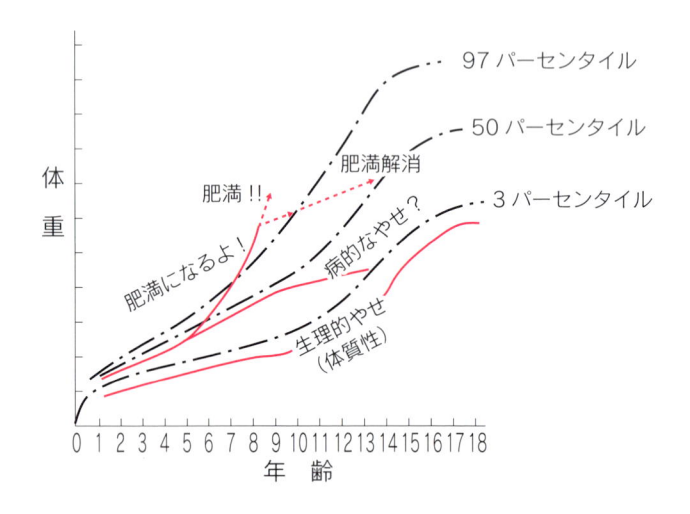

原因

- 過食と運動不足による肥満を単純性肥満といいます．
  乳幼児では，過食が主な原因です．
- 遺伝子異常や病気によって生じた肥満を，それぞれ遺伝性肥満，症候性肥満といいます．

よくみられる症状

- 単純性肥満は，肥満以外に無症状ですが，肥満が高度になると，いびきや喘鳴がみられます．
- 遺伝性肥満や症候性肥満は，高度肥満に加えて，病気の原因により，低身長，奇形，知的障害などの症状を伴います．

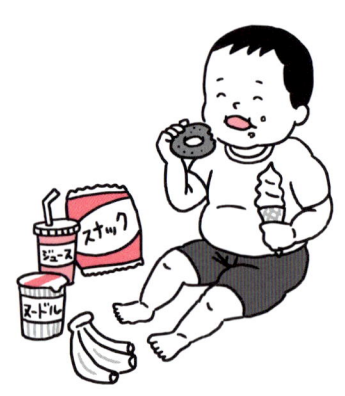

単純性肥満

⦿ 一般的な対応と注意すること

- 定期的に体重測定をして体重発育曲線をつけましょう．
- 乳幼児肥満は，治りにくい肥満になるので特にミルクの飲みすぎに注意しましょう．
- 体重が急に増える場合には食生活を見直しましょう．
- 外遊びや運動量を多くしましょう．最初は膝，腰に負担がかからない運動を選びます．

「やせ」

- 標準体重と比べて体重が明らかに少ない場合をやせといいます．
- 乳幼児体重成長曲線で3パーセンタイル以下をやせと判定します．
- カウプ指数では15以下をやせ，13以下をやせすぎと判定します．

⦿ 原因

- 体質性やせは，特別の病気がないやせをいいます．この場合は，元気がよく発達も順調です．
- 病的なやせは，
  - 先天奇形，染色体異常，先天代謝異常などで体重が増えにくいです．
  - 栄養不足，消化器疾患，内分泌疾患の一部，慢性の感染症などでは体重減少がみられ，やせてきます．

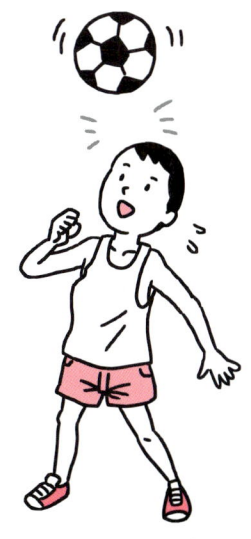

やせてても元気！
（体質性やせ）

⦿ よくみられる症状

- 体質性やせでは，症状はやせ以外ありません．
- 病的なやせは，疾患により異なります．

⦿ 一般的な対応と注意すること

- 体質的なやせは心配ありません．
- 病的なやせの多くは，原因が解決されれば体重は増えだします．

解説

太りすぎ

標準体重より著しく体重が重い場合を過体重という．過体重で体脂肪が増加した状態を肥満という．浮腫のように体水分が増加した状態は，過体重であって，肥満ではない．

肥満の判定方法
① 乳幼児身体発育曲線上で，90 パーセンタイル以上の体重児を肥満傾向児，97 パーセンタイル以上の体重児を肥満と判定する．
② Kaup 指数：乳幼児期の肥満判定に用いられる．[W（体重 g）/L（身長 cm）]^2×10：20 以上が肥満
③ 肥満度（標準体重比）：児童生徒の肥満判定に用いられる．
実測体重−年齢別身長別標準体重/年齢別身長別標準体重×100（％）：＋20％以上が肥満

◉ 原因

❶ 単純性肥満

基礎疾患のない肥満で，過食と運動不足による肥満と考えられる．

①遺伝的要因

両親が肥満の場合は，子どもの 80％ が肥満となり，母親だけが肥満の場合は 60％ が，父親が肥満の場合は 40％ が肥満になるといわれている．

②年齢的要因

脂肪細胞の数は，胎生期の末期から生後 1 年間と，前思春期にかけてが一番増加するので，この時期の過食は治癒しにくい肥満となる．

③環境因子

保育者が過食を容認していれば，乳幼児は肥満となる．食環境では，乳児にいつでも与えられる種々のベビーフードは，一度に使い切ろうとすると過量になる．ファストフードやインスタント食品は，塩分が多く味が濃く過食になりやすい．

❷ 症候性肥満・遺伝性肥満

中枢性疾患，内分泌疾患などによる肥満．レプチンなど肥満関連遺伝子の異常による肥満．

◉ よくみられる症状

単純性肥満は大部分が無症状であるが，乳幼児では，いびきや喘鳴，X 脚が目立つ．

症候性肥満は，高度肥満に加えて，低身長，奇形，その他の疾患に伴う種々の症状を呈する．

◉ 一般的な対応と注意すること

❶ 単純性肥満

乳幼児期の肥満は離乳開始期頃から始まるので，成長曲線をチェックしながら食事量をコントロールする．体重増加が急激であれば現在の哺乳量，離乳食を増やさずにしばらく継続する．低出生体重児や両親（特に母親）が肥満の場合には，肥満症の合併リスクが高いので乳幼児期から肥満にならぬよう指導しておく．

❷ 症候性肥満

原因疾患に対する治療を行う．先天異常（遺伝性肥満）による高度肥満では，食欲抑制薬の投与を考慮することがある．

やせ

小児のやせの判定には，乳幼児では，乳幼児身体体重曲線に照合して 3 パーセンタイル以下をやせと判定する．Kaup 指数では 15 以下がやせ，13 以下はやせすぎと判定する．

児童生徒では，身長別年齢別標準体重の 80％ 以下の場合，肥満度−20％ 以下の場合をやせと判定する．

◉ 原因

❶ 体質性（生理的）なやせ

体重成長曲線は 3 パーセンタイル以下であるが，その成長パターンは低いながらも正常である．両親がやせている場合が多い．運動発達も順調である．

❷ 病的なやせ

①太らない場合

先天奇形，染色体異常，先天代謝異常症，胎児期の感染症などがあり，外表奇形や精神運動発達

に遅れを伴うことが多い．

②やせてくる場合

　食欲があって比較的元気な場合は，栄養不足の可能性がある．食欲がなく，元気もない場合は，心疾患や慢性感染症を考える．消化管アレルギーや内分泌疾患，尿路感染症でもやせになる．

◉ よくみられる症状

　体質性やせは，やせ以外特別な症状はない．食べても太らない．思春期頃に低血圧，起立性調節障害になることがある．病的なやせは，やせ以外に原因疾患に伴う種々の症状を呈する．

◉ 一般的な対応と注意すること

　体質性のやせについては，特に心配しないように説明し，食事を強制しないようにする．病的なやせでも，先天奇形や染色体異常では特別な治療はない．慢性疾患や内分泌疾患では，原因疾患が治癒すれば追いつき現象がみられる．

　低出生体重児は乳幼児期にはやせのことが多いが，幼児期や学童期に追いつくことがあるので気長に観察する．近年，低出生体重児で出生した児は，長期観察で成人になって肥満や高血圧など生活習慣病の発生リスクが高いと報告されている．特に乳幼児期に体重が急速に増える場合に注意が必要といわれている．

［箕輪 富公］

5 頭が大きい，小さい，いびつ

● 頭が大きい，小さい

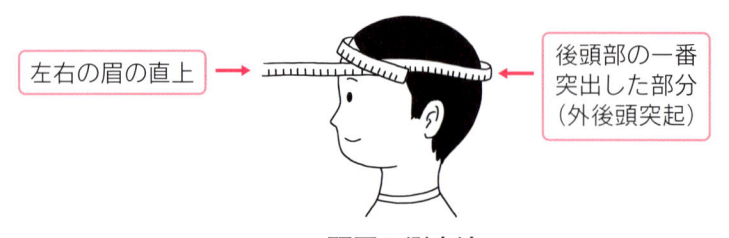

左右の眉の直上 → ← 後頭部の一番突出した部分（外後頭突起）

頭囲の測定法

- まず頭囲を測ります．
- 頭囲が正常値より異常に大きい場合を大頭症，異常に小さい場合を小頭症といいます．母子手帳に頭囲発育曲線のグラフがあります．

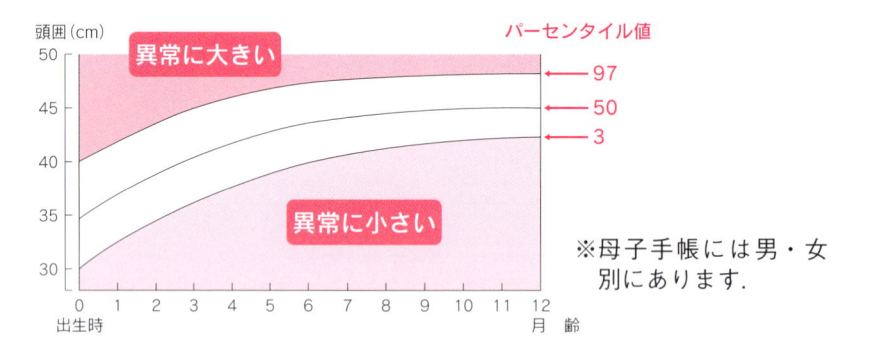

頭囲(cm) / パーセンタイル値
- 50 ― 97
- 45 ― 50
- 40 ― 3
- 35
- 30
- 0 1 2 3 4 5 6 7 8 9 10 11 12
- 出生時　　　　　　　　　　　　月齢

異常に大きい / 異常に小さい

※母子手帳には男・女別にあります．

● 頭がいびつ

- 頭蓋骨が下記のような状態をいいます．
  - 前後方向に長い ⇒ **舟状頭**　・前後方向に短い ⇒ **短頭**　・左右方向に短く，上下に長い ⇒ **尖頭**　・三角形 ⇒ **三角頭**　・左右非対称 ⇒ **斜頭**

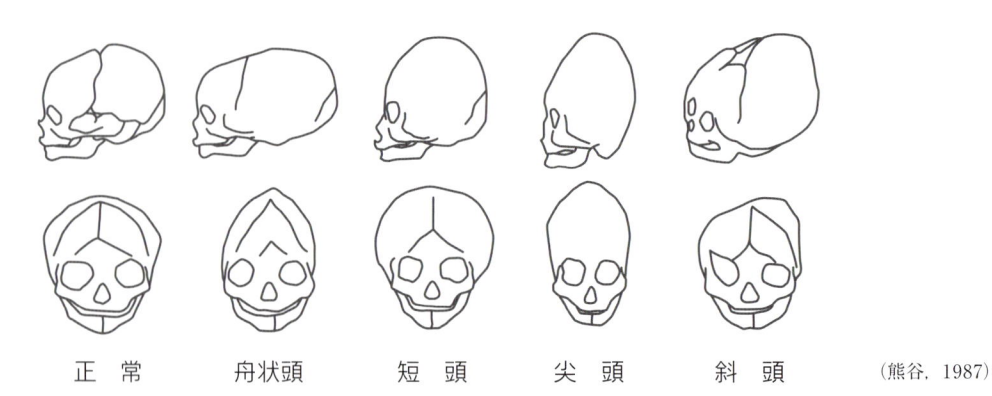

正常　　舟状頭　　短頭　　尖頭　　斜頭

（熊谷，1987）

原因

■ 頭が大きい場合（大頭症）
- 脳脊髄液が異常に多くたまる場合，脳自体が大きくなる場合，頭蓋骨が厚くなる場合などがあります．

■ 頭が小さい場合（小頭症）
- 脳の発育が悪い：染色体異常，先天異常症
- 胎生期・周生期障害：感染症，脳循環障害，頭蓋内出血，低酸素血症など
- 後天性：脳炎，外傷，頭蓋縫合早期癒合症
- 家族性

■ 頭がいびつの場合
- 頭蓋骨はいくつかの骨片が合体したものです．各々の合間を縫合といいます．
- 頭蓋骨縫合がうまく均等についていかないと頭の形がいびつになります．

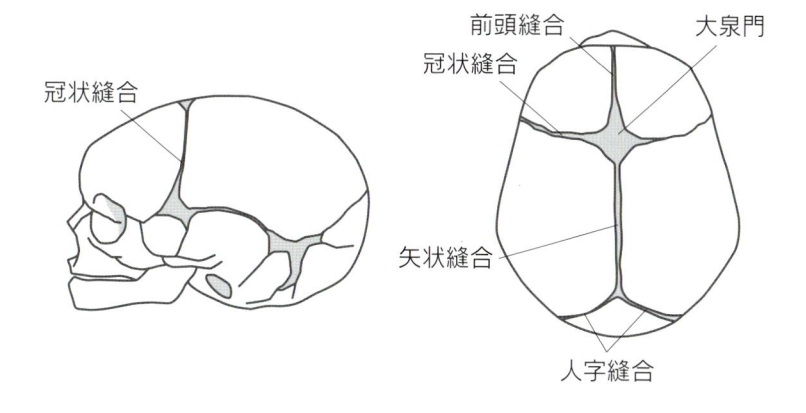

前頭縫合　大泉門　冠状縫合　冠状縫合　矢状縫合　人字縫合

よくみられる症状
- 大脳の発育障害による症状（知的障害，運動発達障害，けいれんなど）があります．

一般的な対応と注意すること
- 原因に関する検査をします．頭蓋骨エックス線撮影，頭部 MRI, CT などです．
- 乳児早期まではいつも特定の体位で寝ていると，頭蓋骨が一時的に変形することがあります（後頭部扁平，左右非対称）．満1歳頃には自然に改善されます．

解説

頭囲が月（年）齢の正常値より大きい場合（97パーセンタイル値以上または+2SD以上）を大頭症といい，正常値より小さい場合（3パーセンタイル値以下または-2SD以下）を小頭症という．

いびつな頭には，舟状頭，短頭，尖頭蓋，斜頭蓋などがある．

● 原因

大頭症（頭囲拡大）の原因を表1に示す．種々あるが，重要なのは水頭症である．頭蓋内の脳脊髄液を図1（左側）の灰色の部分に示す．脳脊髄液は脳室内の脈絡叢で産生され，矢印の方向に流れてクモ膜顆粒より吸収される．この流れがどこかで狭窄したりクモ膜顆粒からの吸収が障害されると，脳脊髄液が脳室あるいはクモ膜下腔に多量に貯留して頭囲が大きくなってくる．

脳室内での脳脊髄液の流れの障害によるものを非交通性水頭症という．交通性水頭症は脳脊髄液の流れには障害がないが，クモ膜下出血などで脳脊髄液の吸収が不十分になって起こるものをいう．

小頭症の原因となる状態は表2のように種々あるが，遺伝性，環境性などが多い．

✚ 頭がいびつ

頭蓋骨はいくつかの骨片が合体して構成されている．この骨片と骨片が接する線を骨縫合という（前頭縫合，冠状縫合，矢状縫合，人字縫合）．

それぞれの骨片はこれらの縫合に対して垂直方向に発育しながら頭蓋骨全体が成長する．この縫合は2歳頃から癒合しはじめ，思春期に癒合が終了し頭蓋骨の発育も終了する．

これらの縫合の一部の癒合が早期に始まると，その部分での骨の発育が障害され，頭の形が異常（いびつ）になる（頭蓋縫合早期癒合症，狭小頭蓋症）．

矢状縫合の早期癒合による舟状頭，両側冠状縫合の早期癒合による短頭，冠状縫合と矢状縫合の早期癒合による尖頭蓋，一側の冠状縫合もしくは一側人字縫合の早期癒合による斜頭蓋などがある．

狭小頭蓋症は先天代謝異常症を基礎疾患としていることがある．また，狭小頭蓋症に合指症を伴うApert症候群や，尖頭蓋に眼球突出を伴うCrouzon病などが知られている．

● よくみられる症状

水頭症では，前頭部が突出し，落陽現象を呈する．脳脊髄液の異常貯留による頭蓋内圧亢進症状（嘔吐，頭痛，頭囲拡大，大泉門膨隆）がみられる．

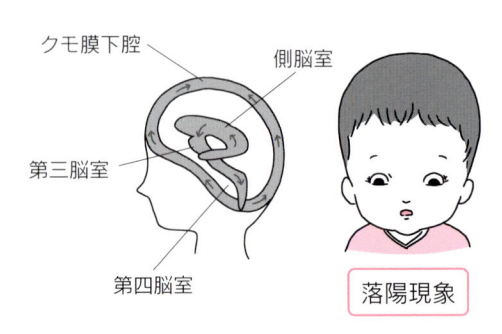

表1　頭囲拡大の原因

I．脳脊髄液貯留の異常
1）水頭症 　交通性水頭症 　非交通性水頭症 　脳形成不全などの脳奇形に伴うもの 2）Dandy-Walker症候群 3）先天性クモ膜嚢胞 4）硬膜下血腫 5）硬膜下水腫
II．頭蓋内占拠性病変
大脳半球腫瘍
III．巨脳症
1）家族性大脳症，正常上限 2）Sotos症候群（脳性巨人症） 3）脆弱X症候群 4）結節性硬化症，神経線維腫症 5）Alexander病，Canavan海綿状変性症 6）先天代謝異常 　ガラクトース血症 　GM₂ガングリオシドーシス（Tay-Sachs病） 　ムコ多糖症 　Krabbe病　など
IV．中毒
鉛，ビタミンA，テトラサイクリンなど
V．頭蓋骨肥厚
貧血，軟骨異栄養症，骨形成異常症，神経芽細胞腫転移など

（山形崇倫：頭が大きい，形がおかしい．小児内科 1996；28：1462-1467）

図1

表2　小頭症の分類

1. **随伴奇形を伴わない小頭症**
   a. **遺伝性**
      1) 真性小頭症
      2) Paine 症候群
      3) Alpers 病
      4) 代謝性（葉酸代謝異常，フェニルケトン尿症ほか）
   b. **環境性**
      1) 出生前放射線の被曝
      2) 胎内栄養障害
      3) 周生期外傷または低酸素血症
   c. **不　明**
      happy puppet 症候群

2. **随伴奇形を伴う小頭症**
   a. **遺伝性**
      1) 染色体異常（Down 症候群，13 トリソミー，18 トリソミー，22 トリソミー，4p 症候群，ネコ鳴き症候群，18p 症候群，18q 症候群）
      2) 単一遺伝子欠損（Bloom 症候群，Börjeson-Forssman-Lehmann 症候群，Cockayne 症候群，de Sanctis-Cacchione 症候群，Dubowitz 症候群，Fanconi 貧血，Menkes 症候群，Smith-Lemli-Opitz 症候群ほか）
   b. **環境性**
      1) 出生前感染症（風疹症候群，サイトメガロウイルス感染症，ヘルペス感染症，トキソプラズマ感染症）
      2) 出生前薬剤（胎児性アルコール症候群，アレビアチン中毒，アミノプテリン症候群）
      3) 母のフェニルケトン尿症
   c. **原因不明**
      1) 既知症候群（Coffin-Siris 症候群，de Lange 症候群，Rubinstein-Taybi 症候群ほか）
      2) その他

（熊谷公明：小頭症．新小児医学大系13B　小児神経学Ⅱ，p.221，中山書店，1981）

大頭症，小頭症のいずれでも，進行すると大脳の発育障害による精神運動発達遅滞，けいれんなどがみられるようになる．

頭蓋縫合早期癒合症では，大脳は発育するため前述した頭蓋内圧亢進症状や眼球突出がみられるようになる．進行すると大脳発達障害の症状を呈する．

● 一般的な対応と注意すること

患児の頭囲の月（年）齢的変化の評価や頭の形の観察が重要である．精神運動発達の評価も必要である．基礎疾患を思わせる症候や神経学的異常所見がなければ経過をみていく．

検査は，頭部単純エックス線撮影，頭部CT，頭部MRI，脳波検査，脳脊髄液検査，先天代謝異常に関する検査，染色体検査などがある．

治療は原因によって異なるが，水頭症では脳室腹腔短絡術（VPシャント）を，硬膜下水（血）腫では硬膜下腔腹腔短絡術を行う．

頭蓋縫合早期癒合症は癒合した縫合を切り離す方法などがあるが，専門病院への受診を勧める．

［高橋　寛］

6 心雑音

◉ 心雑音とは
◆ 聴診したときに心臓部で聴かれる雑音のことで，通常は心臓または心臓に近い血管内の血液の乱流によって生じます．

◉ 原　因
◆ 心臓の病気によるもの（血管や弁が狭くなっていたり，心臓の中を仕切る壁に穴があいているため）と，それ以外の原因によるものとがあります．

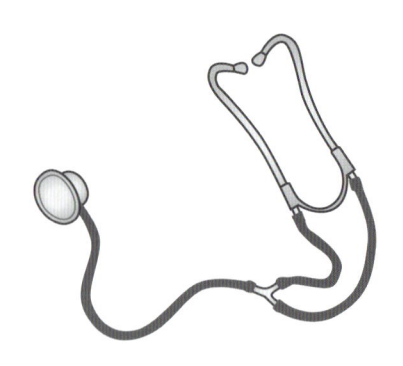

■ 分　類
- **器質性雑音**：病的な雑音で心臓の病気が原因です．
- **無害性雑音**：病気ではなく健康な人でも聴かれます．
- **機能性雑音**：無害性雑音とほぼ同義語．心臓の病気のためではなくかぜでの発熱時や貧血，甲状腺の病気などでよく聴かれます．

◉ よくみられる症状
◆ 無害性雑音では異常症状はありませんが，器質性のものは病気の症状が出ることがあります．
◆ 症状がなく元気でも重症の病気が隠れていることがあります．
◆ 以下のイラストに示す症状を伴うときは重い心臓病が疑われます．

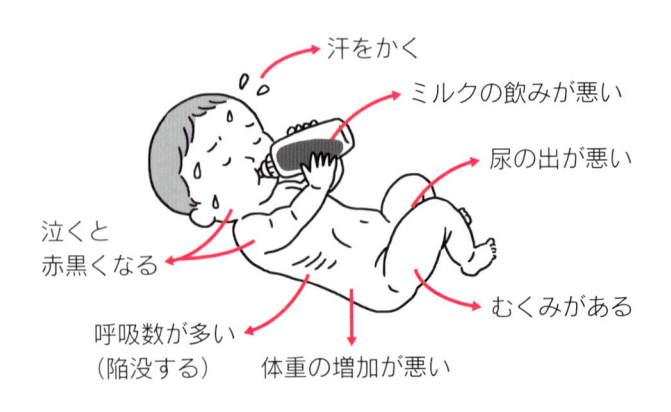

- 汗をかく
- ミルクの飲みが悪い
- 尿の出が悪い
- 泣くと赤黒くなる
- むくみがある
- 呼吸数が多い（陥没する）
- 体重の増加が悪い

一般的な対応と注意すること

- 子どもの3人に1人は心雑音があり，大部分は病気ではありません．
- 心雑音を指摘されたら，かかりつけのお医者さんと相談のうえ，必要に応じて子どもの心臓病の専門医（小児循環器医）の診察を受けてください．
- 心臓病の専門医を受診すると，診察，心電図，胸部エックス線写真，心超音波検査などを行いますが，まったく痛みを伴う検査ではありません．血液検査を行うこともあります．
- 無害性雑音は，病気ではないのでまったく心配ありません．多くは思春期頃までに消失します．
- 機能性雑音は，原因となる発熱や貧血などがよくなると消失します．
- 心疾患やほかの病気が発見されたときは，より精密な検査や治療が必要になることがあります．
- 心疾患によるものはその種類や重症度により対応がまったく異なりますので，専門医によく相談してください．
- 病気でないのに不要な制限を受けることがないよう，また心疾患が発見された場合にはその病気の重さに見合った生活指導を受けることにより，安全で楽しい生活を送りましょう．

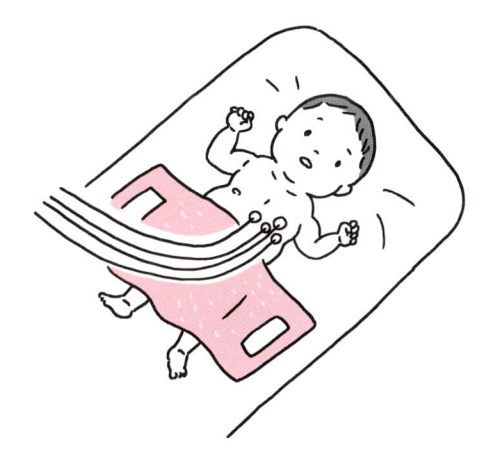

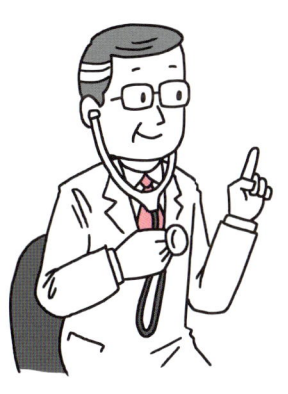

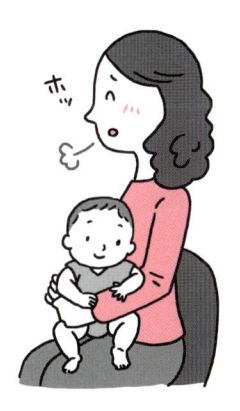

無害性雑音ですよ

解 説

心雑音は通常，心臓または心臓に近い血管内の血液の乱流によって生ずる．

◉ 原　因

この乱流の発生は，主に流速により規定されるという．つまり器質的な心疾患が存在しなくても乱流の存在，または血液の流速が一定以上になるような条件があれば心雑音は聴かれうる（→無害性雑音の存在の可能性）．

複雑な構造の心臓の中を相当な速度で血液が流れており，どんな心臓でも動いている限り必ず音は発生する．心雑音の有無とは胸壁を介してそれが聴こえるか否かである．小児では心拍数が速く，また胸壁が薄く成人に比べて潜在的に心雑音が聴こえやすい条件が揃っている．

✚ 心雑音の分類

- **器質性雑音**：病的な雑音で心疾患による（短絡，逆流，狭窄など）．
- **無害性雑音**：健康な人でも聴かれ，病気ではない．
- **機能性雑音**：心疾患のためではなくかぜの発熱時や貧血，甲状腺の病気などでよく聴かれる．

また，心雑音は心周期における時相により下記のように分類される．

- 収縮期雑音
- 拡張期雑音
- 連続性雑音

✚ 無害性雑音

頸静脈コマ音（venous hum）を除くほとんどの無害性雑音は駆出性収縮期雑音で，強度は通常Levine分類の1～2度（まれに3度）である．この場合，坐位より仰臥位のほうが大きく聴こえるが，頸静脈コマ音では逆である．また，発熱や貧血でも増強して聴かれる．器質性心雑音では条件によってもほとんど変化しない．

主な無害性雑音を以下に記載する．

❶ Still雑音（vibratory murmur）

胸骨左縁～心尖部で聴かれる駆出性収縮期雑音で，強く張った弦を振動させたときのような音でmusical murmurとも呼ばれる．心室内の腱索の振動が起源といわれている．

❷ 肺動脈血流雑音（pulmonic flow murmur）

胸骨左縁第2肋間で聴かれる駆出性収縮期雑音で，やや荒い音である．健康人でもみられる肺動脈内の乱流により生じる．心房中隔欠損症との鑑別は，2音の固定性分裂の有無や心電図での不完全右脚ブロックの所見を確認することである．

❸ 頸静脈コマ音（venous hum）

胸骨右縁上部～右鎖骨上窩で聴かれる連続性雑音で動脈管開存症と間違われやすい．坐位で増強，仰臥位で減弱する．右頸静脈に聴診器を当てて左頸静脈を圧迫すると増強し，右頸静脈を圧迫すると消失する．動脈管開存症の雑音は姿勢や上記の方法では変化しない．また心雑音の聴取部位も，動脈管開存症では胸骨左縁上部から左側胸部である．

❹ 鎖骨上動脈雑音（carotid bruit）

右鎖骨上窩で聴かれる比較的短い駆出性収縮期雑音である．大動脈から腕頭動脈，頸動脈が分岐する付近での乱流のため生ずる．坐位で聴かれやすい．大動脈弁狭窄症との鑑別が重要であるが，鎖骨上動脈雑音の場合，胸を反らせるようにすると雑音は消失または著明に減弱する．

❺ ストレートバック症候群および漏斗胸

これらの疾患では胸郭の前後径が薄いため，心疾患がなくても肺動脈弁狭窄症や心房中隔欠損症類似の心雑音が聴取されやすい．

❻ 生理的肺動脈（分岐部）狭窄

生後1か月頃から聴取され3～4か月頃に消失する．胸骨左縁第2肋間に最強点をもつ駆出性収縮期雑音で，両肺野，背部と広い範囲に放散する．胎児循環では全拍出量の10%程度しか流れていなかった左右肺動脈に対し，出生後の動脈管閉鎖により約5倍の血流が流れるため相対的狭窄が発生することにより心雑音を生じる．その後，肺動脈の発育により相対的狭窄は解消されるため心雑音は消失する．

◉ よくみられる症状と注意すること

新生児ではその約60%に心雑音が聴かれると

いわれており，無害性雑音（機能性雑音）の頻度も高いが，重症心疾患の可能性もあるので，まったく無症状でも比較的早急に専門医に紹介すべきである．多呼吸，哺乳不良などの心不全症状，チアノーゼなど何らかの症状を伴う場合は緊急である．

また，新生児期は心雑音はなくても重症心疾患は存在するので，全身所見など総合的に判断すべきである．幼児，学童の場合は，心雑音のみで無症状の重症先天性心疾患はまず考えられない．しかし川崎病，リウマチ熱，心筋炎などの後天性心疾患の可能性もあるので，問診およびほかの身体所見を注意深く観察する必要がある．軽症のまたは心雑音の乏しい先天性心疾患の可能性も否定できないので，一度は専門医のチェックを受けさせるのが望ましい．

指導上注意すること

無害性雑音と軽症の心疾患はともに見た目は元気で，運動制限は不要であるが，その意味合いはまったく異なる．この鑑別を曖昧にしたままで容易に「大丈夫」と告げることは危険である．病気でない人は不要な制限を受けることなく，また，心疾患が発見された児はその病気の重症度に見合った生活指導を専門医より受ける必要がある．

［岩原 正純］

7 喘鳴

喘鳴とは
- 息を吸ったり吐いたりするときに聴こえる「ゼーゼー」,「ヒューヒュー」という音のことです.

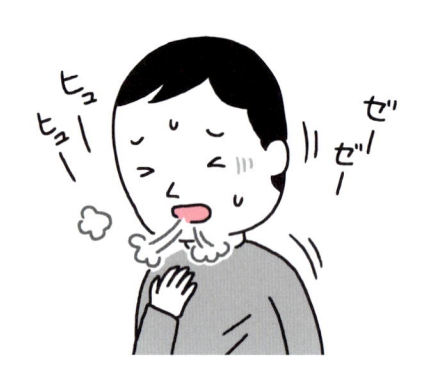

原因
- 空気の通り道(気道)が狭くなっていると聴こえます.
- 狭くなっている部位が上気道にあると, 息を吸うときに喘鳴が聴こえます(吸気性喘鳴).
- 狭くなっている部位が下気道にあると, 息を吐くときに喘鳴が聴こえます(呼気性喘鳴).
- 狭くなる原因
    - **上気道では**:鼻炎, 扁桃・アデノイド肥大, 喉頭軟化症, クループなど.
    - **下気道では**:気管支喘息, 気管支炎, 細気管支炎, 気管支異物など.

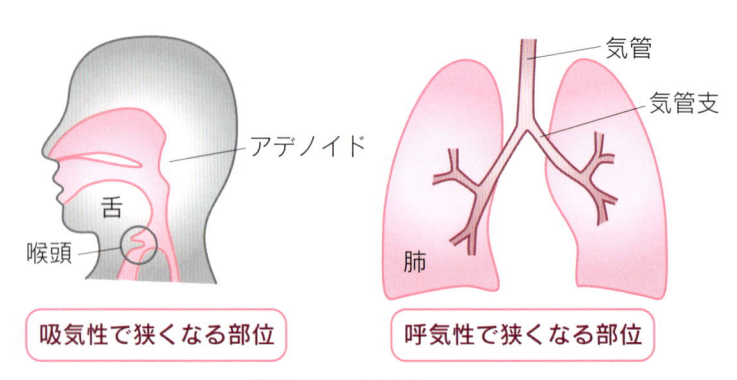

喘鳴の発生部位

◉ よくみられる症状

- 狭くなっている部位の程度により，高い音（高度の狭窄），低い音（軽度の狭窄）が聴こえます．
- 高度の狭窄が存在すると呼吸困難となるため，以下のような症状がみられます．
  - 呼吸が速くなる（頻呼吸）
  - 唇の色が紫色になる（チアノーゼ）
  - 呼吸をするときに
    → 鼻の穴が広がる（鼻翼呼吸）
    → 胸がペコペコと凹む（陥没呼吸）
    → 胸が凹み，腹が膨らむ（シーソー呼吸）
    → 横になれず座って呼吸する（起坐呼吸）

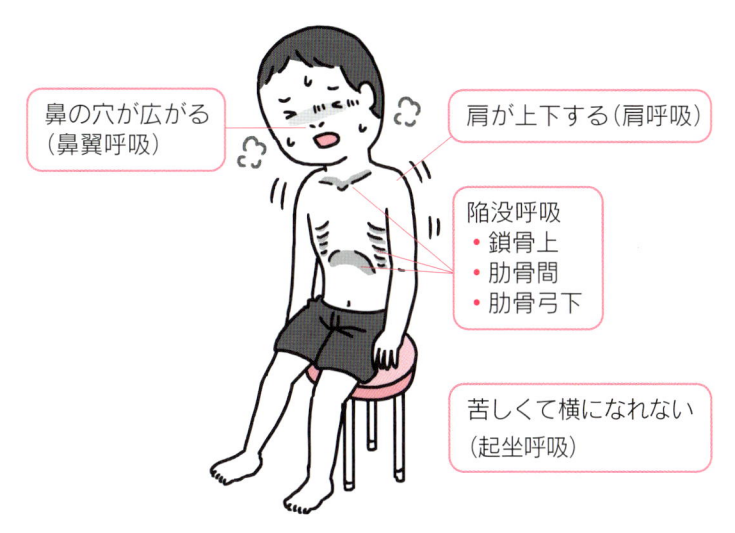

気をつける症状（呼吸困難）

- 鼻の穴が広がる（鼻翼呼吸）
- 肩が上下する（肩呼吸）
- 陥没呼吸
  - 鎖骨上
  - 肋骨間
  - 肋骨弓下
- 苦しくて横になれない（起坐呼吸）

◉ 一般的な対応と注意すること

- 喘鳴の原因をはっきりさせる必要があるので，受診しましょう．
- 呼吸困難を疑うサインがある場合，緊急の受診が必要になります．
- 呼吸困難がある場合，泣いたり，興奮するといっそう苦しくなるため，泣かせないようにしましょう．

解説

　喘鳴とは，気道狭窄により呼吸時に生じる狭窄音のことをいう．吸気時に聴取される喘鳴を吸気性喘鳴といい，狭窄部位は上気道（鼻腔，咽頭，喉頭，気管分岐部まで）に存在する．また，呼気時に聴取される喘鳴を呼気性喘鳴といい，狭窄部位は気管分岐部以降の気道に存在する．気管・気管分岐部では，吸気・呼気ともに喘鳴を聴取することもある．狭窄が強くなるほど喘鳴は高音になるが，狭窄があまりにも強くなると，空気が移動することができず，喘鳴も聴取することができなくなる．

◉ 原因

✚ 吸気性喘鳴

　吸気性喘鳴の原因は上気道に閉塞機転を生じる疾患であり，self-limited なものから，緊急に対応しなければ気道閉塞により致死的となりうるものまで多様な疾患（表1）で認められる．

❶ クループ症候群（喉頭気管気管支炎）

　感染に伴い吸気性喘鳴を呈する小児の代表的な疾患である．好発年齢は5か月～3歳であり，主にウイルス感染によって喉頭・気管に炎症をきたすことにより気道が狭窄し，吸気性喘鳴が認められる．

❷ 喉頭蓋炎

　感染に伴い喉頭蓋および披裂部が急速に腫脹する疾患であり，気管挿管などの適切な気道確保がなされないと致死的経過をたどる．好発年齢は2～8歳であり，主にインフルエンザ菌b型（Hib）の感染によるが，Hibワクチン導入によって激減した．

❸ 喉頭軟化症

　先天性喘鳴の最も多い原因疾患であり，喉頭を構成する喉頭蓋や披裂部の脆弱性のため，吸気時にこれらの構造物が気道に吸い込まれることにより気道が狭窄，吸気性喘鳴が認められる．出生直後は症状があまり目立たず，児が成長し吸気流速が強くなる生後1か月頃にかけ，徐々に症状が強くなることが多い．

❹ 気道異物

　誤嚥された異物が気道を閉塞するため，異物が上気道に存在すれば吸気性喘鳴が，下気道に存在すれば呼気性喘鳴が聴取される．気道異物の多くは3歳以下の小児に認められる．

✚ 呼気性喘鳴

　呼気性喘鳴の原因は，気管分岐部以降の気道に閉塞機転が生じる疾患である．小児の気道は内径が狭い，気道分泌物が多い，頻回の呼吸器感染症を起こすことなどにより気道狭窄をきたしやすく，さまざまな疾患（表2）が原因となる．

❶ 気管支喘息

　気道に慢性炎症が存在し，感染などを契機とした気道粘膜の腫脹，気管支平滑筋の収縮，粘液分泌の亢進などから気道が狭窄し，呼気性喘鳴の反復が認められる．

❷ 細気管支炎

　ウイルス感染により細気管支領域の気道粘膜の

表1　吸気性喘鳴の原因疾患

1. 感染性
   - 鼻炎
   - クループ（喉頭気管気管支炎）
   - 喉頭蓋炎
   - 細菌性気管炎
   - 咽後膿瘍
2. 非感染性
   - 扁桃・アデノイド肥大
   - 舌根部嚢胞
   - 喉頭血管腫
   - 喉頭軟化症
   - 血管輪
   - 気道（喉頭・気管）異物

表2　呼気性喘鳴の原因疾患

1. 感染性
   - 気管支炎
   - 細気管支炎
   - 肺炎
2. 非感染性
   - 気管支喘息
   - 気管支異物
   - 血管輪
   - 肺分画症
   - 傍気管支嚢胞
   - 縦隔腫瘍
   - 心不全

腫脹，粘液分泌の亢進などにより気道が狭窄し，呼気性喘鳴が認められる．上気道症状に引き続き初回の呼気性喘鳴が2歳未満の小児に認められた場合に診断されることが多く，その原因となるのはRSウイルス感染が最も多い．

◉ よくみられる症状

喘鳴以外の症状は原因疾患によって異なり，クループ症候群では高熱，犬吠様咳嗽，鼻汁などがみられ，細気管支炎では徐々に悪化する湿性咳嗽，鼻汁に続き呼気性喘鳴が認められる．しかし，喘鳴＝気道狭窄であり，狭窄が進行すると努力呼吸（鼻翼呼吸，陥没呼吸，シーソー呼吸），起坐呼吸，頻呼吸，呼吸補助筋の使用が認められるようになる．これらの症状は気道狭窄が進行した結果，酸素の取り込みや二酸化炭素の排出に問題が生じ，どうにか改善させようと努力していることを示しており，早急な介入が必要である．

◉ 一般的な対応と注意すること

気道の狭窄は気道抵抗の増加につながり，啼泣などによって乱流が発生するとさらに気道抵抗が増し，呼吸仕事量が増加する．このため，気道狭窄が存在する児では泣かせる，興奮させるなどの行為を避けなければならない．また，脱水になると喀痰排出が低下するため，飲める範囲で水分補給を促すが，呼吸困難が強い状態で経口補水すると，誤嚥から急激に呼吸状態の悪化をきたすことがある．新生児の上気道炎に伴う吸気性喘鳴の場合，鼻汁を吸引・除去するだけで呼吸困難が改善することがあるため，鼻汁が多い場合には吸引を行う．しかし喉頭蓋炎で嚥下が障害され，"喉がゴロゴロ"した状態で喉頭に貯留した分泌物を盲目的に吸引すると，何とか開存していた気道が完全閉塞することがあるので十分な注意を要する．

［小松 充孝］

8 真珠腫，鵞口瘡，舌小帯短縮

「真珠腫（上皮真珠腫）」

- 赤ちゃんの歯ぐきに，小さな真珠のような白い腫瘤がみられるものをいいます．

● 原因
- お母さんの胎内で乳歯ができる途中の歯をつくる組織の一部が，乳歯ができた後も消えずに残ってしまったものです．

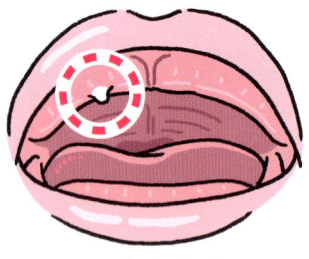

上皮真珠腫

● よくみられる症状
- 直径 2～3 mm くらいの歯ぐきにある白いかたまりです．1～数個みられることもあります．
- 痛がったり，嫌がったりしません．

● 一般的な対応と注意すること
- 6 か月くらいまでには自然に消えるので，何もする必要はありません．

「鵞口瘡」

- 赤ちゃんの頬の粘膜や舌，口唇にみられる，ミルクかすのような白い苔です．

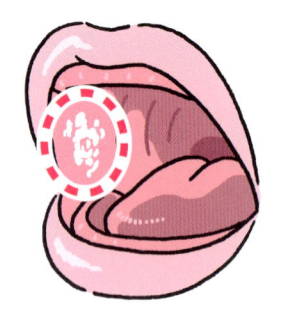

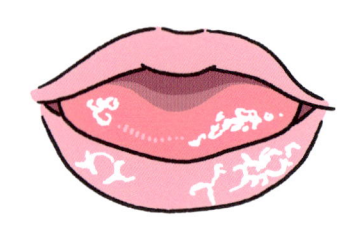

鵞口瘡

● 原因
- カビの一種であるカンジダによる口腔内の感染症です．

⦿ よくみられる症状

- 乳幼児の頬粘膜，舌，口唇にみられます．
- ミルクかすのような白いものがへばりついて，こすっても取れません．
- カビ（カンジダ）によるおむつかぶれが一緒にできることがあります．

⦿ 一般的な対応と注意すること

- 痛みはなく，哺乳に影響もありません．
- 哺乳瓶や乳首の消毒を行い，ガーゼなどで口の中をぬぐって傷をつけることのないようにすると，自然に消えます．
- 治りが悪いときは，薬をつけたり，飲んだりします．
- 年長児にできる場合は検査が必要なことがあります．

「舌小帯短縮」

- 舌小帯とは，舌を上に持ち上げると舌下の後ろ面にみえる粘膜のひだのことです．このひだが生まれつき舌の前のほうに付いているために舌の先端がひきつれてみえることがあります．

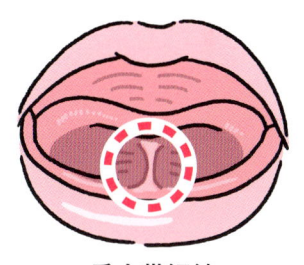

舌小帯短縮

⦿ 原　因

- 先天的なものです．

⦿ よくみられる症状

- 通常は日常生活に困ることはありません．
- 幼児期以降では一部の発語がしにくいことがあります．
- 年長児以降では，舌が上に上がらないために吹奏楽の練習ができないということもあります．

⦿ 一般的な対応と注意すること

- 成長とともに舌の前方への発達と舌小帯の退縮が起こるため，しだいに目立たなくなります．
- 発語がしにくい語音があり，困るときは手術をする場合があります．

解説

真珠腫

乳児の歯肉にみられる直径2～3mm程度の真珠のように白い腫瘤.

◉ 原　因

胎児後期に乳歯ができる過程で，歯を形成する組織の一部が乳歯ができた後も吸収されずに残り，小結節になったもの.

◉ よくみられる症状

- 直径2～3mmくらいの歯茎にある白い腫瘤.
- 個数：1～数個
- 新生児～乳児期早期に発見される.
- 腫瘤の中身はクリーム状である.

◉ 一般的な対応と注意すること

6か月以内には自然消退するため，経過観察でよい.

鵞口瘡

口腔内カンジダ症で，新生児や乳児に多くみられる．時には年長児にもみられることがある.

◉ 原　因

主に*Candida albicans*による感染症である.
乳児期：乳児の不潔な乳首や手指から感染する.
幼児期以後：抗菌薬投与による口腔内常在細菌叢の変化や，口腔粘膜の創傷などによることが多い.

◉ よくみられる症状

- 部位：頰粘膜・舌・口唇.
- ミルクかすのような白苔．舌圧子でこすっても取れないことが特徴.
- 時にカンジダ性のおむつかぶれを併発することがある.

◉ 一般的な対応と注意すること

- 抗真菌薬の経口投与を考慮する．抗真菌薬は，口腔内に含ませたあと，うがいをさせ，嚥下させるのが理想であるが，乳児などの場合はそのまま飲ませる.
- 通常は服薬開始後，数日で軽快する.
- 鵞口瘡が原因による発熱や哺乳低下はない.
- 年長児や成人に発症する場合は免疫不全状態に伴うことがあり注意を要する.

舌小帯短縮

舌小帯の舌下面への付着部位が舌尖部にあるために，舌を前方に突き出させると舌尖部がくびれてみえるような状態．舌小帯の先天性の形態異常のことである.

◉ 原　因

先天性であるが，特有の症候群に伴うものはない.

◉ よくみられる症状

形態的な異常は認めても，実際の症状を伴うことは少ない.

幼児期をすぎ，一部の語音に発語のしにくさを認める場合がある．特にラ行，タ行，サ行が明確でない．また，管楽器が吹けない，アイスクリームがなめられないなどが起こりうる.

◉ 一般的な対応と注意すること

舌が発達し前方へ長くなるに伴い，舌小帯の付着部位も相対的に移動し，4歳頃までに目立たなくなることが多い.

新生児や乳児で舌が短いために哺乳障害をきたすことはほとんどないため，基本的には経過をみる．しかし，4歳をすぎても，本症が原因で構音障害をきたしていると考えられる場合は手術を考慮する.

手術は気管挿管し全身麻酔下の手術になる．生後半年以降，舌小帯には血流が増加するため，舌小帯を水平切開し縫合を行う．術後の発語練習が必要になることもある.

［鈴木 恭子］

9 黄疸，皮膚が黄色い

◉ 黄疸とは
- 全身の皮膚や眼球結膜（白目）が血液中のビリルビンの貯留によって黄色くなることです．
- みかん，かぼちゃ，にんじんなどカロテンを多く含む食物をたくさんとると，手のひらや足のうら，鼻のまわりなどが黄色くなります．この場合，白目は黄色くなりません．これは柑皮症と呼ばれ，黄疸とは異なり心配はありません．

◉ 原因
- 小児の黄疸にはさまざまな原因があります．以下が主なものです．
  - **新生児黄疸**：生後3日目頃からほとんどの赤ちゃんにみられ，程度が軽ければ自然に消えていきます．
  - **母乳性黄疸**：母乳栄養児にみられる長引く黄疸で，消えるまでに生後数週間〜2, 3か月かかることがあります．
  - **溶血性疾患**：お母さんと赤ちゃんとの血液型不適合や赤血球の異常などにより，赤血球が壊れ貧血と黄疸が起こります．
  - **肝炎**：ウイルス感染や薬物などによるものがあり，新生児ではお母さんのおなかの中での感染（胎内感染）もあります．
  - **閉塞性黄疸**：胆道閉鎖症や先天性胆道拡張症などが代表で，胆汁の流れが障害されることにより起こる黄疸です．

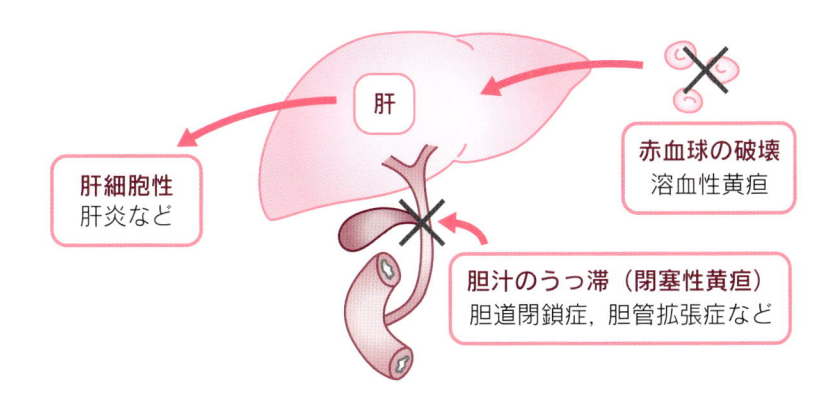

肝

肝細胞性
肝炎など

赤血球の破壊
溶血性黄疸

胆汁のうっ滞（閉塞性黄疸）
胆道閉鎖症，胆管拡張症など

よくみられる症状

- 黄疸は体の中心部から徐々に四肢の末端へと広がります．
- 閉塞性黄疸では皮膚は黒っぽい色の黄疸で，便は白～灰白色調，尿は茶褐色となり，涙も黄色くなります．

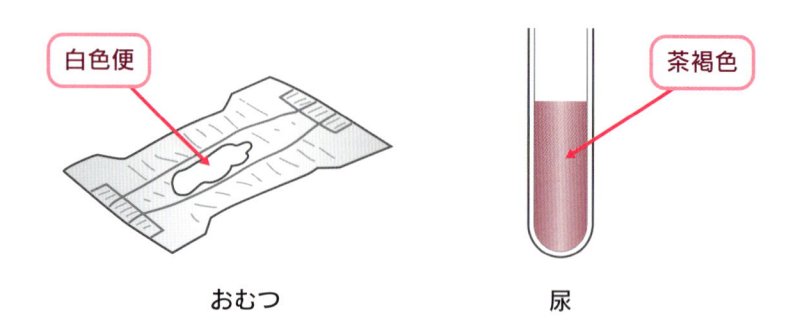

白色便

茶褐色

おむつ　　　　　尿

一般的な対応と注意すること

- まず血液検査で黄疸の原因を調べます．
- 原因により，さらに超音波検査など画像検査が必要になることがあります．
- 治療は原因によって異なります．通常の新生児黄疸や母乳性黄疸は治療の必要はありません．
- 高度の新生児黄疸は脳や神経に影響が出る危険性があるため，光線療法や血液交換が必要です．
- 新生児肝炎は数か月で軽快しますが，初期は胆道閉鎖症と区別がつきにくいため精密検査を要します．
- 胆道閉鎖症や先天性胆道拡張症では手術が必要です．

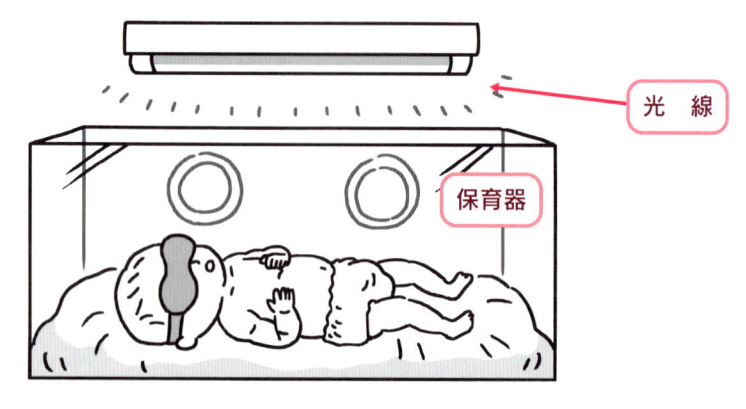

光線

保育器

新生児の光線療法

解説

　全身の皮膚や眼球結膜が，血中のビリルビンの増多によって黄染した状態を黄疸といい，通常，血清総ビリルビン値が3mg/dL以上で肉眼的に黄疸が確認できる．ビリルビンが貯留するに従い，体幹から四肢末梢に黄染が拡大する．手掌や足底の黄染は総ビリルビン値がすでに20mg/dL以上と推定される．

　これに対し，柑橘系果実や緑黄色野菜などカロテンを多く含む飲食物を過剰に摂取することによる柑皮症では，眼球結膜の黄染を認めない点で鑑別となる．

　小児の黄疸にはさまざまな原因があり，表1に小児の黄疸の原因疾患を示す．

表1　小児の黄疸の分類

間接型ビリルビン優位
- A. ビリルビン抱合不全
    1) 新生児生理的黄疸，新生児特発性黄疸
    2) 母乳性黄疸
    3) Crigler-Najjar症候群
- B. 溶血性黄疸
    1) 新生児溶血性疾患（血液型不適合）
    2) 赤血球異常（遺伝性球状赤血球症，G6PD欠損症，PK欠損症など）
    3) 後天性溶血性黄疸（多血症，閉鎖性出血）
- C. ビリルビン輸送障害
    1) Gilbert症候群
- D. その他
    1) 甲状腺機能低下症（クレチン症）
    2) 肥厚性幽門狭窄症
    3) 新生児低血糖症，新生児低酸素症など

直接型ビリルビン優位
- A. 肝外胆汁うっ滞
    1) 胆道閉鎖症
    2) 先天性胆道拡張症
- B. 肝細胞性黄疸
    1) 新生児肝炎
    2) 急性肝炎（ウイルス性，薬剤性など）
    3) 慢性肝炎
- C. 特発性肝内胆汁うっ滞（Alagille症候群，Byler病など）
- D. ビリルビン排泄障害（Dubin-Johnson症候群，Rotor症候群）
- E. 先天性代謝異常（ガラクトース血症，チロシン血症，Wilson病など）
- F. その他
    肝腫瘍，原発性硬化性胆管炎，川崎病，経静脈栄養など

● 原因

❶ 新生児期の黄疸

　通常，新生児は生後4～5日頃にピークを迎える生理的黄疸を認めるが，生後24時間以内の発症で，血清総ビリルビン値が1mg/dL/時以上のスピードで上昇するものは早発黄疸としてNICU管理が必要である．原因としては，母児間の血液型不適合や児の赤血球異常（遺伝性球状赤血球症やG6PD，PK欠損症などの酵素異常）などの溶血性黄疸が疑われ，間接型ビリルビン優位となる．

　日齢2以降に発症してくる黄疸では緊急を要する疾患は多くなく，ほとんどが生理的あるいは特発性黄疸といわれるものである．多血症や頭血腫・帽状腱膜下血腫などの閉鎖性出血に起因する黄疸もこの頃に出現する．これらの多くは日齢7頃までに軽快し，ビリルビン分画は間接型優位である．

　日齢7を過ぎて発症する間接型優位の黄疸は母乳性であることが多く，また日齢14を過ぎても遷延する黄疸では核黄疸の危険性はきわめて低いとされているが，胆汁うっ滞によるものの可能性があり注意が必要である．

　新生児期にはこのほかに胎内感染（TORCH症候群），敗血症，髄膜炎などの感染症や先天性代謝異常症なども黄疸の原因となりうることも忘れてはならない．

❷ 乳児期前半の黄疸

　この時期は直接型ビリルビンの増加する疾患，とりわけ胆道閉鎖症，新生児肝炎および特発性肝内胆汁うっ滞症（Alagille症候群，Byler病など）が代表であり，鑑別も困難であることが多い．

❸ 乳幼児期以降の黄疸

　乳児期後半以降に黄疸を認めること自体が病的状態と判断できる．この時期に特徴的な好発疾患は特にないが，先天性胆道拡張症の所見が顕性化し診断されるのはこの頃に多い．また，先天性溶血性疾患（遺伝性球状赤血球症や赤血球酵素異常など）がウイルス感染を契機に溶血発作をきたし，著明な黄疸を呈し発見に至るケースもある．

　学童期に黄疸を認める頻度が比較的高いものには，A型肝炎，体質性黄疸，薬剤性肝炎などがあげられる．

よくみられる症状

　一言に黄疸といっても，その色調には特徴がある．溶血性黄疸では淡黄色，肝細胞実質性では黄橙色，胆道閉鎖症をはじめとする閉塞性黄疸では暗緑色調となり，便は白っぽく，尿は茶褐色となる．黄疸以外の症状としては原因によってもさまざまであるが，貧血，多血，瘙痒感，肝脾腫，腹部腫瘤，出血斑，クモ状血管拡張，ばち指，手掌紅斑などを併発する．

一般的な対応と注意すること

　生後早期（特に生後1週間以内）に高度な黄疸が持続すると，核黄疸をきたし重篤な脳障害を残す危険性があるため注意を要する．

　早発黄疸に関して，光線療法の適応は出生時体重や日齢ごとに細かい基準が定められている．光線療法にもかかわらず血中ビリルビン値が上昇する場合や重症例では交換輸血が必要となる．

　母乳性黄疸は生後数週間～2, 3か月でおさまり，特に治療は要さないが，確認のため母乳を一時中断すると速やかに改善するのが特徴である．ただし白色便を認めなければ母乳中断は必ずしも必要ではなく，経過観察できる．

　胆道閉鎖症は生後60日以内の手術がその後の患児の予後に大きな影響を与えるため，早期診断が肝要である．しかし実際には新生児肝炎との鑑別が困難であることも多いため，本症が否定できない場合は積極的に試験開腹や術中胆道造影を行うべきである．

　Alagille症候群やByler病などの特発性肝内胆汁うっ滞症は，家族歴に加え，肝生検が診断および病態把握に有用である．

　先天性胆道拡張症（総胆管囊腫）は黄疸に加え腹痛，腹部腫瘤が三徴候といわれているが，囊腫状でなく紡錘状拡張の場合は腹部腫瘤を必ずしも認めない．本症はほぼ全例に膵胆管合流異常を伴うため，膵炎による強い腹痛および黄疸，白色便を間欠的に呈するのが特徴的である．小児の膵炎をみた場合は，必ず本症を念頭に置く必要がある．また放置すると症状を繰り返すだけでなく，肝障害や胆管炎を合併し，さらには胆管や胆囊にがんが発生する率が高いために外科治療が必須である．

［五十嵐　淳］

10 吐乳，溢乳，吐きやすい

◉ 吐乳，溢乳，吐きやすいとは

- 母乳やミルクを勢いよく嘔吐してしまうことを吐乳といいます．
- 溢乳とは新生児・乳児にみられる，病的な意味のない母乳やミルクの嘔吐を指します．
- 健康であっても新生児や乳児は母乳やミルクを吐きやすいことが知られています．
- 一方で，嘔吐を繰り返すことで体重増加が不良となるときには，病的な吐きやすさの場合があります．

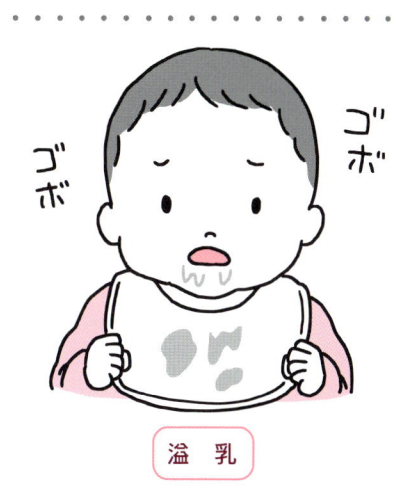

溢乳

◉ 原　因

- 嘔吐には，病的な原因をもたない生理的なものと，何らかの疾患によって引き起こされる病的なものがあります．
- 溢乳は母乳やミルクの飲みすぎ，哺乳時にたくさん空気を飲んでしまい，ゲップが上手に吐けないときなどに生じます．
- 新生児・乳児の吐きやすさは，胃が膨らんだときに食道下部の筋肉が緩む反応によって起こると考えられています．

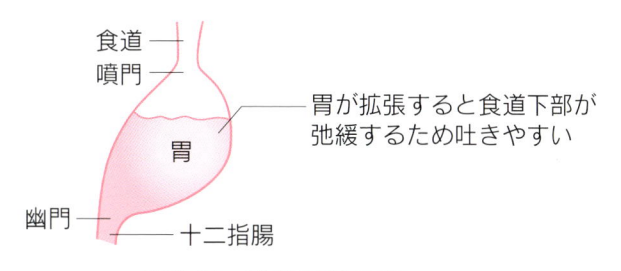

食道／噴門／胃／幽門／十二指腸
胃が拡張すると食道下部が弛緩するため吐きやすい

新生児・乳児早期の胃

- 病的な嘔吐の原因はさまざまです．
  - 消化管の構造や機能の異常（肥厚性幽門狭窄症など）
  - 腸閉塞（腸重積症など）
  - 急性胃腸炎などの感染症
  - 食物アレルギー
  - 水頭症などの中枢神経疾患
  - 副腎不全などの代謝内分泌疾患

よくみられる症状

- 溢乳は少量のミルク様物質を口から垂らすように戻します．多くは授乳後30分以内に起こります．
- 突然，大量のミルク，母乳を噴水のように吐き出してしまうことを噴水状嘔吐といい，肥厚性幽門狭窄症に特徴的といわれています．
- 胃腸炎による嘔吐は発熱や腹痛，下痢を伴ったりします．

正常な胃　　肥厚性幽門狭窄症の胃

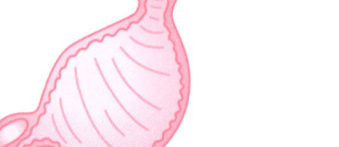

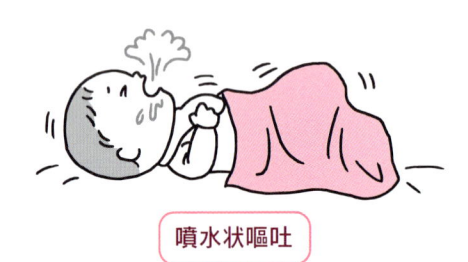

肥厚した幽門筋
胃から流れてきた母乳（ミルク）が流れにくくなり，吐く

噴水状嘔吐

一般的な対応と注意すること

- 生後早期からの嘔吐であっても，少量で，機嫌がよく，体重増加も良好な場合は溢乳と考えられ，心配はありません．成長とともに自然と回数が減っていきます．
- 繰り返す吐乳や，機嫌不良，活気の低下，体重増加の不良，緑色（胆汁性）や赤色（血性）の吐物がみられた際は受診しましょう．

解説

　母乳やミルクを勢いよく嘔吐することを吐乳という．一方，溢乳とは授乳後に認める生理的嘔吐であり，新生児期や乳児期に日常的に観察される嘔吐である．このような吐きやすさは下部食道括約筋の未熟性によるものとされてきたが，最近では，胃が拡張する際に下部食道括約筋が弛緩する反応によって引き起こされるものと考えられている．吐きやすさが遷延する場合は，何らかの基礎疾患を有する可能性が高まる．幼児期以降に発症することの多い周期性嘔吐症候群では，数時間から数日間にわたって嘔吐を繰り返すものの，発作間欠期には無症状となるような吐きやすさを認める．

● 原　因

　嘔吐は生理的嘔吐と病的嘔吐に分類される．溢乳に代表される生理的嘔吐は過剰の授乳や空気嚥下，脱気不良などが原因となって生じる胃食道逆流によって引き起こされ，その背景には上述の反応があると考えられている．一方，病的嘔吐の原因は消化器疾患のみならず，感染症や代謝内分泌疾患に至るまで多岐にわたる．病的嘔吐の原因を表1に示す．

● よくみられる症状

　嘔吐の原因によって吐物の性状や嘔吐の様式は異なる．胆汁性嘔吐は十二指腸以降の通過障害を示唆し，血性嘔吐は食道や胃の出血を疑わせる．吐物が母乳，ミルクだけに限られる場合には嘔吐様式から原因を考察する．溢乳は授乳後30分以内が多く，少量のミルク様物質を口から垂らすように嘔吐する．突然，大量のミルク・母乳を噴水のように吐き出す噴水状嘔吐は，肥厚性幽門狭窄症に特徴的とされる．急性胃腸炎による吐乳は発熱，腹痛，下痢を伴うことが多い．下痢を認める

表1　病的嘔吐の原因

	新生児期	乳児期	幼児期	学童期以降
解剖学的異常	食道閉鎖，十二指腸閉鎖・狭窄，小腸閉鎖・狭窄，腸回転異常症，胃軸捻転，鎖肛，ヘルニア（横隔膜，食道裂孔，鼠径，臍，内），輪状膵	鼠径ヘルニア嵌頓，輪状膵，十二指腸膜様狭窄，内ヘルニア	膵胆管合流異常症，鼠径ヘルニア嵌頓，内ヘルニア	消化性潰瘍や癒着による閉塞・狭窄症，鼠径ヘルニア嵌頓，内ヘルニア，上腸間膜動脈症候群
消化器疾患	肥厚性幽門狭窄症，Hirschsprung病および類縁疾患，新生児メレナ，急性胃粘膜病変，新生児乳児消化管アレルギー，壊死性腸炎，腸重積症，消化管穿孔，胎便関連腸閉塞，糞便性イレウス，腹腔内腫瘤性病変	肥厚性幽門狭窄症，胃食道逆流症，Hirschsprung病および類縁疾患，腸重積症，食物アレルギー，胃炎，胆石	腸重積症，胃炎，肝炎，胃食道逆流症，食物アレルギー，急性虫垂炎，胆石，胃石，腹部外傷	胃食道逆流症，胃炎，胃十二指腸潰瘍，虫垂炎，膵炎，肝炎，腹膜炎，食物アレルギー，胆石，胃石，食道アカラシア，腹部外傷
感染症	髄膜炎，敗血症，尿路感染症	胃腸炎，髄膜炎，中耳炎，尿路感染症，呼吸器感染症	胃腸炎，中耳炎，尿路感染症，呼吸器感染症，副鼻腔炎，髄膜炎，脳炎	胃腸炎，中耳炎，尿路感染症，呼吸器感染症，副鼻腔炎，髄膜炎，脳炎，心筋炎
神経疾患	頭蓋内出血，脳浮腫，水頭症，頭部外傷	頭蓋内出血，頭部外傷	脳腫瘍，脳炎，頭蓋内出血，頭部外傷	脳腫瘍，脳炎，頭蓋内出血，頭部外傷，脳血管奇形，片頭痛
代謝内分泌疾患	先天性副腎皮質過形成，ガラクトース血症，有機酸代謝異常，尿素サイクル異常	遺伝性果糖不耐症，脂肪酸代謝異常	糖尿病，尿毒症	糖尿病性ケトアシドーシス，アセトン血性嘔吐症
その他	電解質異常，心不全，薬物中毒	薬物中毒，反芻症	周期性嘔吐症候群，薬物誤飲，食中毒	心因性，周期性嘔吐症候群，薬物中毒，食中毒，妊娠，乗り物酔い，摂食障害，気管支喘息発作

場合は便性の確認も重要である．イチゴゼリー状粘血便は腸重積症を，黒色便は胃十二指腸潰瘍の存在を示唆する．器質的異常が認められず，表2に合致する場合には小児期に特有な周期性嘔吐症候群を考える．

● 一般的な対応と注意すること

生後早期からの嘔吐であっても，上述のような溢乳であれば精査の必要はない．保護者に対しては，溢乳は生理的な現象であることを説明し，排気指導や授乳時間，授乳回数の調整を行い，不安の軽減に努める．一方で，頻回に嘔吐を繰り返し体重増加が不良となる場合には原因検索を要する．吐乳の原因は多岐にわたるため，吐物の性状や嘔吐様式の確認が不可欠であり，原因を鑑別するためには全身の診察が重要である．全身状態の悪化や中等度以上の脱水所見，神経学的異常を認める際には高次医療機関への紹介を考慮する．外来診療時に経験する嘔吐（吐乳）の原因としては急性胃腸炎が最も多い．急性胃腸炎による嘔吐に対しては，制吐薬であるドンペリドン（ナウゼリン®）を用いることが多いが，過量投与での錐体外路症状の出現に注意が必要である．脱水所見を認める際には，経口補液剤の頻回摂取や輸液療法を要する．

［幾瀬　圭］

表2　周期性嘔吐症候群の診断基準

周期性嘔吐症候群
下記のすべてを認める 1．数時間から数日間にわたって激しい吐き気と絶え間ない嘔吐か悪心を2回以上認める 2．数週間から数か月にわたっていつもどおりの健康な状態に戻る

（Rasquin A, et al：Childhood functional gastrointestinal disorders：child/adolescent. Gastroenterol 2006；130：1527-1537）

11 下痢，便秘

「下痢」

- 下痢とは過度の水分や電解質を含んだ軟らかい便が排泄されることをいいます．
- 1回の排便量や排便回数が増えることが多く，結果的に1日の排便量が増加します．
- 下痢が2週間以内に治った場合を急性下痢症といい，2週間以上にわたって下痢が続く場合を慢性下痢症と呼びます．

原因

- 急性下痢症の原因の大部分はウイルス（一部は細菌）による感染症です．
- 慢性下痢症は，腸炎に引き続いて起こることがある二次性の乳糖不耐症や食物アレルギー，普段の食生活の問題などが原因となります．

ウイルス性腸炎 ← ウイルス

細菌性腸炎 ← 肉，加工品／カメなどのペット

よくみられる症状

- 乳児期はもともと排便回数が多く，便も軟らかいため，普段の便と比較することで下痢かどうかを判断します．
- 便が黄白色になったり，すっぱい臭いがしたりすることもあります．
- 腹痛や嘔吐，発熱を伴うことがあります．
- 下痢に粘液（透明なゼリー状）や血液が混じることがあり，この場合には細菌性腸炎を疑います．

一般的な対応と注意すること

- 下痢かと思ったら，まず便の性状（形，色，臭いなど）を確認しましょう．
- 口の中が乾いてきたり，尿量が減ってきたりするような脱水症状がない場合は，普段の食事を続けてかまいません．
- 母乳を避けたり，人工乳を薄めて与えたりする必要はありません．
- ただし，脂質や糖分が多い食品は控えるようにしましょう．

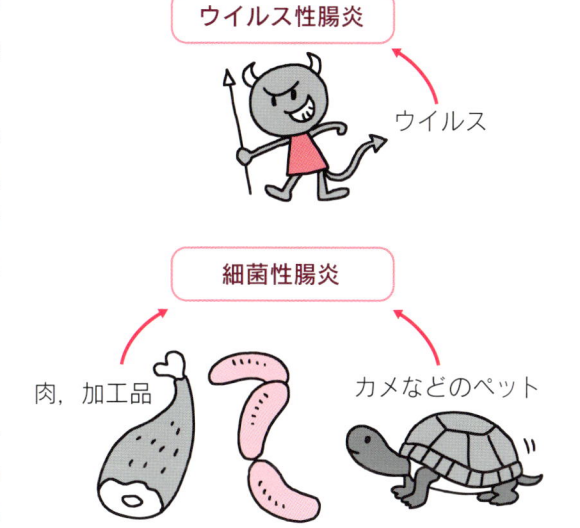

- 脱水の症状がある場合には，適量の糖分と電解質を含む経口補液剤を用いた水分補給が最適です．

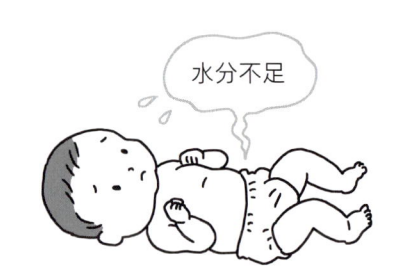

急いで受診が必要な下痢は？

- 明らかな血便がある
- 乳児で，数時間にわたって食事や水分が摂取できない
- 中等度〜重度の脱水所見（6時間以上も排尿がない，泣いても涙が出ない，目がくぼんでいる，よだれがない）がある
- 繰り返す腹痛や強い腹痛がある
- ぐったりしたり，反応が乏しい

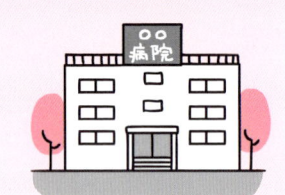

→ 急いで病院へ!!

「便　秘」

- 便秘とは，何らかの原因によって排便回数や便量が減少している「便が滞った状態」や，排便する際に努力や苦痛を伴うような「便が出にくい状態」を指します．
- 小児においては，排便時に肛門の痛みで泣いてしまう場合や，いきんでもなかなか排便できないような状態などを「便が出にくい状態」と考えます．
- 診療や治療の対象となる便秘を便秘症と呼びます．長期間にわたって症状が持続する場合を特に慢性便秘（症）といいます．
- 便秘は原因によって，機能性便秘と器質性便秘に大きく分けられます．

● 原　因

- 何らかの疾患に伴う便秘や薬剤性の便秘などを器質性便秘と呼び，それ以外の便秘を機能性便秘といいます．
- 便秘の90％以上は機能性です．
- 機能性便秘は，食事内容の変化による便の硬化や，排便にかける時間の不足などが原因になります．

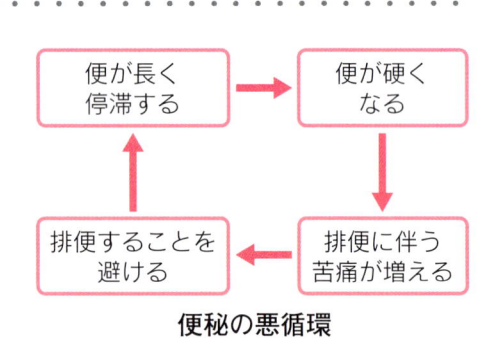

便が長く停滞する → 便が硬くなる → 排便に伴う苦痛が増える → 排便することを避ける → （便が長く停滞する）

便秘の悪循環

♦ また，トイレットトレーニングに対するプレッシャーやストレス，排便時の痛み，学校などの自宅外で排便することへの抵抗感なども排便を我慢してしまうことにつながるため，機能性便秘を引き起こす原因となります．

◉ よくみられる症状

♦ 便が腸内に長時間停滞すると水分が吸収され，便は硬くなったり太くなったりします．
♦ そのような便を排泄するときは，痛みや出血をきたしたりします．
♦ 便秘が長期間にわたり，自力で排泄することが困難なほど巨大な便塊になると，液体状の腸内容物が常に漏れ出すようになり，下着を汚したり，便失禁になったりします．

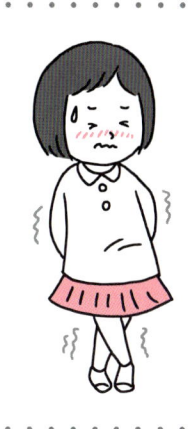

◉ 一般的な対応と注意すること

♦ 便秘には，適切な量の水分をきちんととることが大切です．
♦ 食事療法としては，100％ジュース（リンゴ，洋梨，プルーン）や食物繊維を多く含む食物の摂取があげられます．
♦ ただし，ジュースの1日の摂取量は4〜8か月で60〜120 mL，8か月〜6歳で180 mL，7歳以上で240 mLまでといわれています．
♦ トイレットトレーニング中に便秘が生じた際には，一度，トレーニングを中止してトイレで排便することへのストレスやプレッシャーから解放してあげましょう．
♦ また，排便に必要な時間を十分に確保してあげることも便秘の解消につながります．
♦ 食事療法を始めてもなかなか改善しない場合や，排便時の腹痛が強かったり，食欲低下や嘔吐を伴うときなどは受診しましょう．

解説

下痢

　下痢とは，過度の水分や電解質を含んだ便が排泄される状態と定義される．乳児期は1日の便量が10mL/kgを超えた場合に，幼児期以降では200gを超えた場合に下痢と考える．発症から2週間以内に軽快する下痢を急性下痢症，2週間を超えて持続する下痢を慢性下痢症と呼ぶ．また，下痢はその発症機序から分泌性，浸透圧性，腸管蠕動異常，吸収粘膜面積の減少，炎症性に分類される．

● 原因

　急性下痢症の原因は感染性胃腸炎が最多であり，特にウイルス性感染（ロタウイルス，ノロウイルス，アデノウイルス，サポウイルス，アストロウイルスなど）が大部分を占める．細菌性胃腸炎は，病原体に汚染された食物の摂取によって生じる感染型（サルモネラ菌，カンピロバクター菌，エルシニア菌など），細菌が産生する毒素の摂取によって生じる毒素型（ブドウ球菌，セレウス菌，ボツリヌス菌など），腸管内で増殖した細菌の産生する毒素によって引き起こされる生体内毒素型（腸管出血性大腸菌，ウエルシュ菌など）に分類される．小児領域では肺炎，中耳炎，尿路感染症といった腸管外感染症によっても下痢を生じることがあるため，注意が必要である．非感染性下痢症の原因としては抗菌薬，NSAIDs，緩下薬などによる薬剤起因性や，過食といった食事過誤によるものがあげられる．

　慢性下痢症の原因は多岐にわたるが，乳幼児期に特徴的な病態として腸炎後腸症は重要であり，腸炎に引き続いて生じる二次性の二糖類分解酵素欠損症や食物アレルギー，病原体の再感染などによって引き起こされる．食物アレルギーや食事過誤など，食事が原因となる慢性下痢症もあるため食事内容の確認は重要である．表1に下痢の原因として頻度の高い鑑別疾患を示す．

● よくみられる症状

　下痢の診断において，便性の確認は重要である．急性下痢症の原因の大部分を占めるウイルス性腸炎では，酸性臭を伴う水様便を認めることが多く，血液の混入はまれである．黄白色の便がみられる場合もある．一方，血液や粘液，膿の混ざった便を認める際には細菌性腸炎の可能性がある．

● 一般的な対応と注意すること

　まず問診で下痢の頻度や持続期間，性状を確認する．また，併発症状や既往歴，家族歴，海外渡航歴の聴取に加えて，食事内容や薬剤服用歴，ペットの有無，心理的因子の有無，成長障害の有無に関して問診する．理学所見では脱水所見や筋性防御，腹部腫瘤の有無に留意する．慢性下痢症の場合は，貧血，浮腫，口腔内アフタ，肛門病変を除外することも重要である．水分や食事のとり方はイラスト頁に記述したが，薬物療法にはプロバイオティクスが多く用いられ，下痢の改善効果が期待できる．一方で止痢薬には細菌性腸炎に対して禁忌となるものもあるため，使用には注意が必要である．

便秘

　便秘は病状の期間によって慢性便秘（症）と一

表1　下痢の鑑別疾患

	乳児期	幼児・学童期	青年期
急性下痢症	感染性胃腸炎（ウイルス性＞細菌性），全身感染症，薬剤起因性，過食	感染性胃腸炎（ウイルス性＞細菌性），食中毒，全身感染症，薬剤起因性	感染性胃腸炎（ウイルス性＞細菌性），食中毒，薬剤起因性
慢性下痢症	腸炎後二次性乳糖不耐症，食物不耐症，toddler下痢症，過度の果汁（ソルビトール）摂取	腸炎後二次性乳糖不耐症，過敏性腸症候群，乳糖不耐症，過度の果汁（ソルビトール）摂取，炎症性腸疾患	過敏性腸症候群，炎症性腸疾患，乳糖不耐症，下剤乱用症候群，遺糞を伴う便秘症

表2 便秘患者の注意すべき徴候
（yellow flags, red flags）

最初から薬物療法を併用する，または経験の豊富な医師への紹介を考慮すべき徴候（yellow flags）
1. 排便自立後であるのに便失禁や漏便を伴う
2. 便意があるときに足を交差させるなど我慢姿勢をとる
3. 排便時に肛門を痛がる
4. 軟便でも排便回数が少ない（排便回数が週に2回以下）
5. 排便時に出血する
6. 直腸脱などの肛門部病変を併発している
7. 画像検査で結腸・直腸の拡張を認める
8. 病悩期間または経過が長い
9. 他院での通常の便秘治療で速やかに改善しなかった

便秘症をきたす基礎疾患を示唆する徴候（red flags）
1. 胎便排泄遅延（生後24時間以降）の既往
2. 成長障害・体重減少
3. 繰り返す嘔吐
4. 血便
5. 下痢（paradoxical diarrhea）
6. 腹部膨満
7. 腹部腫瘤
8. 肛門の形態・位置異常
9. 直腸肛門指診の異常
10. 脊髄疾患を示唆する神経所見と仙骨部皮膚所見

（「小児慢性機能性便秘症診療ガイドライン」p.30, 33 より作成）

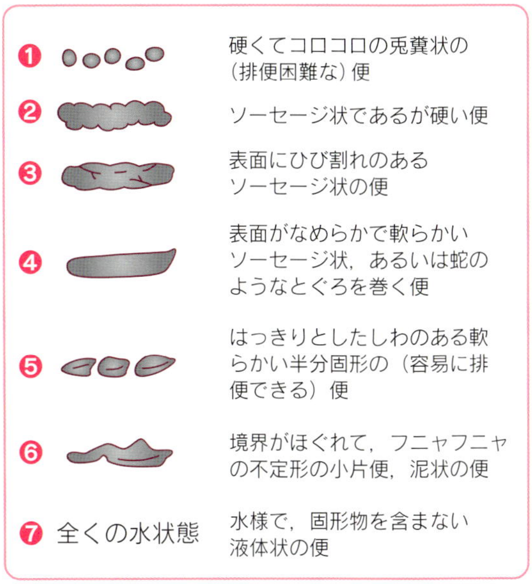

図1 Bristol stool form scale

❶ 硬くてコロコロの兎糞状の（排便困難な）便
❷ ソーセージ状であるが硬い便
❸ 表面にひび割れのあるソーセージ状の便
❹ 表面がなめらかで軟らかいソーセージ状，あるいは蛇のようなとぐろを巻く便
❺ はっきりとしたしわのある軟らかい半分固形の（容易に排便できる）便
❻ 境界がほぐれて，フニャフニャの不定形の小片便，泥状の便
❼ 全くの水状態　水様で，固形物を含まない液体状の便

(O'Donnell LTD, et al：Br Med J 1990；300：439-440 より引用，改変)

過性便秘（症）に，原因から機能性便秘（症）と器質性便秘（症）に分類される．

原因

機能性便秘とは，便秘の原因に器質的疾患がないものを指し，日常診療でみられる便秘の90%以上（1歳以上では95%）を占める．機能性便秘の原因はイラスト頁に記述したが，器質性便秘は直腸肛門奇形などの解剖学的異常や脳性麻痺，Hirschsprung病などの神経系の異常，甲状腺機能低下症などの内分泌・代謝性疾患，オピオイドや抗けいれん薬などによる薬剤によって引き起こされる．

よくみられる症状

便秘で注意する徴候および器質性便秘を疑わせる所見を表2に示した．

一般的な対応と注意すること

まずは症状，病歴，身体所見から表2に示すred flagsの有無を確認する．便の硬さの評価は，Bristol stool form scale（図1）が客観的である．便秘を確認した後は，身体所見や画像所見から便塞栓の有無を診断し，便塞栓が疑われる際にはグリセリン浣腸などを用いて便塊除去を試みる．便塞栓の除去に引き続いて生活，排便，食事に対する指導や薬物治療を行う．食事や水分摂取量の不足，不規則な日常生活や食習慣があれば，それを是正する．食物繊維を多く含む食事を試すことも推奨される．また，牛乳などの食物アレルギーが関与する場合もあるため注意が必要である．生活リズムを整え，排便を我慢することなく，排便に十分な時間をかけられるよう調整することも重要である．無理なトイレトレーニングは便秘を悪化させる要因になりうるため，排便習慣が確立した後に行うことが望ましい．排便回数や服薬状況を排便日誌に記録させることで治療がうまくいくことが多い．薬物治療は原則として浸透圧性下剤から開始する．浸透圧性下剤が無効な症例に対しては刺激性下剤，消化管運動賦活薬，漢方製剤の使用を検討する．治療薬の減量，中止が早すぎると再発しやすく，薬物維持治療には通常6～24か月を要する．幼児では排便自立が確立するまでは治療を継続する．表2に示すyellow flagsが認められる症例で，特に2～3か月以内に治療が軌道にのらないような場合は治療経験の豊富な施設への紹介が推奨される．

［幾瀬　圭］

12 鼻出血, 皮下出血（あざができやすい）

「鼻出血」

- ◆「鼻血（はなぢ）」のことです．
- ◆ 両側の鼻の間にある壁（鼻中隔）には毛細血管がたくさん集まっています（キーゼルバッハ部位）．
- ◆ この部位の血管が，何らかの原因で切れると鼻腔に血液がたまり，一般的には鼻の穴（鼻孔）から出てきます．
- ◆ 子どもは大人よりも鼻血が出やすいとされます．

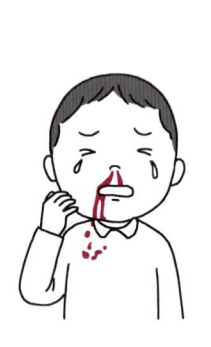

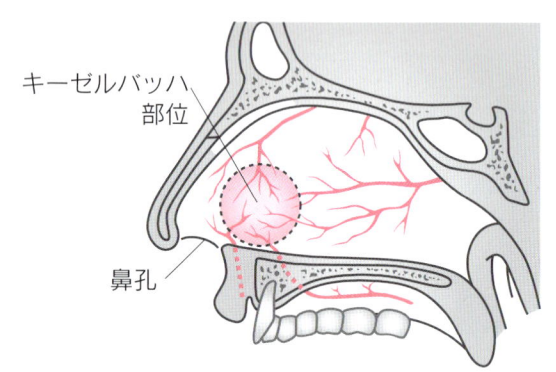

● 原因

- ◆ 鼻ほじり，鼻をかむ（特発性）
  鼻の炎症：鼻炎・副鼻腔炎など
  血液の病気：血が固まりにくい病気
  外傷：打撲・転倒など
- ◆ 子どもでは，原因がよくわからないこともあります．

● よくみられる症状

- ◆ 鼻血：片側あるいは両側の鼻孔から血が出る
- ◆ 吐血：時には鼻腔内の血を飲み込み，吐くことがある

● 一般的な対応と注意すること

- ◆ 慌てずに次頁のように対処しましょう．

- 座らせて，軽くうつむかせてください．
- 鼻をつまみます．脱脂綿を詰めてもよいです．
- 30分以上，このように対応しても止まらないときや，洗面器にいっぱいの出血がみられるときは医療機関に相談しましょう．

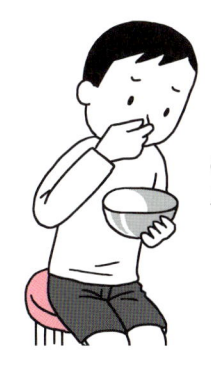

のどに回った血液は吐き出す

「皮下出血」

- 皮膚の血管が切れることにより，皮膚の下に血液がたまった状態のことです．一般的には「あざ」といわれます．
- 切れた血管の太さや出血量により，その部位が紫色の斑状に見えたり，赤色の点状に見えたりします．
- 皮膚を押しても色が消えないことが特徴です．

● 原 因

- 打撲
- 咳嗽，嘔吐，大泣き
- 血液の病気：血が固まりにくい状態

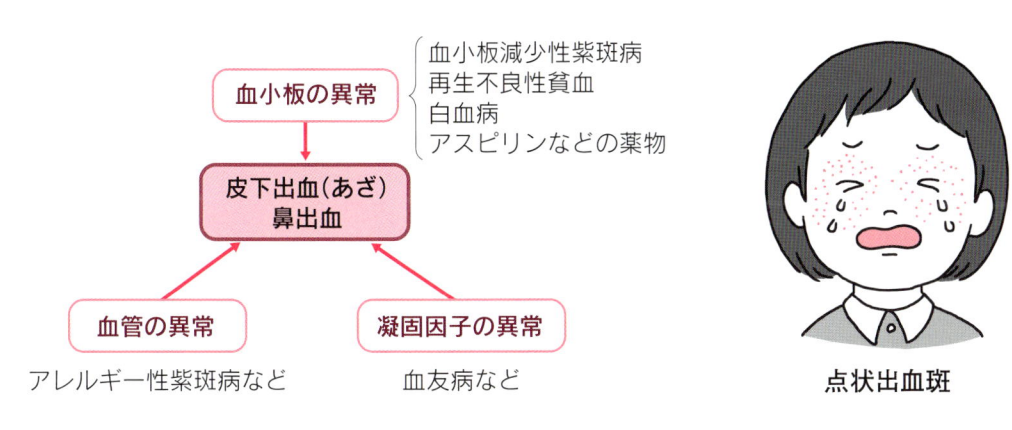

血小板の異常 ─ 血小板減少性紫斑病／再生不良性貧血／白血病／アスピリンなどの薬物
↓
皮下出血（あざ）鼻出血
↑　　　↑
血管の異常　　凝固因子の異常
アレルギー性紫斑病など　　血友病など

点状出血斑

● よくみられる症状

- 点状出血斑：細かい鮮明な赤色の斑
- 斑状出血斑：直径約10mm以上の紫色（日がたつと茶色に変化）の斑

● 一般的な対応と注意すること

- 「最近あざが増えた」，「ぶつけていないのにあざができる」などがみられる場合，診察や検査が必要なこともあるので医療機関を受診しましょう．

解説

鼻出血

鼻腔から出血する場合をいう．

◉ 原因

❶ 本態性（特発性）鼻出血
　指などで鼻をほじることにより出血すること．主にキーゼルバッハ部位からの出血であることが多い．鼻出血全体の40～50％を占める．

❷ 症候性鼻出血
- **鼻炎・副鼻腔疾患**：急性鼻炎，アレルギー性鼻炎，乾燥性前鼻炎，副鼻腔炎など．
- **出血傾向による鼻出血**：血小板減少性紫斑病，白血病，再生不良性貧血，血友病，フォン・ビルブランド病など．
- **外傷**：顔面打撲，転倒による鼻骨や鼻中隔骨折，鼻腔内異物など．
- **代償性月経**：思春期の女子で，月経の欠如・減少を代償するように，規則的に鼻出血となって現れるもの．卵巣機能の異常により，鼻局所のうっ血をきたしやすくなるために起こる．

◉ よくみられる症状

- 鼻血
- 吐血（飲み込んだ鼻血）
- 症候性の場合は各々の基礎疾患による症候を伴う．

◉ 一般的な対応と注意すること

- 座らせて軽くうつむかせる．
- 鼻全体を指でつまみ圧迫する．綿球を詰めてもよいが，完全に止血するまでは取り換えない．綿球にエピネフリンを浸して詰めてもよい．
- 30分以内で止血しない場合，または大量の鼻出血がみられる場合は，耳鼻咽喉科による診察・止血を依頼する．
- 鼻出血がキーゼルバッハ部位からの場合は止まりやすいが，蝶口蓋動脈からの出血の場合は止血困難となることが多い（図1を参照）．

皮下出血

　皮下の血管から血液が漏出し，皮膚が暗紫色に変化したものの総称．「紫斑」のこと．
　紅斑はガラス板あるいは指などで圧迫すると色調は消退するが，紫斑は圧迫しても色調が消退しない．

◉ 原因

- **外傷**：打撲．
- **咳嗽・啼泣**：眼窩付近．
- **血管の異常**：血管壁が破綻をきたしやすい疾患（アレルギー性紫斑病など）．
- **血小板の異常**：特発性血小板減少性紫斑病，白血病，再生不良性貧血など．

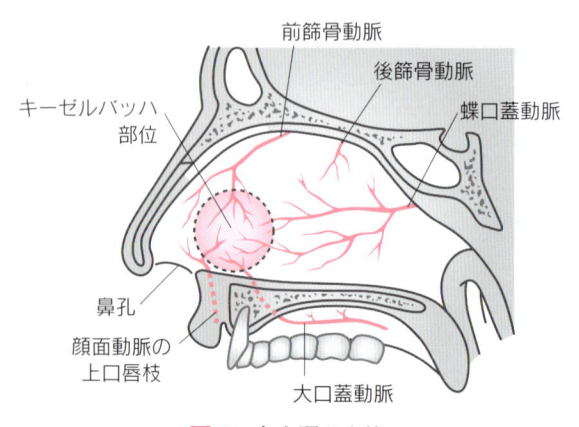

図1　鼻中隔の血管

- **凝固系の異常**：血友病 A・B，フォン・ビルブランド病など．

◉ よくみられる症状

① **点状出血斑**（petechia）：毛細血管などの微小血管の破綻による．服のきつい袖口や靴下のゴムの部分などで締めつけられた四肢の末梢部にもよくみられる．

② **斑状出血斑**（ecchymosis）：直径 10 mm 以上の紫斑．やや太めの血管の破綻による．

◉ 一般的な対応と注意すること

皮下出血以外の症状（発熱，リンパ節腫脹，関節腫脹，肝脾腫など）がないか確認する．

皮下出血が生じた原因の有無を確かめる．外傷歴がある場合は，その打撲の程度に見合った皮下出血かを判断する．

外傷歴のない皮下出血や広範な出血斑の存在やほかの症状を伴うときは検査が必要な場合も多いため，精査を要する．

［鈴木 恭子］

13 母斑，血管腫

「母　斑」

- 生まれつき，あるいは生後まもなく生じる皮膚の"あざ"（内出血ではない）のことです．

俗　称	代表的な母斑	俗　称	代表的な母斑
茶あざ	カフェオレ斑	黒あざ	ほくろ
青あざ	蒙古斑，太田母斑	白あざ	白　斑
いぼ様あざ	副耳，副乳	赤あざ	血管腫

● 原　因

- 先天的な要因による皮膚の限局した奇形です．
- 一部は全身的な病気の1つの症状として現れます（母斑症）．

● 代表的な母斑の症状

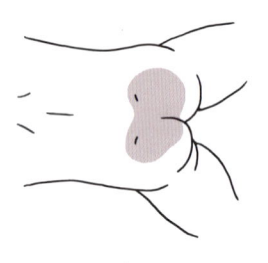

青あざ（蒙古斑） 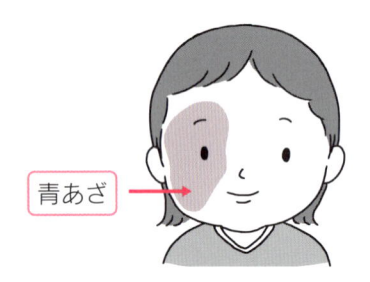　　　太田母斑　　←青あざ

- **蒙古斑**：赤ちゃんのおしり・背中の青あざで，10歳頃までに自然に消えます．顔・おなか・四肢の青あざは消えにくいです．
- **太田母斑**：目のまわりから頬にかけての青あざで，女子に多いです．

● 一般的な対応と注意すること

- 多くの母斑で，レーザー治療が効きます．
- 母斑症の場合は全身・内臓の検査やそれぞれの対応が必要です．
    - 茶あざが多数ある：レックリングハウゼン病
    - 顔半分の赤あざがある：スタージ・ウェーバー症候群

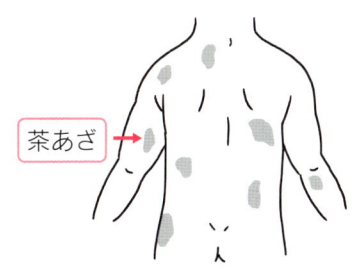

茶あざ レックリングハウゼン病

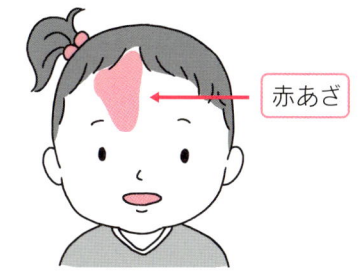

赤あざ スタージ・ウェーバー症候群

「血管腫」

- 母斑の一種で，生まれつきの血管系の奇形あるいは良性の腫瘍です．

代表的な血管腫の症状

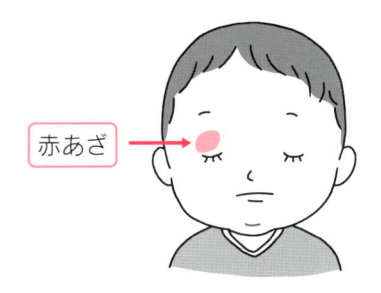

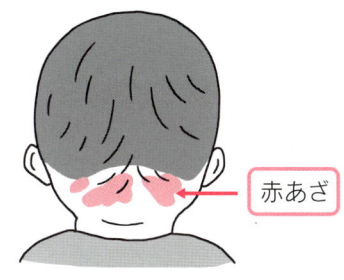

赤あざ サーモンパッチ

赤あざ ウンナ母斑

- **サーモンパッチ**：まぶた・額の赤あざで，1〜3歳でほとんど消えます．
- **ウンナ母斑**：うなじ・後頭部の赤あざで，ゆっくりと消えていきます．
- **単純性血管腫**：体のいろいろな部分にある，盛り上がりのない，くっきりとした赤あざで，自然には消えません．
- **苺状血管腫**：生後まもなくから生じる盛り上がりのある赤あざです．6か月頃までは大きくなり，6〜7歳で消えるものが多いです．
- **海綿状血管腫**：年齢とともに大きくなる，軟らかな皮下の腫瘤で，皮膚と同色のものや，盛り上がってこないものもあります．

一般的な対応と注意すること

- 単純性血管腫にはレーザー治療が必要です．
- 苺状血管腫が巨大であったり，全身に多数発生している場合は，血小板減少を起こすことがあります．
- 海綿状血管腫は自然には消えずに外科的な処置となります．

13. 母斑，血管腫

解説

母斑

先天性素因に基づく皮膚の限局性奇形であり，俗に"○○あざ"と呼ばれるものである．一般に遺伝関係は認められない．発生組織により表1のように分類される．

◉ 原因

母斑は，皮膚付属器すなわち，毛包，脂腺，立毛筋，アポクリン腺，エクリン腺，色素細胞，血管，リンパ管，神経組織，脂肪組織などが，単独にあるいは複雑に組み合わされて形成される．多くは皮膚組織の過剰部分となるが，白斑などのように皮膚組織の不足部分，欠乏部分となることもある．

◉ よくみられる症状と対応

母斑は，先天性に，あるいは生後まもなく出現し，その後の経過により種々である．

❶ ほとんど変化せず生涯存在する母斑：扁平母斑，太田母斑，黒子（ほくろ），白斑など

扁平母斑は，表皮のメラニン色素の増加であり，大小さまざまの境界鮮明で色調均一の褐色斑（カフェオレ斑）である．終生不変である．

太田母斑は，眼上顎褐青色母斑とも呼ばれ，通常片則性で，眼周囲から頬骨部の三叉神経第1・2枝領域に生じる淡青色斑である．女子に多く自然消退しない．多くは皮膚科治療（レーザー治療）が有効である．

表1 母斑の分類と俗称

分　類		俗　称
上皮系母斑	表皮母斑，副乳，副耳	いぼ様あざ
神経節性母斑	扁平母斑（カフェオレ斑）	茶あざ
	黒子（ほくろ），母斑細胞性母斑	黒あざ
	蒙古斑，青色母斑，太田母斑	青あざ
	白斑性母斑	白あざ
間葉性母斑	血管腫の一部 正中部母斑（サーモンパッチ，ウンナ母斑） ポートワイン母斑	赤あざ

❷ 自然消退傾向を示す母斑：蒙古斑，サーモンパッチ，ウンナ母斑，苺状血管腫など

蒙古斑は，胎生期に神経堤より分化し真皮内を表皮に向かって遊走する色素細胞が，真皮内に停滞，残存して消失が遅れた状態である．蒙古人種では，出生時90％以上に認められる．数，形は種々で，境界は不鮮明な青色斑である．通常は仙骨部，殿部，時に背部にみられ，異所性の蒙古斑は，顔面，四肢，躯幹腹側に多い．生後2歳頃までに青色調が増加するが，その後は消退し10歳頃までに消失する．異所性蒙古斑は，成人になっても残存することがある．治療は特に必要としない．

◉ 注意すること

❶ 悪性化を示すことのある母斑

手掌・足底の黒子がよく知られている．

❷ 母斑症の部分症状を示すもの（神経皮膚症候群）

母斑症とは，病変が多組織に及び，皮膚病変と皮膚以外の病変とが1つのまとまった病像を呈したものである．代表的な母斑症には，扁平母斑（カフェオレ斑）を有するレックリングハウゼン（Recklinghausen）病（神経線維腫症），不完全色素脱失（木の葉状の白斑）を呈する結節性硬化症，三叉神経領域の顔面単純性血管腫を有するSturge-Weber症候群がある．前2者は常染色体優性遺伝をする．

血管腫

血管腫（いわゆる赤あざ）は，間葉性母斑のうちの脈管性母斑に属す．

◉ 原因

先天性の血管あるいは毛細血管奇形である．経過より良性腫瘍であるとするものもある．

◉ よくみられる症状と対応

❶ 正中部母斑（サーモンパッチ・ウンナ母斑）

出生時から，または生後数日に生じた境界不鮮

明で，少しむらのある淡紅色斑で，眉間〜前額中央，上眼瞼上部内側，上口唇上方中央に生じたものをサーモンパッチと呼ぶ．新生児の約30%にみられ，大部分は1〜3歳で自然消退する．項部から頭部のものはウンナ母斑と呼ばれ，約50%は1歳で消退するが5〜7%は生涯残存する．

❷ 単純性血管腫（ポートワイン母斑）

通常，出生時より存在し頭部・顔面に多いが，その他どの部位にも発生する．境界明瞭の赤色斑で色調のむらはなく，大きさ，形は種々である．自然消退することはなく，皮膚科医によるレーザー治療が必要であろう．

❸ 苺状血管腫

生後数日から1週後に，毛細血管拡張性の紅斑を生じ，6か月頃までは増大する．表面顆粒状ないし不規則な凹凸を示し（外観がイチゴに似ている），軟らかな腫瘤を形成するようになる．6〜7歳には消退する．皮下血管腫を伴うものは完全には消退しない．経過により，放射線療法，ステロイド内服，形成外科学的治療を行うこともある．

❹ 海綿状血管腫

多くは生来性で，加齢とともに増大傾向がある軟らかな皮下腫瘤．皮膚色は普通ないし淡紫赤色で，皮膚表面と同高のもの，半球状に隆起するものなどさまざまである．本態は外膜細胞の増殖，肥厚を伴う成熟性血管腫であり，自然治癒傾向はなく外科的に処置をする．

◉ 注意すること

単純性血管腫でも片側顔面の三叉神経領域に広くみられる場合はSturge-Weber症候群を，四肢の広範囲のものはKlippel-Weber症候群を考慮する．

苺状血管腫では，発生部位が眼瞼では視性刺激遮断性弱視の恐れが，口唇，鼻孔では呼吸困難となる恐れがある．また，全身に播種状に発生し内臓にも血管腫を認めるものは播種状血管腫症という．巨大な血管腫では，Kasabach-Merritt症候群の発症にも注意する．

［金子 雅文］

14 脂漏性湿疹，アトピー性皮膚炎

「脂漏性湿疹」

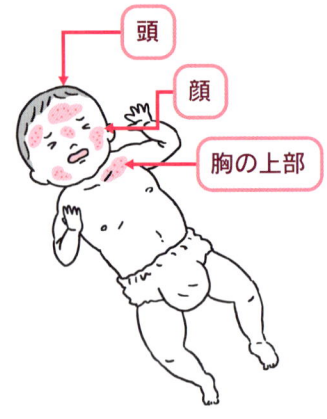

- 生後まもなく～3か月くらいまでに，頭や顔（額，眉毛，頬），胸にできる皮膚炎です．

◎ 原　因
- この時期に多く分泌される皮脂が原因です．

◎ よくみられる症状
- 赤茶色の湿疹や黄色いかさぶた，乾いて粉をふいたりウロコ様になります．
- 普通，かゆみはありません．

◎ 一般的な対応と注意すること
- 入浴時，顔と体は石けんで，頭はシャンプーでしっかり皮脂を洗い落とします．
- 石けん成分は十分にすすぎましょう．
- かさぶたは無理にはがさず，入浴前に白色ワセリンなどをつけてふやかしてから洗うと，徐々に取れます．
- 必要に応じてステロイド外用薬を使用することもあります．

「アトピー性皮膚炎」

- 生後2～3か月頃から出現する慢性的なかゆい湿疹です．
- 家族にアレルギー疾患があると起こりやすいです．

◎ 原　因
- 皮膚を保護する力（バリア機能）が弱い
- かゆみを感じやすい体質
- 外からの刺激に過剰に反応しやすい素質（アトピー素因）

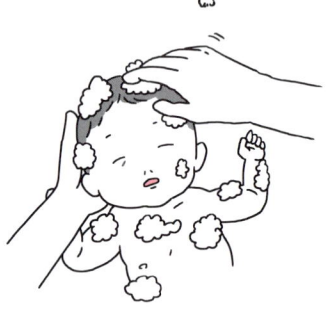

→アトピー性皮膚炎の発症

- 上記のほかに，さまざまな増悪因子（ダニ・ほこり・食物などのアレルギー，ブドウ球菌感染，ストレスなど）がからんで炎症が強くなります．

よくみられる症状

- 生後2～3か月から始まり，年齢とともにできやすい部位と湿疹や炎症の症状が変化します．
- 乳児期は頭部と顔面から始まり，体幹，両方の肘・膝の内側に広がる赤い湿疹でジュクジュクすることがあります．
- 幼児・学童期には体幹，四肢の皮膚全体が乾燥，ザラザラし（鳥肌様），肘・膝の内側はゴワゴワと厚く（苔癬化）なります．
- 思春期には上半身の皮膚に発赤，苔癬化，色素沈着が起こります．

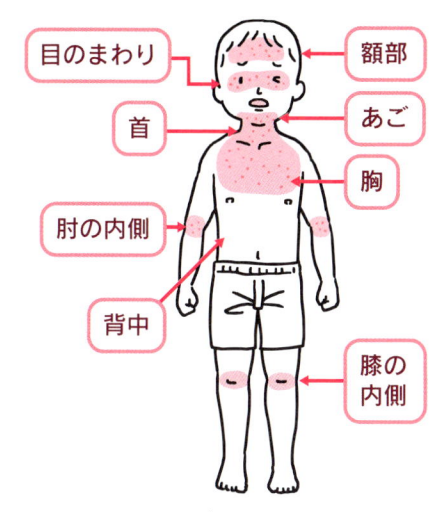

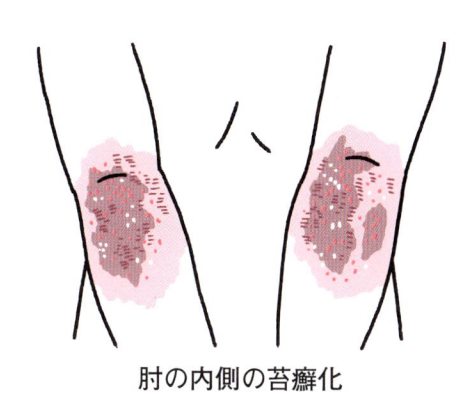

症状が現れやすい部位（目のまわり，額部，首，あご，胸，肘の内側，背中，膝の内側）

肘の内側の苔癬化

一般的な対応と注意すること

- 増悪因子の対策，スキンケア，薬物療法を基本とします．
- 増悪因子を減らすために環境と生活習慣を整えることが大切です．
- スキンケアとしては，最低1日1回のシャワーまたは入浴で汗や汚れを洗い落としましょう．
- こすらず，よく泡立てた石けんで洗い，石けん成分が残らないように丁寧にすすぎましょう．
- 入浴は湯温40℃以下，5分以内としましょう．
- 洗浄後はすみやかに全身を保湿することが重要です．
- 薬物療法では外用療法として，ステロイド薬などをしっかり塗ります．内服療法としては，眠くならない抗ヒスタミン薬を使用します．
- アトピー性皮膚炎では，夏にはとびひになりやすく，水ぼうそうにかかると水疱が全身に広がり重症化しやすくなります．

解説

脂漏性湿疹

新生児～生後3か月くらいまでに，頭や顔などの脂漏部位に限局して生じる皮膚炎である．

◉ 原　因

この時期に活発に分泌される男性ホルモンの影響を受け，皮脂分泌が増加するためである．

◉ よくみられる症状

頭部，前額部，眉毛部，頬部，耳介後部，前胸部に好発する．落屑を伴う紅斑で，頭部と眉毛部に黄色痂皮（皮脂などの固まり）を生じる．瘙痒感はないか，あっても軽度にとどまる．

◉ 一般的な対応と注意すること

顔と体は石けんを，頭はシャンプーを使用し，洗浄とその後の十分なすすぎが基本である．痂皮は入浴前に白色ワセリンなどでふやかしてから洗浄するとよい．炎症が強ければステロイド外用薬を使用する．

アトピー性皮膚炎

増悪，寛解を繰り返す，瘙痒のある湿疹を主病変とする疾患であり，患者の多くはアトピー素因をもつ（日本皮膚科学会「アトピー性皮膚炎の定義・診断基準」を参照）．

◉ 原　因

非アレルギー的側面である．遺伝的素因に起因する皮膚のバリア機能異常と，かゆみの閾値の低下が病勢に影響を与えていることが知られている．バリア機能異常は皮膚の透過性亢進と感染防御能力低下を引き起こす．また，アレルギー的側面としては，外的因子に対して過剰な免疫反応を引き起こしやすいことがあげられる．この状態にさまざまな増悪因子が関与し，アレルギー性炎症が起きる．このことが，さらなるバリア機能の破壊を導くといった悪循環を生み出し，アトピー性皮膚炎の病態を形成している．

◉ よくみられる症状

年齢とともに，好発部位と湿疹の性状が変化する．乳児期は生後2～3か月から始まり，2か月以上続く．はじめは頭，顔（前額部，両頬部，下顎，耳周囲）に湿潤性紅斑局面ができ，しだいに前頸部，体幹部，肘窩，膝窩，手関節部，足首など屈曲部に湿潤性湿疹が広がっていく．全例ではないものの，食物との関連が認められることがある．幼少時期には乾燥性の皮疹に移行する．体幹を中心に，毛穴が鳥肌様に目立つアトピー性乾燥肌，関節屈側部に色素沈着を伴う苔癬化病変，関節伸側に痒疹が認められる．思春期には上半身（顔面，頸部，上胸背部，肘窩）に潮紅，紅斑，丘疹，苔癬化，色素沈着が目立つ．

◉ 一般的な対応と注意すること

基本原則として，増悪因子の検索と対策，スキンケア，薬物療法を3本柱とする．増悪因子として乳児期には食物が関与していることがある．発育発達を考慮し，慎重な診断のうえ，必要最小限の食物制限を行う．耐性獲得の確認後は，すみやかに解除していく．その後はダニ，ハウスダスト，汗，黄色ブドウ球菌をはじめとした感染，ストレスなどの増悪因子への対策が重要となる．

スキンケアとしては，刺激やアレルゲンを皮膚の表面から取り除くために，最低1日1回のシャワーまたは入浴を行い，さらに汗や汚れはその都度洗い落とす．皮膚表面のバリア機能を損なわないように，こすらずよく泡立てた石けんで洗い，石けん成分が残らないように丁寧にすすぐ．湯船に浸かる際には湯温40℃以下，5分以内とする．

次にバリア機能を修復するために，洗浄後すみやかに全身を保湿する．保湿剤は市販薬ではセラミドやヒアルロン酸などの天然保湿因子を含有するもの，処方薬では皮膚の表面に油膜をつくり水分の蒸発を防ぐワセリン，角層の水分保持能を高めるヘパリン類似物質などの中から，患児に合っ

たものを使用する．

　薬物療法として外用療法では，ステロイド外用薬とタクロリムス軟膏（2歳以上）を日本皮膚科学会の「アトピー性皮膚炎治療ガイドライン」に沿って使用する．幼少時の皮膚の特性により，経皮吸収が高く副作用（皮膚の萎縮，多毛，毛細血管拡張，感染症の誘発）が出やすいため注意が必要である．特に陰嚢，頬，前頸，頭皮，腋窩は経皮吸収が高い部位である．内服療法としては，非鎮静性の抗ヒスタミン薬をかゆみ対策のみならず，H1受容体の逆作動薬として持続的自然活性を抑制するため，かゆみがなくても継続投与するとより効果的であることもわかってきた．また，顔面などの皮膚の炎症があることにより，消化管を介さずに皮膚から感作される食物アレルギー発症との関連が指摘されてきており，より積極的な治療が望まれる．

　なお，アトピー性皮膚炎の皮膚の性状から，夏季には伝染性膿痂疹になりやすく，水イボも増加しやすい．また水痘や単純疱疹に罹患した場合，全身に水疱が広がり重症化するカポジ水痘様発疹症の状態に注意が必要である．

［和田 万里子］

column　外用ステロイド薬の塗り方の実際

　小児のアトピー性皮膚炎においても，治療の主体はステロイド薬の外用療法である．その実際の塗り方と主な注意点を以下にあげる．

1）ステロイド外用薬の塗布量

　成人の人さし指のDIP関節から指先端までの指腹側に，口径5mmのチューブから押し出してのせた軟膏の量を1FTU（finger tip unit）といい，これは約0.5gに相当する．この量で成人の両手掌分の面積を塗るのが適量といわれている．

　通常，1日1～3回，病変部に軽く置くように塗る．特に入浴後は吸収がよく，有効である．

2）ステロイド外用薬の注意点

　顔面，陰部などは皮膚が薄く，局所的副作用が出やすく体内への吸収量も多い．可能な限り弱いものを使用して，短期間とする．頭部など有毛部には塗布しやすいローションやソリューションタイプを使用する．いずれも1～2週を目安に効果の評価を行い，外用薬の変更も検討する．ステロイド外用薬の使用で心配される全身的副作用は，1日10g以上の塗布を続けると生じることがあるとされる．

［金子 堅一郎］

Memo

15 おむつ皮膚炎, カンジダ性皮膚炎

「おむつ皮膚炎」

- おむつ着用部に起こる皮膚炎で，通称「おむつかぶれ」といわれます．
- 尿や便の回数・量が増える生後 6 か月頃より多くみられるようになります．

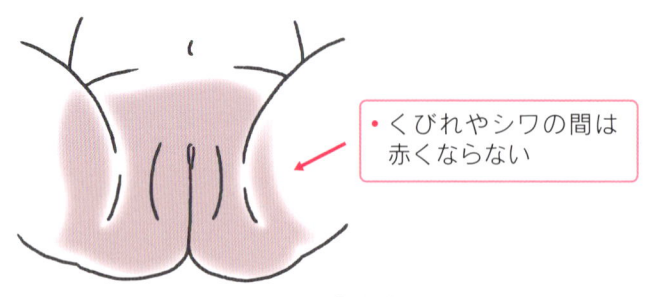

・くびれやシワの間は赤くならない

おむつ皮膚炎

◉ 原　因
- 尿や便に含まれるアンモニアや酵素により皮膚に炎症が起きます．

◉ よくみられる症状
- 肛門周囲から会陰部を中心に赤くなり，時に皮膚がむけてただれ（びらん）となります．
- かゆみや尿・便がしみて痛がることがあります．

◉ 一般的な対応と注意すること
- 頻回のおむつ交換で，尿と便との接触時間を短くします．
- おむつを取り換えるときは，皮膚に刺激の少ない仕方で清潔にしましょう．パウダーは，小さなかたまりが皮膚をこするのでやめましょう．
- 布おむつを使用している場合は，紙おむつに変更するとよいでしょう．
- 必要に応じて弱いステロイド外用薬での治療が有効です．

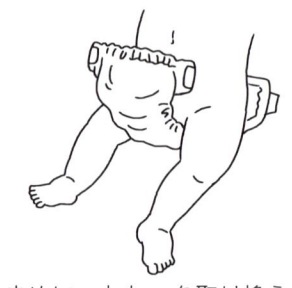

こまめに，おむつを取り換える 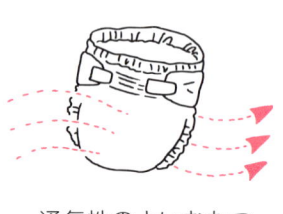　　通気性のよいおむつ（カバー）を選ぶ

「カンジダ性皮膚炎」

♦ カンジダというカビ（真菌）による皮膚の炎症です．

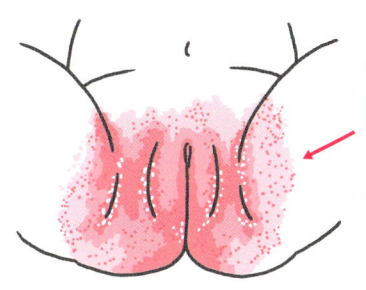

- 正常な皮膚との境がはっきりしている
- シワの間にもできる
- 端から皮がむける

カンジダ性皮膚炎

◉ 原　因

♦ 腸管内に常在しているカンジダが，便に出てきて皮膚に入り込み炎症を起こします．

◉ よくみられる症状

♦ 陰股部（また），肛門周囲，殿部（おしり）が赤くなり，周囲の皮がカサカサむけたり，小さな赤い丘疹や膿をもったりします．
♦ おむつかぶれと違い，皮膚のシワの間にもできます．

◉ 一般的な対応と注意すること

♦ おむつ皮膚炎と同様の方法で清潔に保ち，抗真菌外用薬を1〜2週間塗ります．

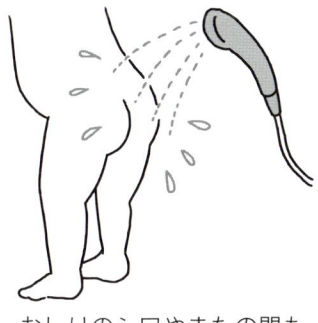

おしりのシワやまたの間も丁寧に洗う

♦ おむつかぶれで使用していたステロイド外用薬で誘発されたり，悪くなることがあります．
♦ 治りにくいとき，反復するときは，必ず病院を受診しましょう．

解説

おむつ皮膚炎

通称「おむつかぶれ」を指し，おむつ着用部に生じる接触性皮膚炎である．

● 原因

尿と便が混在することから生じるアンモニアや便に含まれる酵素により，皮膚が傷害され炎症が起きる．おむつで密閉されることにより皮膚角層の水和が起こる，抵抗性が減弱する，おむつとの摩擦により皮膚が傷害される，アンモニアにより環境がアルカリ性に傾くことなどが誘因とされる．

● よくみられる症状

肛門周囲から陰股部を中心に紅斑，軽度浮腫を，重症ではびらんを生じる．

● 一般的な対応と注意すること

日常生活では，特に下痢で便の回数が増加したときなどの軟便時における予防が大切である．

おむつ交換を頻繁に行い，尿と便との接触時間を短くする．高温多湿の環境を改善する．微温湯か水で絞った柔らかいコットンやガーゼで強い力を加えずに清拭，もしくは座浴やシャワー浴を行い清潔に保つ．石けんの使用は1日1回程度とする．乾いた柔らかい布で押さえるように水分をとる．その後，白色ワセリンを塗布し，接触する刺激からの保護と，尿および便との直接の接触を防ぐことに努める．また，便性を正常に保つための適切な指導，治療を施す．パウダーは研磨剤の役目をするので控える．

炎症が強い場合は，マイルドクラスのステロイド外用薬（乳児寄生菌性紅斑の発生を避けるため連用は1週間以内）を塗布し，びらんがあるときにはその上に亜鉛華単軟膏を重層にする．

カンジダ性皮膚炎

主に *Candida albicans* による乳児寄生菌性紅斑である．

● 原因

消化管内に常在するカンジダが，便を介して皮膚で異常増殖し炎症を起こし発症する．おむつの中の特殊な環境が一因となることは，おむつ皮膚炎と同様である．また，ステロイド外用薬の連用で誘発されることがある．難治性，反復性および全身性の真菌感染では，免疫機能異常を伴う基礎疾患の精査が必要である．

● よくみられる症状

陰股部，肛囲，殿部を中心に広がり，襞壁内にも認められる紅斑で，周囲に落屑を伴い，小紅色丘疹ないしは小膿疱が取り囲むように多発する．

おむつかぶれより紅斑の赤みが強く，健常の皮膚との輪郭がはっきりしていることで鑑別ができる．

● 一般的な対応と注意すること

おむつ皮膚炎と同様の方法で清潔に保つことに加え，抗真菌外用薬を1〜2週間塗布する．治りにくいときや反復しやすいときは，カンジダ口内炎（鵞口瘡）の存在や免疫が低下する状態が隠れていないかに注意する．

[和田 万里子]

16 先天性股関節脱臼，内反足・外反足

「先天性股関節脱臼」

- 股関節で，大腿骨の骨頭が臼蓋（大腿骨骨頭の上を屋根状に覆っている骨盤の骨）から外れていたり，外れそうな状態になっていることをいいます．

◉ 原　因

- 原因はわかっていませんが，女児に多く，骨盤位分娩（逆子）に多い傾向があります．
- また，家族に先天性股関節脱臼の人がいる場合に多くみられます．

◉ よくみられる症状

- 下肢の長さに左右差が出ます．
- 股関節の開きが悪くなります．
- 大腿部の皮膚溝が非対称になります．

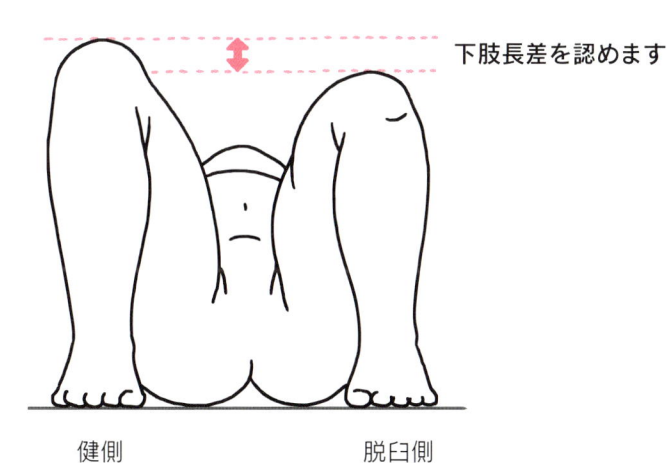

下肢長差を認めます

健側　　　脱臼側

アリスのサイン

◉ 一般的な対応と注意すること

- 股の間にだけ厚いおむつを当てましょう．紙おむつならば2枚にしましょう．
- コアラ抱っこをして，股はなるべく開いておきましょう．無理に下肢を伸ばさないようにしましょう．

- 疑いがあれば6か月以前では，股関節に超音波を当てて調べます．さらに，股関節エックス線検査をして確かめます．
- 軽い脱臼は股おむつを当てるだけでよくなります．
- 脱臼が強い場合には，リーメンビューゲルという柔らかいバンドを装着します．

> これらで80%は治ります．

- それでも治らない場合には，入院しての牽引療法や，3歳頃からは手術をする場合もあります．
- 成人の変形性股関節症の多くが先天性股関節脱臼の結果であるとされています．

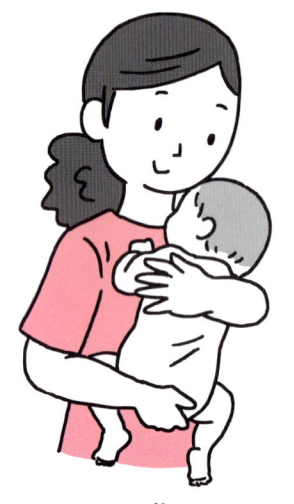

コアラ抱っこ
赤ちゃんの股の間に手を入れて，股を開くように抱く

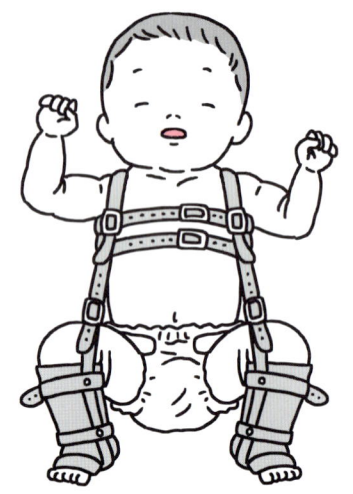

リーメンビューゲル装具

先天性内反足・外反足

- 生まれたときから，足が内側に反っていて，爪先が伸びたままで背屈できないのが内反足です．
- 足のくるぶしより先が外へ曲がっているのが外反足です．

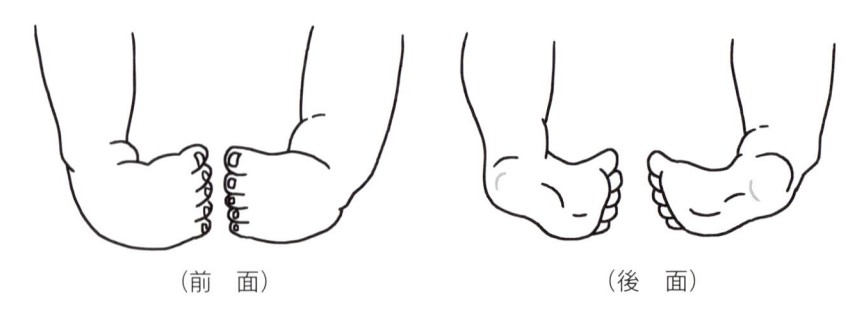

（前　面）　　　（後　面）

先天性内反足

◉ 原　因

- 内反足・外反足が各々唯一の異常である場合，原因は明らかではありません．
- 時に多発性関節拘縮症や，二分脊椎に合併してみられる内反足もあります．

◉ よくみられる症状

- 内反足では，出生直後から特有な足の変形（尖足，内転，凹足）を伴います．

◉ 一般的な対応と注意すること

- 外反足はたいていは自然に治ります．
- 内反足は複合した足の変形があり矯正治療を行います．
- ポンセティ法という，手術をしないで少しずつ矯正してギプス固定をしていく方法があり，90％の治癒が望めます（詳細は解説頁）．
- 最後に尖足を治すためにアキレス腱の腱切り術を行い，その後にデニス・ブラウン型装具（外転装具．多種あります）を着用します．
- さらに，つかまり立ちが始まった頃に，靴型装具を使用し，3歳頃からは普通靴の中に足底板を入れます．
- 根気強く通院して治療を受け，成長終了時までは定期的な観察が必要です．

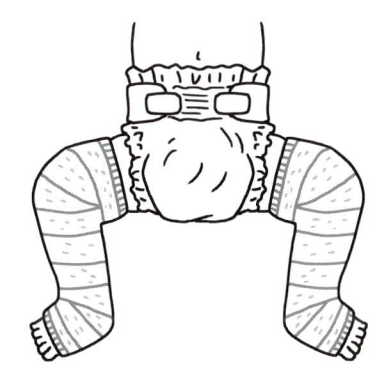

ポンセティ法による矯正ギプス（足趾から大腿部まで巻く）

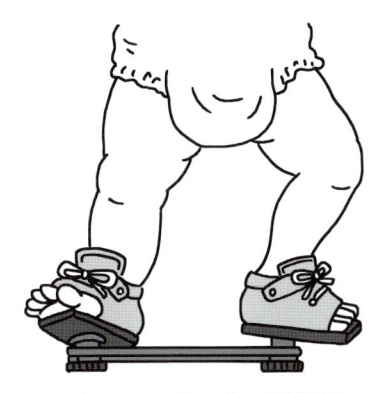

デニス・ブラウン型装具

解説

先天性股関節脱臼

大腿骨頭が寛骨臼蓋から脱出した状態をいう．完全に脱臼している場合も亜脱臼や臼蓋形成不全の場合も含む．成人してからの変形性股関節症の90％近くが先天性股関節脱臼の結果であり，現在日本では年間4万件の人工股関節全置換術が実施されている事実の認識は大切である．

● 原　因

家族内発生はあり，女児に多いが遺伝子は特定されていない．骨盤位や下肢伸展位分娩の場合に多い．

● よくみられる症状

①脚長差［イラスト頁のアリスのサイン（Allis' sign）を参照］．臥位で両下肢の膝を立てて比べると患側の膝が低くみえる（ただし，両側性では差はみられない）．
②股関節の開排制限
③クリックサイン陽性（両手で膝関節を屈曲位でつかみ，股関節を外旋し，中指で大転子を持ち上げるとクリック音を感じる）
④大腿皮膚溝の非対称

✚ スクリーニング

生後3～4か月健診のときに発見され，6か月未満でリーメンビューゲル装具の治療を受けることが望ましいが，この時期の健診漏れも多く，現在発見体制の見直しが検討されている．その中で松戸方式（松戸市が行っている先天性股関節脱臼のスクリーニング方式）が，診察技量にかかわらずリスクのある児を発見できる点で注目されている．今後はさらにより効率的なスクリーニング法が検討されていくと思われる．

【松戸方式】
①女児1点，②家族歴1点，③骨盤位1点，④大腿皮膚溝の非対称1点，⑤開排制限2点，⑥クリックサイン3点．以上のうち2点以上は要精査とし，エックス線写真を撮る．出生児のうち精査を受けるのはおよそ15％である．

● 一般的な対応と注意すること

✚ 家庭での注意

下肢の自動運動を制限しない（下肢を衣服でくるみこまない）．気になる場合は股の間にできるだけ厚いおむつを当てる．紙おむつならば2枚当てる．抱いているときは，コアラ抱っこ（イラスト頁を参照）をし，股はなるべく開いておく．無理に下肢を伸ばさないように気をつける．

✚ 検　査

前述の症状が認められ，股関節脱臼が疑われる患者に対して行われる．生後6か月以前の児など，骨端核出現以前では超音波による検査が有用である．先天性股関節脱臼に興味のある医師を対象に，「乳児股関節エコーセミナー」が開催され，エコー技術の普及が図られている．また単純エックス線写真で，大腿骨頭核の大きさ，骨頭核の位置のずれ，寛骨臼蓋角などについて検討し，脱臼，亜脱臼の程度を診断する．必要があればMRIで三次元的な脱臼の状態を明らかにする．

✚ 治　療

①軽い脱臼や臼蓋形成不全の場合は，厚い股おむつを当てる．
②生後3～12か月頃までは，リーメンビューゲル装具（イラスト頁を参照）を装着する．
③リーメンビューゲルを装着しても治らない場合には，入院して牽引療法を行う場合もある．

これらの保存的な治療をしても亜脱臼や臼蓋形成不全の残る場合には手術を行うこともある．

先天性内反足・外反足

先天性内反足は出生時から内反，尖足位に足が拘縮している足の変形疾患である．その変形は，内反，尖足，内転，凹足の4つの変形が複合した状態である．その病態は，足根骨の形態異常（低形成）と配列異常である．踵骨の前方部分が距骨の下に入り込むことによって尖足や内転が生じてしまい，そのために尖足，内反を生じてしまう．

足を少しずつ外転させ，ギプス固定

図1　Ponseti 法

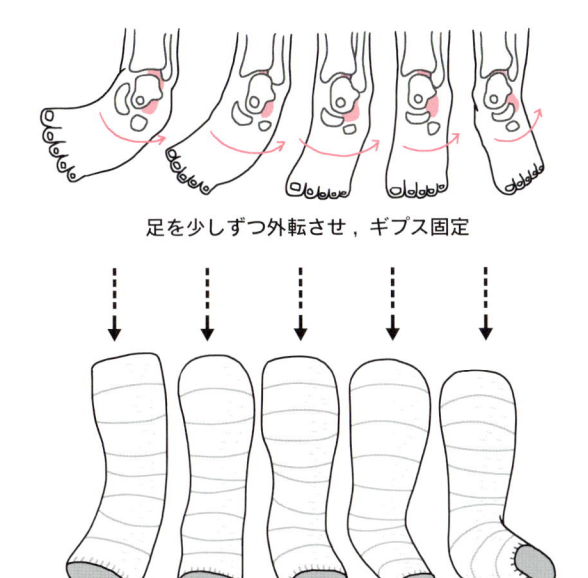

Dr. Ponseti について

　Ignacio Ponseti（1914〜2009）は，スペインに生まれ，バルセロナ大学医学部を卒業．その後，米国のアイオワ大学で，整形外科医となる．そこには術後予後の悪い先天性内反足の患者がたくさんいた．彼は，足の機能解剖を熟知したうえで，手術をするのではなく，足の形を少しずつ徒手矯正しながらギプス固定をしていく Ponseti 法を開発した．この方法で，予後は手術例に比べて格段に改善された．特に発展途上国において，手術なしで好成績を上げる Ponseti 法は非常に有用であった．Ponseti 法は各国語に翻訳され，今では彼の誕生日6月3日は，World Clubfoot Day と決められて祝われている．

　このほか，新生児の足は多様な変形を示すが，外反足はくるぶしより先が外側に曲がっている状態である．原因は諸説あるが，まだ定説はない．

よくみられる症状

　内反足は出生直後から特有の足の変形が認められるため，診断は容易である．徒手的に矯正が可能なものや，バビンスキー反射を試みて，足部の背屈が起こるものは，先天性内反足ではない．

一般的な対応と注意すること

　内反足は複合した変形疾患であり，時間をかけた矯正療法が必要である．一方，外反足はほとんどが放置しても発育とともに自然に改善する．

先天性内反足の治療

　先天性内反足の治療で，現在，世界中で施行されている Ponseti 法を紹介する．以前から日本でも似た方法で徒手矯正が行われていたが，Ponseti 教授が正しい方法を明確にし，間違った方法をわかりやすく批判したため，治癒率が格段に上昇するようになった．

　Ponseti 法とは，距骨の下に入り込んでしまった踵骨を距骨の下で外転させてギプス固定し，少しずつ内反を矯正していく方法である．ギプスは，足趾を出して，足趾から大腿部までを巻く（図1）．生後1週間目から開始し，徒手整復とギプス固定をセットで行う．その後1週間に一度，徒手整復を進めてはギプス固定をするのを，5〜6回繰り返す（図1）．そうしていくうちに，骨や関節はギプスを巻き替えるたびに少しずつ適合して，内反足の変形のうち，尖足以外の変形（内反，内転，凹足）が矯正される．最後にアキレス腱の腱切り術を行って，尖足を改善させて3週間のギプス固定をする（アキレス腱は腱切り後に最適な長さに再生する）．これが Ponseti 法で，この方法が広く行われて以来，以前に行われていた大きな手術や骨切り術は減少して，90％以上の患者が治癒するようになった．アキレス腱切り後，デニス・ブラウン型装具（イラスト頁を参照）を着用する．再発もあるため，成長終了まで定期的な観察が必要である．

［北村　由美子］

17 斜頸，脊柱の曲がり

「斜　頸」

- 一般には，乳児に最も多くみられる筋性斜頸を指します．
- 首にしこり（腫瘤）ができて，顔が片側に向いたままになっている状態をいいます．

● 原　因

- 首の両脇の筋肉（胸鎖乳突筋）の一部にできた腫瘤が硬くなって筋肉を引っ張るために，首の動きが悪くなることによります．

● よくみられる症状

- 生後1週頃に首の筋肉に腫瘤を触れるようになり，その腫瘤は生後3週頃に最大となります．
- 腫瘤のある方に頭が傾いて，顔はいつも腫瘤のない側を向きます．

● 一般的な対応と注意すること

- 頭の変形を防ぎ，なるべく自発的に患側に首を回すように，家庭では次のようにします．
  ① 健側を壁側にして，患側から音や光，話しかけの刺激を与え，哺乳をしましょう．
  ② 昼間は明るい窓が患側にくるように，夜は灯りが患側にくるようにしましょう．
  ③ 健側の肩甲部にタオルを当て，体ごと首が患側に向くようにしましょう．
- 1〜1歳半までに90%は自然治癒します．2歳を過ぎても治らない場合は手術をすることもあります．

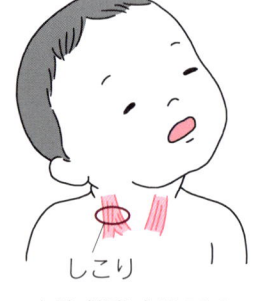

右胸鎖乳突筋腫瘤
しこり

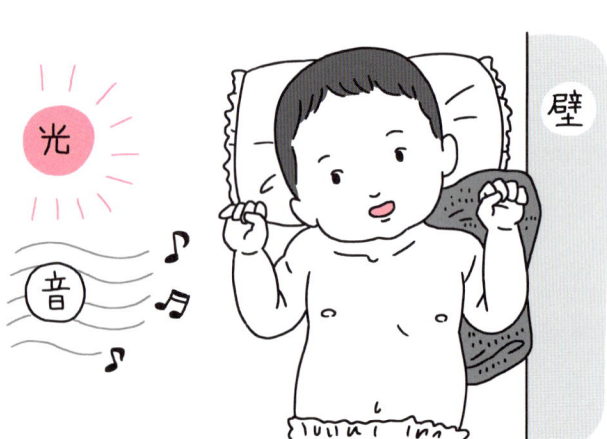

「脊柱の曲がり（脊柱側弯症）」

◆ 背骨が横に曲がり，ねじれている状態をいいます．

◉ 原因

- 80％は原因不明の特発性側弯症です．
- ほかには脊椎骨の奇形や神経，筋が原因のものがあります．

◉ よくみられる症状

- 肩の高さが左右で違います．
- 前屈したときに肋骨や腰の高さが左右で違います．
- 小学校5年または6年，中学校1年または2年で右記の視触診法を行い，症状がある場合は，低線量エックス線検査を行っています．

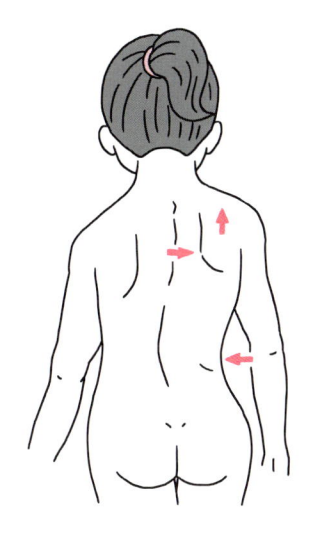

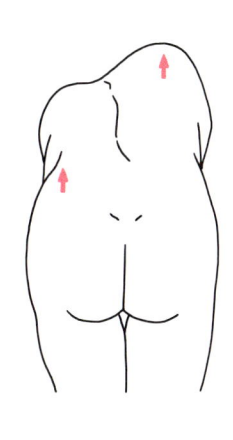

肋骨隆起

◉ 一般的な対応と注意すること

- 脊椎のエックス線検査をして，脊椎骨のコブ角（最も傾斜の強い上下の椎体のなす角度）を測ります．コブ角が大きいほど高度な側弯です．
- 軽度の場合は6か月ごとに経過を観察していきます．
- 中等度の場合は矯正する装具（アンダーアームブレース）を装着します．
- 高度の場合は手術も考慮します．

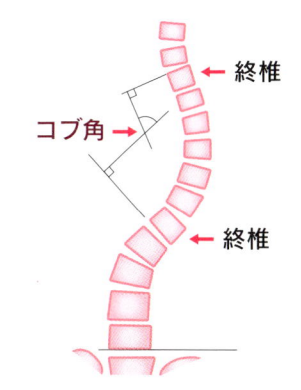

終椎
コブ角
終椎

脊椎のエックス線撮影（コブ角）

解説

斜　頸

　頭部が傾き，顔が一方にしか向かないことをいう．乳児の斜頸では，胸鎖乳突筋が拘縮する筋性斜頸が最も多くみられる．

● 原　因

　筋性斜頸は胸鎖乳突筋に腫瘤（肉芽腫）ができ，その胸鎖乳突筋が拘縮することによって起こる．筋性斜頸以外の斜頸には以下のものがある．
① **眼性斜頸**：斜視や視力障害がある場合に，物を注視するときに斜頸位をとる場合をいう．
② **骨性斜頸**：胸鎖乳突筋に腫瘤を触れないときにエックス線検査で骨の異常がみつかることがある．

　以下に乳児期の筋性斜頸について記述する．

● よくみられる症状

　生後1週間頃に胸鎖乳突筋に腫瘤を触れるようになる．腫瘤はしだいに増大し，生後3週目頃に最大となる．同時に斜頸位（頭部を腫瘤のある側に傾け，顔を腫瘤の反対側に向ける．イラスト頁を参照）をとるようになる．

● 一般的な対応と注意すること

✚ 家庭での対応

　筋性斜頸は自然治癒傾向が高く，1〜1歳半までに90％は自然治癒する．マッサージやストレッチは必要としない．しかしこの間，患児は絶えず一方だけを向いているため，頭蓋が圧迫されて斜頭と顔面非対称が起こってくることがある．それらを最小限にするために，健側を壁側にして寝かせ（イラスト頁を参照），患側から音や光や話しかけなどの刺激を与えたり，ミルクをあげたりして，自発的な患側への回旋運動を促すようにするのがよい．

✚ 治　療

　1〜1歳半までは自然治癒の可能性があるので，経過観察でよい．これ以降にまだ腫瘤が残存して頸部の可動制限のあるものや，顔面側弯（顔の変形）が生じはじめたものは手術の適応となる．また，遅発例や再増悪例もあるため，経過観察は必要である．

脊柱の曲がり（脊柱側弯症）

　脊柱が横に曲がり，捻じれている状態である．

● 原　因

① **特発性側弯症**：側弯症全体の80％は原因不明で，これを特発性側弯症と呼んでいる．
② **先天性側弯症**：脊椎骨の先天奇形（癒合椎，半椎など）のために生じる側弯で，全体の10％を占める．
③ **神経筋性側弯症**：種々の神経・筋疾患が原因となって生じる．特に神経線維腫症は高度な側弯を生じやすい．

● よくみられる症状

　小児では一般に無症状であり，側弯症検診で発見されることが多い．

● 一般的な対応と注意すること

✚ 早期発見のための注意ポイント
① 立位での観察：(i)肩の高さの左右差，(ii)肩甲骨の高さと突出の左右差，(iii)ウエストラインの高さの左右差．
② 前屈検査（被検者は両手掌を合わせて両腕を前に垂らして前屈する）での肋骨隆起，腰部隆起をみる．肋骨の高さ，腰部の高さの左右差が1cm以上を見逃さない（イラスト頁を参照）．

✚ 検　査
　全脊柱の単純エックス線撮影をし，Cobb角を計測する（イラスト頁を参照）．Cobb角とは，最も傾斜の強い椎体の最上位の椎体の上縁と最下位の椎体の下縁がなす角度のことである．

治療

①軽度：Cobb角20〜25度以下は，6か月ごとの経過観察をする．

②中等度：Cobb角25〜45度以下は，装具治療を行う．主に図1で示したアンダーアームブレースを使用する．

③高度：Cobb角45度以上は，年齢と側弯の進行を考慮しながら手術適応を決めていく．

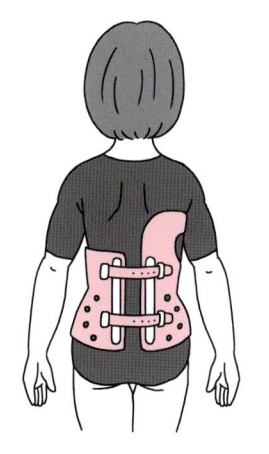

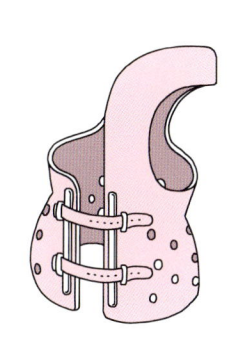

図1　アンダーアームブレース

［北村 由美子］

18 難聴

◉ 難聴とは
- 耳の聞こえ（聴覚）が低下した状態のことで，程度により軽度（30dBまで）・中等度（60dBまで）・高度（90dB以上は聾）難聴があります．

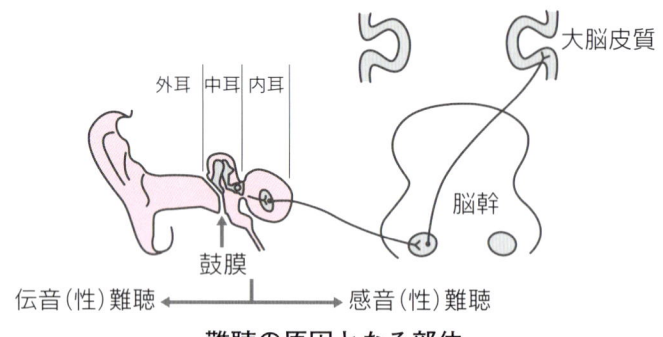

外耳　中耳　内耳　大脳皮質　脳幹　鼓膜
伝音（性）難聴 ←→ 感音（性）難聴
難聴の原因となる部位

◉ 原因
- 伝音難聴と感音難聴に分類され，原因となる部位が違います．
- 伝音難聴：外耳や中耳の異常（先天奇形，中耳炎，外傷，腫瘍，耳垢のつまり）．
- 感音難聴：内耳やそれより奥の神経系の障害［遺伝性，風疹・梅毒などの胎内感染，先天異常症候群，流行性耳下腺炎（おたふくかぜ）など］．

◉ よくみられる症状
- 大きな音をたててもびっくりしない，ことばが遅い，何度も聞き返すなどの症状があります．
- 最近では，生まれたばかりの赤ちゃんの耳の聞こえを検査する新生児聴覚スクリーニング検査が多くの施設で行われています．

◉ 一般的対応と注意すること
- 難聴は言語発達や精神発達を妨げることがあるので，なるべく早期に正確な診断と適切な対応が必要です．
- 治療可能な原因（耳垢，中耳炎，腫瘍など）は治療します．
- 難聴の程度が強い場合：補聴器の使用，専門的な訓練・教育，人工内耳手術

聴力検査（オージオグラム）
dB（デシベル）：音の大きさを表す単位
- ささやき声 35dB
- 通常の会話 50〜60dB
- 電車のガード下の騒音 100dB

解説

音の情報は外耳から取り込まれ中耳（鼓膜・耳小骨）へ伝えられ，さらに内耳の神経細胞から蝸牛神経を介し，脳幹を経て大脳の聴皮質にて認識される．この経路のどの部分が障害されても難聴は生じうるが，主として外耳・中耳に原因がある伝音難聴と，内耳から中枢側に原因がある感音難聴に分類される．

● 原　因（表1）

❶ 伝音難聴

外耳・中耳の先天奇形，中耳炎，外傷，腫瘍，耳垢塞栓の場合がある．一般に，最大でも60 dB程度の中等度難聴である．

❷ 感音難聴

先天性（遺伝性），風疹・梅毒などの胎内感染，先天異常（Down症候群，コルネリア・デ・ランゲ症候群など），髄膜炎や流行性耳下腺炎，核黄疸，薬剤（アミノグリコシド系抗菌薬など），腫瘍，低酸素症などによる広範な脳損傷が原因となる．程度は軽いものから最重度の聾までさまざまである．

表1　難聴の主な原因

伝音難聴
①先天性耳小骨奇形
②外傷性耳小骨離断
③中耳炎（滲出性，慢性）
④耳硬化症
⑤耳垢塞栓

感音難聴
①遺伝性難聴
②内耳奇形
③先天異常症候群（Down症候群，コルネリア・デ・ランゲ症候群など）
④胎内感染（風疹，サイトメガロウイルス，トキソプラズマ，梅毒）
⑤周産期要因（低酸素，重症黄疸，アミノグリコシド系抗菌薬）
⑥細菌性髄膜炎後遺症
⑦ムンプス難聴
⑧突発性難聴

● よくみられる症状

大きな音をたててもびっくりしないなど，音に対しての反応が悪い，ことばの発現が遅い，何度も聞き返すなどの症状があれば，難聴を疑う必要がある．また，家族に難聴の人がいる，妊娠中に風疹に感染した，低出生体重児であった，新生児期に重症黄疸があった，中耳炎を繰り返した，などの場合は特に注意して観察する．

難聴は正常新生児の1,000人あたり約1〜3人に存在し，生後6か月までの発見と早期介入の重要性が指摘されている．新生児聴覚スクリーニング検査としてAABR（自動聴性脳幹反応）とOAE（耳音響反射法）が用いられる．年長児では成人同様，オージオグラムでの計測が可能である．

● 一般的な対応と注意すること

難聴は放置されると言語発達や精神発達に対する影響が大きいので，なるべく早期の正確な診断と適切な対応が必要である．原因の除去が可能であれば（耳垢，中耳炎，腫瘍など）その治療をする．難聴の程度が強いと補聴器の使用，専門的な訓練・教育が必要となる．

一般に感音難聴は治療不能なことが多い．両側高度感音難聴（90 dB以上）に対して人工内耳手術は選択肢になりうるが，術後のリハビリテーションが重要である．

［中澤　友幸］

19 斜視，視力障害

「斜視」

- 片方の眼は目標を見ているが，もう片方は内または外，上または下にずれている，黒目の位置の異常です．

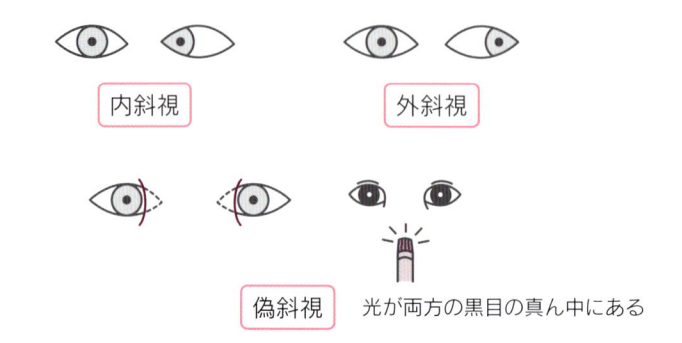

内斜視　　　外斜視

偽斜視　　光が両方の黒目の真ん中にある

● 原因

- 眼筋あるいは眼筋を支配する神経の異常，屈折異常（近視，遠視，乱視），片方の眼で見てしまうなどによります．

● よくみられる症状

- 赤ちゃんの場合，鼻が低く目頭の皮膚の幅が広いため，内側の白目を隠してしまうことで内斜視にみえることがあります．これは斜視ではありません（偽斜視）．

● 一般的な対応と注意すること

- 眼位を矯正して正常な視機能の発達を促します．
- よいほうの眼を隠す（健眼遮蔽）あるいはアトロピン点眼による弱視の予防，眼鏡装用，手術療法などが行われます．
- 両方の眼が立体的に見る機能を完成させる6歳頃までは，十分な経過観察が必要です．
- 斜視を疑って病院を受診した際，子どもが嫌がって検査困難な場合があるので，自宅で撮影した顔写真を持参して，受診するとよいでしょう．

「視力障害」

◆ さまざまな原因で視力が低下した状態を指します．

● 原　因

◆ 眼の構造（角膜，水晶体，網膜など）の異常，視神経から脳に至る神経系の異常などいろいろな原因があります．
◆ 全身性疾患の部分症状として視力障害が出現することがあります．

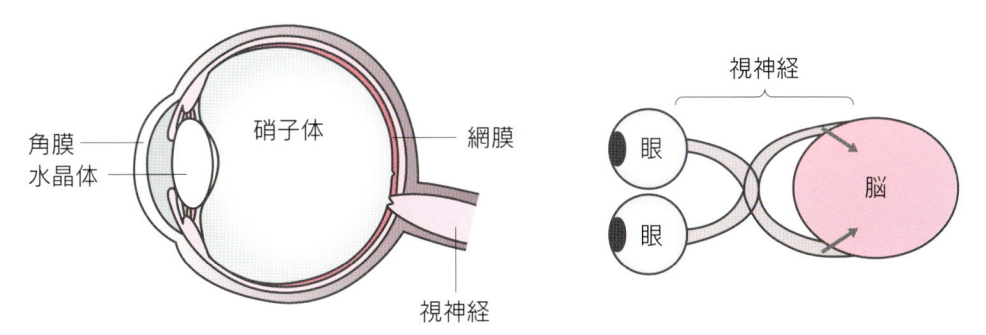

視力障害の起こる部位

● よくみられる症状

◆ 人の顔を見つめない，動いているものを眼で追わない，瞳孔が白くにごっている，あるいは猫の目のように光ってみえるなどの症状を示す場合に視力障害を疑います．
◆ 年齢に応じて視力を調べる方法があります．

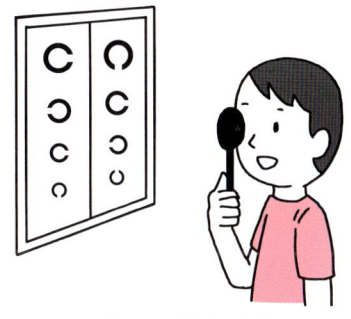

子どもの視力検査
ランドルト環を見て答える

● 一般的な対応と注意すること

◆ 視力は3歳頃までに急速に発達し，4〜5歳で完成するとされており，視力に障害がある場合は早期発見と対応が重要です．
◆ 早産低出生体重児は未熟（児）網膜症による視力障害のリスクが高いので，定期的な眼底検査が必要です．

解説

斜視

　斜視は眼位の異常である．すなわち一眼は目標を見ているが，もう一眼は内または外，上，下にずれている状態である．視線のずれの方向により内斜視，外斜視，上下斜視あるいはこれらの組み合わせに分類される．

● 原因

　眼筋あるいは眼筋を支配する神経の異常，屈折異常（近視，遠視，乱視），両眼視の異常など．

● よくみられる症状

　新生児・乳児では，内眼角贅皮が眼球内側の白目の部分を隠してしまうため内斜視のようにみえる偽斜視が多い．

● 一般的な対応と注意すること

　物を両眼で認識して立体的に見る機能は，生後3か月頃～1歳半頃までに急速に発達する．
　斜視があると両眼で立体的に見る能力が低下するため，治療の目的は眼位を矯正して正常な視機能の発達を促すことである．
　健眼遮蔽（よいほうの眼を隠して斜視のある眼を多く使って機能を改善させる）あるいはアトロピン点眼による弱視の予防，眼鏡装用，手術療法などが行われる．両眼視の完成する6歳頃までは十分な経過観察が必要．偽斜視は治療不要である．

視力障害

　視力が低下した状態を指す．視野障害とあわせ視覚障害とも呼ぶ．

● 原因

　角膜，水晶体，網膜など眼器の異常，視神経から大脳皮質に至る神経系の異常など種々の原因がある．具体的には白内障，緑内障，未熟（児）網膜症，視神経炎，腫瘍（網膜芽細胞腫が代表的），網膜色素変性，外傷などがある．また先天性代謝異常や胎内感染（風疹，トキソプラズマなど）といった全身性疾患の部分症状として視力障害が出現することがある．また高度の知的障害がある場合には，見えていても関心を示さないことがある（仮性盲）．

● よくみられる症状

　人の顔を見つめない，動いているものを眼で追わない，瞳孔が白くにごっている，あるいは猫の目のように光ってみえるなどの症状を示す場合に視力障害を疑う．視力検査は視力障害の程度を知るために必須であるが，乳児や年少児では正確な診断は困難である．ペンライトを用いて固視・追視をみる，おもちゃやガラガラに手を伸ばすか，顔に布をかけたときどのように反応するかなど，発達レベルに応じておおまかなチェックを行う．詳しい検査として縞模様の円筒を回転させて視運動眼振の出現を観察したり，乳幼児が均一な画面より模様のある画面を好んで固視するという特性を利用したPL法などが行われる．このような方法で評価が困難なときは他覚的屈折検査を行う．またERG（網膜電図），VEP（視覚誘発電位）といった電気生理学的検査は，自覚的応答の信頼性が低い小児においては有用である．

● 一般的な対応と注意すること

　視力は3歳頃までに急速に発達し，4～5歳で完成するとされており，視力に障害がある場合は早期発見と対応が重要である．10歳前後までは視力が伸びる可能性がある．健眼遮蔽，屈折矯正，斜視に対する手術など原因に応じた治療を行う．
　在胎週数34週，出生体重1,800g以下の早産低出生体重児は未熟（児）網膜症発症リスクが高いので，定期的な眼底検査が必要である．進行した病変にはレーザーによる光凝固術が必要である．

［中澤　友幸］

20 鼠径ヘルニア・陰嚢水腫，停留精巣

鼠径ヘルニア・陰嚢水腫

- 鼠径ヘルニアとは，鼠径部から外陰部にかけて筋膜からお腹の中の臓器が脱出したものです．一般には脱腸と呼ばれています．
- 陰嚢水腫とは，陰嚢の中に液が貯留してふくらんでしまうものです．
- 原因は，以下のようなことで起こります．

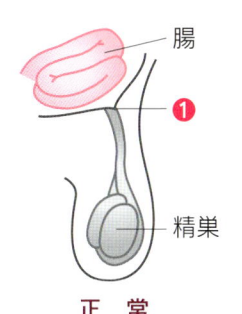

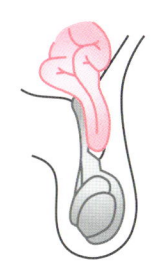

正常
腹膜鞘状突起❶が閉塞．

(ラベル：腸，❶，精巣)

鼠径ヘルニア
腹膜鞘状突起が開存し，その中に腹腔内容物(主に小腸)が脱出する．

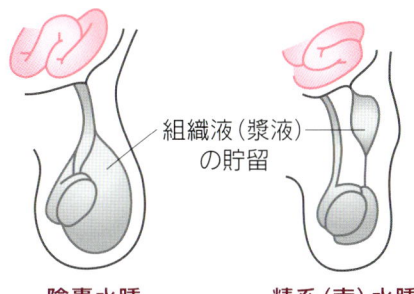

陰嚢水腫
(ラベル：組織液(漿液)の貯留)

精系(索)水腫

- よくみられる症状を以下の図に示します．

鼠径部から外陰部にかけてふくらんでいる．押すとひっこむ(還納性)．精巣は正常にある．

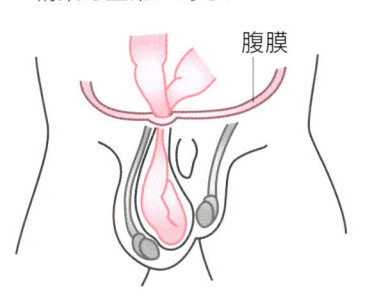

しこりに触れるときは卵巣(卵巣滑脱)か，水腫(ヌック水腫)で押しても戻らないことが多い．

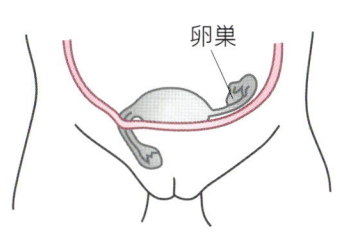

鼠径ヘルニア(男) (ラベル：腹膜)

鼠径ヘルニア(女) (ラベル：卵巣)

- 鼠径ヘルニアは，出たり，ひっこんだりしていますが，原則は手術治療です．
- 陰嚢水腫は自然吸収を待ちます．1歳以降でも治っていなければ手術します．
- 鼠径ヘルニアが出っぱなしで痛んだり，押しても戻らない場合や局所が発赤したり嘔吐を伴うときは緊急手術となります．

陰嚢がふくれる．透光性がある，非還納性．

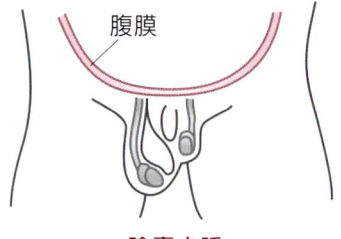

陰嚢水腫

> 嵌頓ヘルニア…非還納性（自然に戻らない）→用手整復→不可なら手術．
> 絞扼性（血行障害を伴うもの），局所発赤，嘔吐など→緊急手術．

停留精巣

- 何らかの原因で精巣（睾丸）が陰嚢内に固定されていない状態です．
- 原因は不明なことが多いですが，内分泌疾患の一部にみられることもあります．
- 症状は以下の図に示したとおりです．

陰嚢が非対称，精巣が触れない．

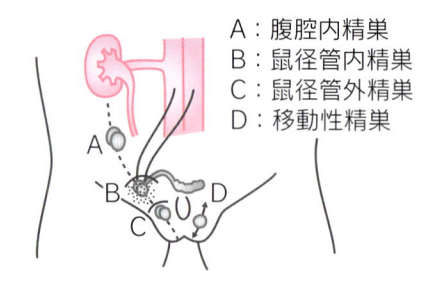

A：腹腔内精巣
B：鼠径管内精巣
C：鼠径管外精巣
D：移動性精巣

- 入浴時などに陰嚢内に出てくるのは移動性精巣で，年齢とともに自然下降してきます．
- 移動性でない場合，乳児期でも検査や手術が必要です．
- 青年・成人期まで下降がないと，不妊の原因となったり，がんになったりすることがあります．

解説

鼠径ヘルニア

鼠径部から外陰部にかけて，主に小腸などが腹膜に覆われ，筋膜下に突出するためふくらんでみえるものである．

● 原因

先天性で，妊娠末期（9～10か月）に精巣（睾丸）（女児では円靱帯）が下降を完了する頃，一緒に引き降ろされた腹膜鞘状突起も消失するが，この消失が起こらないと開存したままとなり，この中に小腸，卵巣などが脱出しヘルニアとなる．

● よくみられる症状

入浴時に鼠径部の膨瘤に気づかれることが多く，乳児では啼泣時のおむつ交換の際にみつかることが多い．男児では増大すると陰嚢部が腫大するので異常に気づかれやすい．

腫瘤は，排便時など腹圧が加わると増大し，用手圧迫でグシュッと還納されたり，または自然に消失する．

● 一般的な対応と注意すること

気づいたら小児外科を受診する．手術入院は通常2～3日間である．一般的には緊急性はないが，嵌頓ヘルニア（表1）では緊急を要する．

表1　嵌頓ヘルニアの特徴

- 突然発症
- 激しい痛み（不機嫌）
- 硬い圧痛がある鼠径部の固定された腫瘤
- 腸閉塞症状：嘔吐，腹満
- 今までヘルニアの既往がなくても起こることがある
- 幼若乳児ほど起こりやすい

陰嚢水腫

ヘルニアではないが，組織液が陰嚢内に貯留しているためふくらんでみえる．

● 原因

腹膜鞘状突起の消失の過程の異常で，鼠径ヘルニアと同じ機序で出現し，疼痛，圧痛は認めない．一方，炎症，外傷，全身もしくは局所の循環不全でも起こることがある．

● よくみられる症状

一見，鼠径ヘルニアの陰嚢部腫大のようにみえるが，小腸などの脱出ではなく組織液の貯留のため，ペンライトを当てると透光性がある．

● 一般的な対応と注意すること

疼痛，圧痛を認める場合は腹腔との交通性が疑われ，早期の手術を考慮する．

停留精巣

精巣は，胎生期に自然に腎臓のそばから陰嚢内へ下降するが，この過程に異常があると途中で停留し，陰嚢内に固定されていない状態となる．

● 原因

不明．内分泌疾患に関連するものもある．精巣が鼠径管内・外にあるものが約70％，約25％がまったく触れないか精巣欠損症で，鑑別にはMRI，超音波診断が有用である．また両側停留精巣では，両側腹腔内精巣か，無精巣症を考えるが，HCG負荷テストにて血中テストステロン測定を行う．

● よくみられる症状

陰嚢が非対称で，小さいほうを触っても精巣が触れないことで気づかれる．乳幼児健診で発見されることも多い．ときどき，陰嚢内に降りている移動性はよくみられる．入浴時などに陰嚢内にあり，普段は手で引っぱると陰嚢内にくるが，手を

離すとまた隠れてしまうもので、挙睾筋過緊張、精巣導帯付着異常が原因である．

◉ 一般的な対応と注意すること

原則として手術（精巣固定術）を考慮する．腹腔内精巣では腹腔鏡手術が有用である．移動性精巣は加齢とともに下降してくるので、精巣発育不全を認めなければ手術は不要で経過観察でよい．

✚ 停留精巣の問題点

精巣は、思春期までに降りていないと、性ホルモン分泌よりも造精機能がより障害され、2歳ですでに病的変化を認めるようになる．すなわち二次性徴は問題ないが、妊娠率は報告者により差はあり、正常よりも低いといわれている．また悪性化は小児期ではまれであるが、長期的には20歳前後で約10％ががん化するという報告もある．これは正常精巣の30〜50倍といわれ、特に腹腔内精巣では高率である．

［森岡　新］

---

column　尿道下裂

尿道下裂は鼠径ヘルニア、陰嚢水腫、停留精巣などとともに男児の新生児・乳児早期に気づかれる先天性尿路奇形の1つである．発生頻度は約1/300人といわれ、それほどまれではないことになるので、乳幼児健診で見落とさないよう気をつけなければならない．

尿道下裂の症候は、外尿道口が陰茎の腹側に開口しており、陰茎腹側の尿道壁が開裂した状態で、陰茎は腹側に屈曲している．放置すると立位排尿が困難で、性交も不可能となる．

女性化を伴う内分泌疾患や染色体異常に併発している場合があり、精査・対応を要することもある．

［金子　堅一郎］

Memo

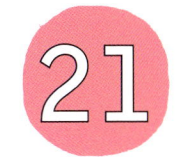

21 臍肉芽腫，臍ヘルニア，臍帯ヘルニア

臍肉芽腫

- 臍の緒が落ちた後にみられる赤い小さなできもの（肉芽）です．
- 臍部の感染・炎症が長引いて，できてきます．
- 臍の中に赤いものがみえます．
- ジュクジュクしていて，出血することがあります．
- 臍部を清潔にして，薬剤を塗布したり，ポリープ状のものは糸でしばったりします．
- まれに臍の炎症が拡大し，全身症状が出る場合は入院治療が必要です．

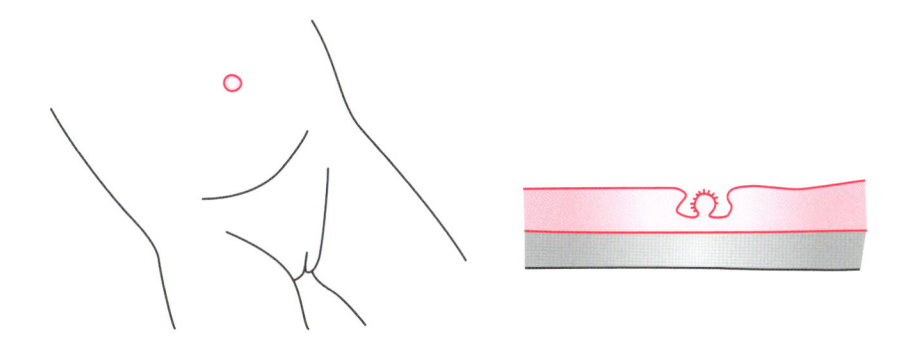

臍ヘルニア

- 臍部が膨隆する，軟らかな腫瘤です．
- 臍帯脱落後の臍輪閉鎖不全のため，腹圧で突出してきます．
- 泣くと大きくなります．圧迫すると小さくなります．ヘルニア門（筋膜欠損部）を触れます．
- 多くは自然治癒するので経過観察します．
- 圧痛を伴う硬い腫瘤などのときは緊急を要します．

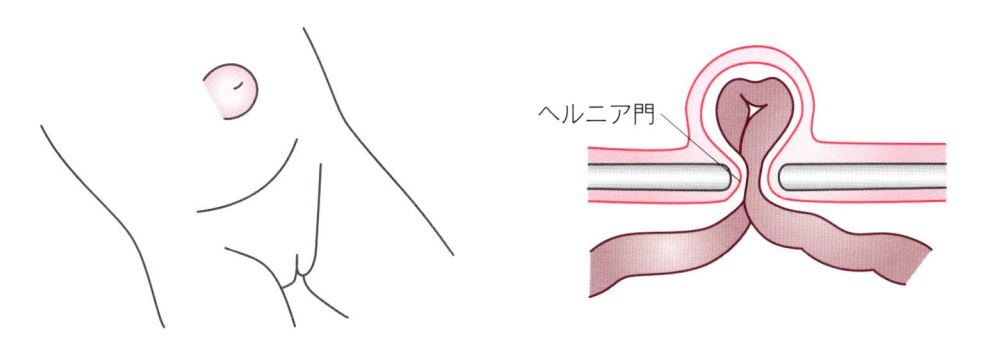

ヘルニア門

臍帯ヘルニア

- 出生時に，臍部が半透明で拡張した臍帯に覆われて飛び出した状態です．
- 先天的な臍輪の閉鎖不全です．
- 肝，腸が透けてみえます．ヘルニア嚢が破れると，腸などが飛び出してきます．
- 染色体異常などが合併することがあります．
- 出生前診断の場合は，専門病院を紹介します．
- 出生後搬送では，低体温，脱水，ヘルニア嚢破裂に注意します．

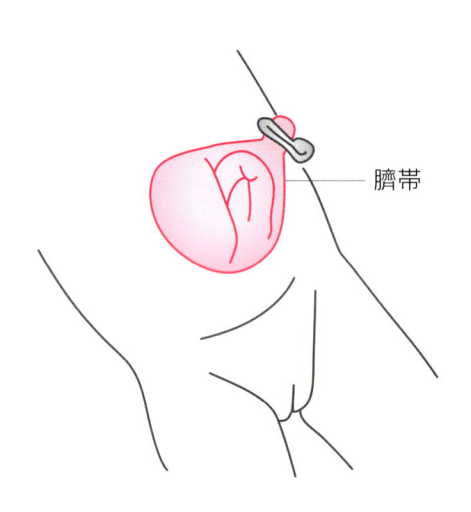

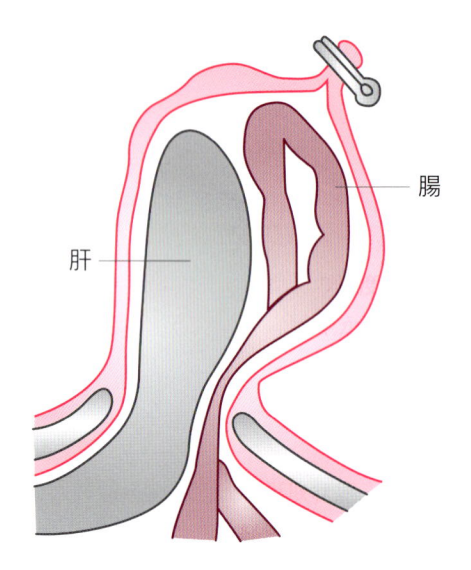

解説

臍肉芽腫

臍帯脱落後，臍部に感染が起き慢性化し，炎症性肉芽が増生した状態である．

● よくみられる症状

臍の中に赤い小さな腫瘤をみることができ，分泌物を出すために，いつもジュクジュクしている．一般的には無症状であるが，臍部の発赤，腫脹，疼痛（臍炎）から始まり，重篤な場合は，膿瘍，発熱を認める場合がある．

● 一般的な対応と注意すること

臍部を清潔にし，臍瘻のないことを確認できたら，結紮（ポリープ状），硝酸銀焼灼や外用抗菌薬の塗布（扁平な場合）を行う．

臍部の炎症が局所に限局せず，全身状態の悪化を認めるときは，敗血症，腹膜炎などを考え入院治療とする．

臍ヘルニア

臍帯脱落後，臍輪閉鎖不全により腸管や大網などが脱出し，表面的には臍が飛び出る状態になる．

● よくみられる症状

新生児の10〜20％に出現し，多くは生後1週頃に発生する．臍部に小さい突出があり，その後ヘルニアはかなり大きくなるが，自然に縮小傾向を認め，嵌頓（非還納性になること）は，非常にまれである．1歳頃までには約90％が自然治癒する．

● 一般的な対応と注意すること

以前はテープで皮膚を寄せたり，硬貨などをガーゼに包んで圧迫するなどしていたが，ヘルニア門の縮小は得られず，逆に皮膚のかぶれなどが瘢痕となるため，一般的には行わないほうがよい．自然治癒傾向が強いので，3〜4歳までは様子をみて，自然治癒傾向がなければ手術を行う．穿孔（年長児が鉄棒練習中に起こしたという報告がある），嵌頓は起きうるが非常にまれである．

臍帯ヘルニア

先天的に臍輪閉鎖がなく，拡張した臍帯内に腸や肝臓などが脱出して起こる．

● よくみられる症状

イラスト頁に示したように，臍帯に腸や肝臓などが透見できる．

● 一般的な対応と注意すること

出生時に診断できるが，今は胎児超音波検査による出生前診断が主流であるため，母親の搬送もしくは出生後専門病院へ転送する．

出生後搬送では，低体温，脱水，ヘルニア嚢破裂（腹膜炎を発症）に注意する．

転院後は合併奇形の精査および外科治療が行われる．

[森岡　新]

Memo

22 乳房肥大

◎ 乳房肥大とは

- ◆ 女児では，普通は10歳頃になると女性ホルモンのはたらきで乳房がふくらんできます．
- ◆ 男児でも，二次性徴初期に一時的に軽くふくらむことがあります．

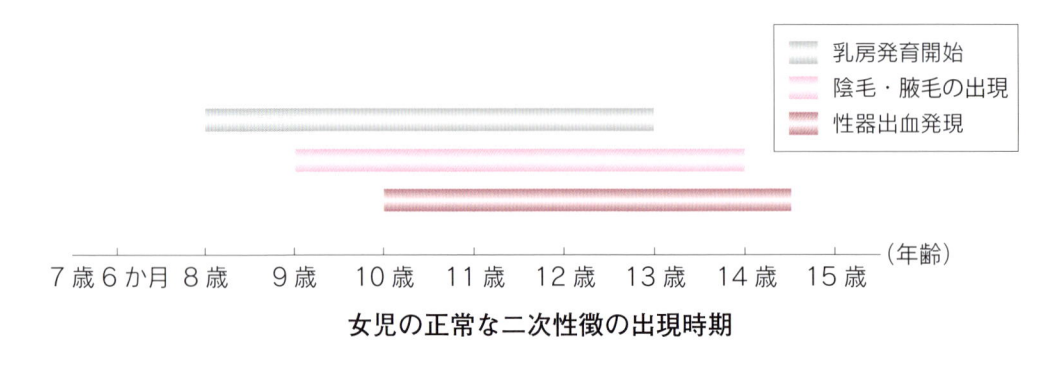

	乳房発育開始
	陰毛・腋毛の出現
	性器出血発現

7歳6か月　8歳　9歳　10歳　11歳　12歳　13歳　14歳　15歳　（年齢）

女児の正常な二次性徴の出現時期

- ◆ 女児で7歳6か月より前に乳房だけがふくらむ状態を早発乳房といいます．

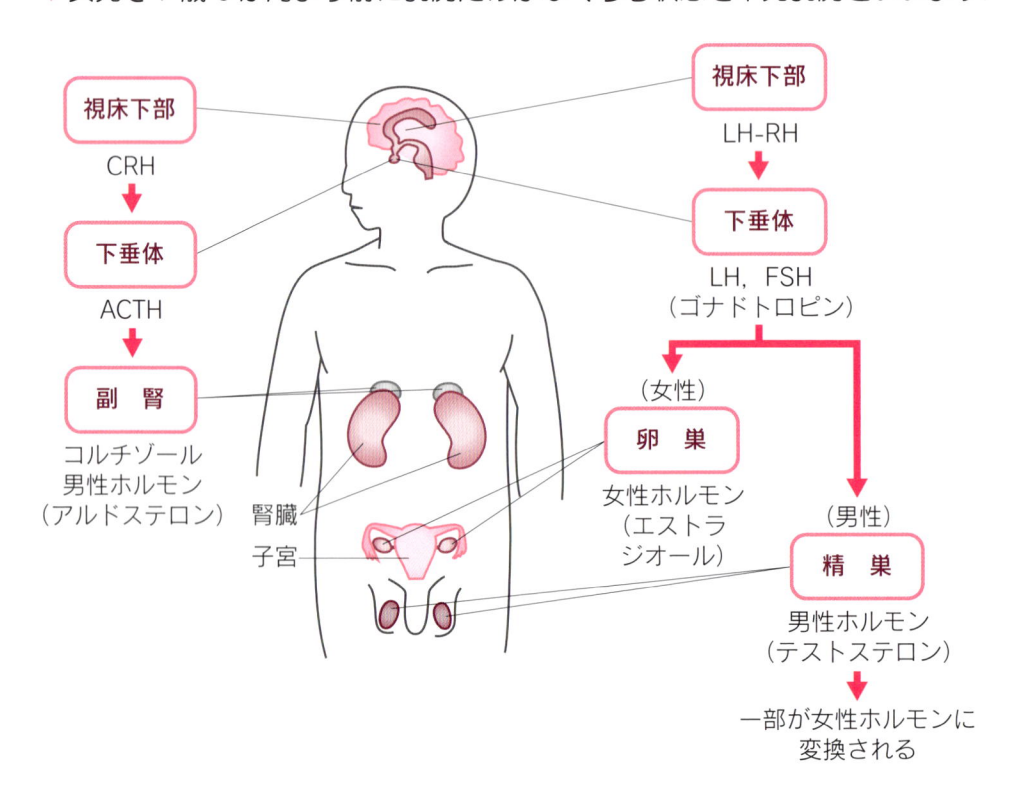

視床下部 — CRH → 下垂体 — ACTH → 副腎 → コルチゾール／男性ホルモン（アルドステロン）

視床下部 — LH-RH → 下垂体 — LH, FSH（ゴナドトロピン）

（女性）卵巣 → 女性ホルモン（エストラジオール）

（男性）精巣 → 男性ホルモン（テストステロン）→ 一部が女性ホルモンに変換される

腎臓／子宮

◉ 原　因

- 原因として以下のことがあげられます．
  - 問題のない一過性の乳房発育．
  - 脳，卵巣，精巣，副腎，乳腺などの腫瘍．
  - 薬物，肝臓の病気．

◉ よくみられる症状

- 新生児期にも，母親からの女性ホルモンの影響で，男女とも一時的に乳房がふくらむことがあります．
- 女児で6か月〜2歳の乳幼児期にみられる早発乳房の多くは，3歳頃までに小さくなります．
- 女児で6〜7歳の乳房肥大は，特別な原因のない思春期早発のことが多いです．

■ 早発乳房の場合に注意してみる症状

- 以下のものがみられるときは，ホルモンの過剰産生や腫瘍による分泌の可能性があります．
  - 急に身長の伸びがよくなる．
  - 陰毛・腋毛や性器出血を伴う．
  - 頭痛や多飲多尿を伴う．
  - 男児で胸がふくらみ，大きくなる．

◉ 一般的な対応と注意すること

- 成長曲線を評価し，手のエックス線で骨の成熟をみます．
- 上記の注意してみる症状があるときは，下垂体・性ホルモンの検査や腫瘍のチェックを行います．
- 結果によっては腫瘍への治療，ホルモンを抑える薬剤の投与を検討します．
- 異常のない早発乳房と思われても2〜3か月ごとに様子をみていきます．

解説

乳房腫大（肥大）の鑑別に際しては，正常の思春期発育を理解し，年齢と性別および乳房腫大以外の症状の有無などから，問題のない乳房発育と，何らかの疾患や投与された薬物による，治療が必要な思春期早発状態や女性化乳房かを鑑別する．

正常な思春期発育と評価

一般に，女児の場合，思春期に視床下部・下垂体-卵巣系が活性化し，卵巣からの女性ホルモン（エストラジオール）分泌により10歳前後より乳房が発育する．11歳頃に副腎由来男性ホルモンにより陰毛（大陰唇内側にまず出現）が発育，続いて腋毛が発生する．乳房発育開始から2年後（12〜14歳）の最大身長増加率を過ぎた頃に初経を迎える．

男児でも視床下部-下垂体系からの刺激により，精巣容量が増大し（平均10.8歳），精巣からの男性ホルモン（テストステロン）の増加により陰茎の発育，陰毛発生（平均12.5歳），ヒゲ・声変わりと進む．男女とも二次性徴の進行においては，身長の急激な増加（思春期スパート）を伴う．

二次性徴の進行の評価では，身長増加は，成長曲線・成長速度曲線で，二次性徴の進行をTanner（タンナー）段階で，成熟は骨年齢で評価する．

Tanner段階は，女児においては乳房，陰毛，男児においては精巣の大きさ，陰茎の大きさ，陰毛を評価し，まだ思春期の始まらない時期をTanner1度，成人の成熟状態をTanner5度，思春期の開始（女児で乳房の発育開始，男児で精巣の4mL以上の増大）をTanner2度として評価する．精巣容量は，orchidometer（精巣容量測定器）を用いて測定する．図1に女児の乳房発育のTanner段階を示す．

誕生日からの年齢：暦年齢（こよみねんれい）に対して，左手骨の成熟度を何歳相当かで表した骨年齢により，生物学的成熟度を評価する．骨年齢はTW2法を利用した日本人標準骨成熟アトラスにより判定する．骨年齢と暦年齢は一般にはほぼ一致，もしくは1年程度のズレがあるが，2年以上の開きのある場合には成長の促進や遅れを考える．

原因

乳房発育が正常の時期より促進する原因には，分娩障害，水頭症，脳炎・髄膜炎後遺症，脳腫瘍（視床下部過誤腫，胚芽腫など），頭蓋内への放射線治療や副腎・卵巣腫瘍などによる女性ホルモンの増加などがある．

それ以外の原因として薬剤（抗菌薬，抗潰瘍薬，循環器薬，抗悪性腫瘍薬，向精神薬），女性ホルモンの含まれた日用品や食品・化粧品の使用，プロラクチン増加，甲状腺機能異常，肝臓疾患，女性ホルモン分泌増加・男性ホルモン分泌低下，女性ホルモンやゴナドトロピン受容体の感受性亢進，原発性性腺機能不全（Klinefelter症候群，混合性腺形成不全）なども考慮する．片側性の乳房腫大の場合，まれではあるが血管腫，脂肪腫，リンパ管腫，乳腺腫瘍などが認められる場合もある．

よくみられる症状

よくみられる乳房腫大としては，以下のものがある．

① 新生児では男女とも母親由来の女性ホルモンにより乳房腫大をきたし，魔乳と呼ばれる乳汁分泌をみることがあるが，6か月までに自然退縮する．
② 女児の6か月〜2歳の早発乳房の多くは，その他の二次性徴，成長速度の促進を伴わず3歳までに退縮する．
③ 女児6〜7歳の乳房腫大はいわゆるワセで，特発性思春期早発症のことが多い．
④ 男児の40％以上で，思春期の始まりから2年以内に，思春期女性化乳房が認められるが，精巣由来テストステロンの増加により自然退縮する．

なお，男女とも乳房発育初期に痛みを伴うことがあり，この場合，左右同時ではなく，最初は片側だけのことがある．

一般的な対応と注意すること

女児では7歳6か月未満での乳房発育を認めた場合，思春期早発症を考え，乳房腫大の継続・増大，成長速度の促進，陰毛や腋毛，性器出血の出現，骨年齢の進行などを認めた場合は精査を行う．

乳房1度
（完全幼児型）

乳房2度
（budding）

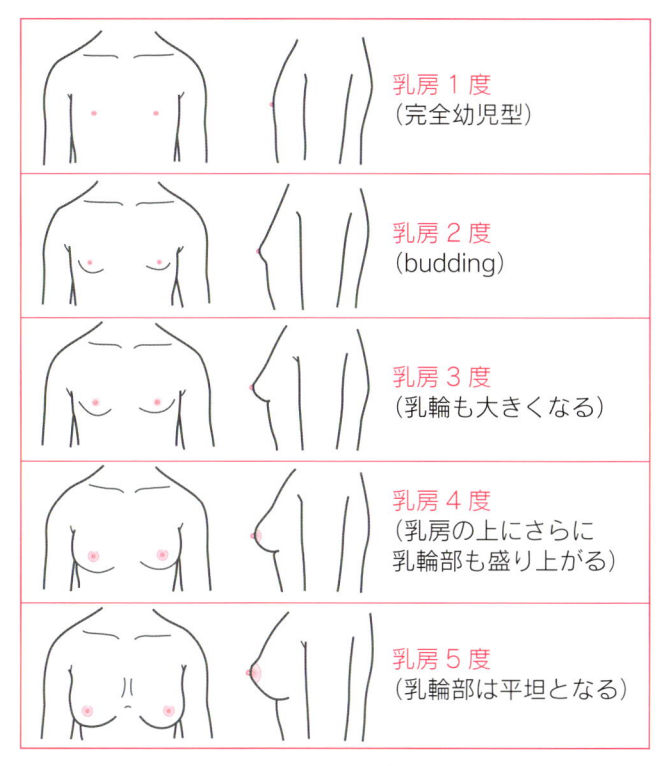

乳房3度
（乳輪も大きくなる）

乳房4度
（乳房の上にさらに乳輪部も盛り上がる）

乳房5度
（乳輪部は平坦となる）

図1　正常女児の乳房発達（Tannerによる）

1度：思春期前
2度：わずかにふくらんだとき，乳腺が乳輪下に触知される（budding）
3度：一見して乳房肥大がわかる
4度：乳房の上に乳頭と乳輪がさらに高まる
5度：（成人型）成熟．乳頭が隆起

女児において，器質性病変による乳房腫大は，5～6歳以前から始まることが多い．またカフェオレ斑（McCune-Albright症候群）や色素沈着，皮膚乾燥，甲状腺腫，笑い発作やけいれん，尿崩症，高体温，肥満，やせ，視力障害にも注意する．すなわち，中枢性思春期早発症として腫瘍などの下垂体病変の検索を行う．

一方，男児の乳房腫大のほとんどは前述の④で，男性ホルモンの一部が女性ホルモンに転換され，思春期初期に相対的に女性ホルモン高値となり，一過性の乳房腫大（生理的な思春期女性化乳房）のため，経過観察のみでよい．しかし，年齢や二次性徴が一致しないときや乳房腫大の増大を認めるときは，何らかの疾患や薬物の作用による，治療が必要な女性化乳房を考え，精査が必要である．

なお，早発乳房と考えられた場合でも中枢性思春期早発症に移行することがあり，前述の①，②と思われても，年齢・性別不相応の乳房腫大を認めた場合，男女とも2～3か月おきに乳房腫大の大きさ，身長増加の経過観察をする．女児の前述の①，②や男児の①，④以外の可能性を疑った場合は，小児内分泌専門医に紹介し，精査を行うこととする．

精査には，血液検査（IGF-1，LH，FSH，エストラジオール，テストステロン，ACTH，コルチゾール，甲状腺機能など），下垂体機能検査，頭部・腹部MRIや腹部・乳房超音波検査を行う．

治療を要する場合には，診断に応じてホルモン抑制療法や手術療法を行う．中枢性思春期早発症ではLH-RHアナログ（リュープリン®）を使用するが，身長予後よりも年齢不相応の二次性徴進行に伴う社会的な問題を中心に治療適応を判断する．

［志村　直人］

23 立ちくらみ（めまい），車酔い

◉ 立ちくらみ（めまい），車酔いとは

- ◆ 立ちくらみ（めまい）は，自分がいる空間を認識することがうまくできない感覚異常で，さまざまな状態で起こります．
- ◆ 車酔いは，走行中の車に乗っていて起こる吐き気・嘔吐などをいいますが，主に起立性調節障害の子どもに多くみられる現象です．

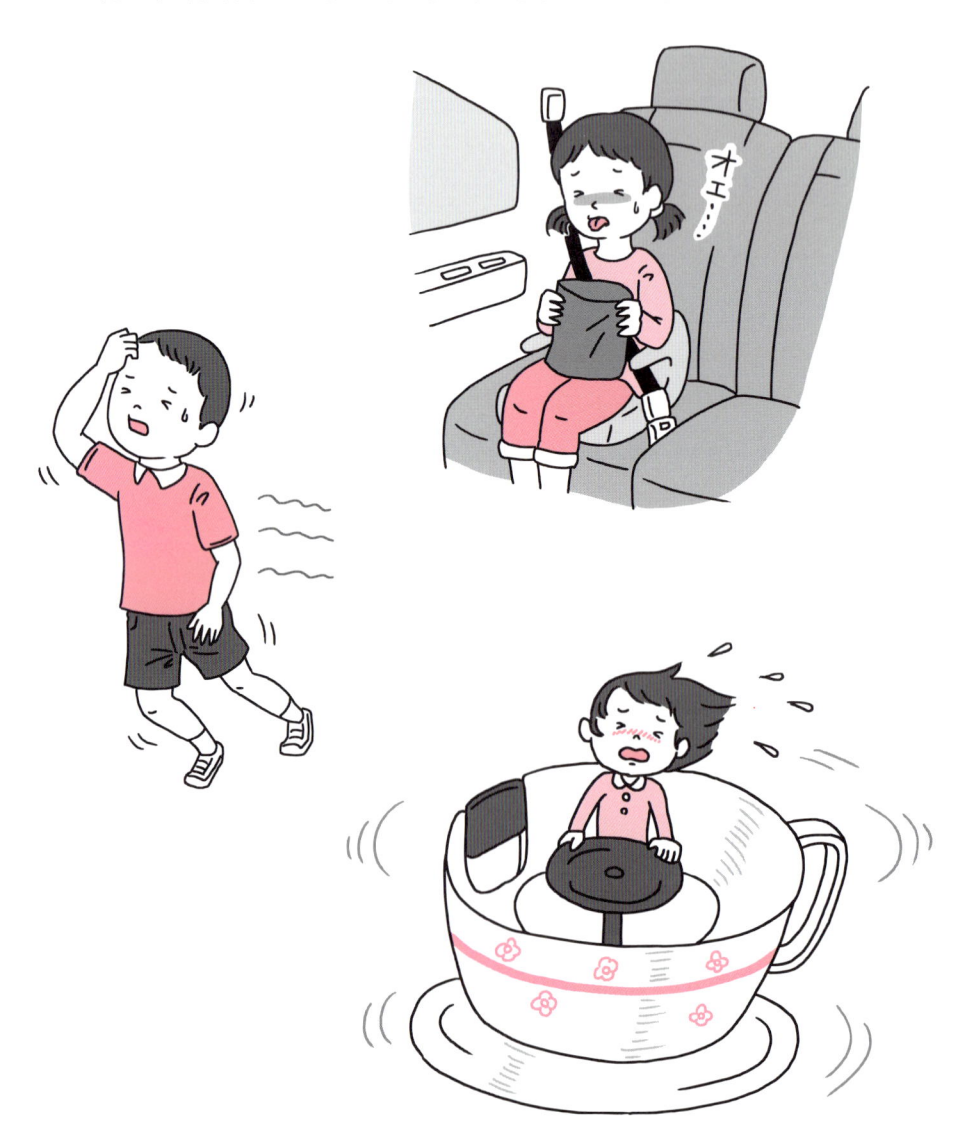

⊙ 原　因

以下のような場合があります．

- **起立性調節障害**：急に立ち上がったときなどの脳血流の減少によります．
- **末梢神経性めまい**：大部分は耳（内耳）の異常で生じる三半規管，前庭神経など末梢の神経の障害によります．
- **中枢性めまい**：脳血管障害，腫瘍，神経変性疾患が原因となる，脳幹や小脳の異常によります．

⊙ よくみられる症状

- **起立性調節障害**：血の気が引き，意識が遠くなるような感覚です．実際に失神に至る場合もあります．
- **末梢神経性めまい**：自分の体，または大地があたかも回転しているかのような感覚です．激しい吐き気や，体のバランスを失って倒れる場合があります．耳鳴り，聞こえにくさ，耳がふさがった感じを伴う場合も多いです．
- **中枢性めまい**：よろめくような，ふらつき感です．症状は軽いですが持続性の場合が多いです．

⊙ 一般的な対応と注意すること

- めまいの発作が起こったときは，まず横にして休ませます．
- 急に起き上がるとめまいが悪化したり，転倒したりする危険があるので，気をつけましょう．
- 立てない，歩けない，舌がもつれるなど，麻痺の症状がある場合は，危険なめまいの可能性があります．急いで受診しましょう．
- 治療法は，原因により異なります．

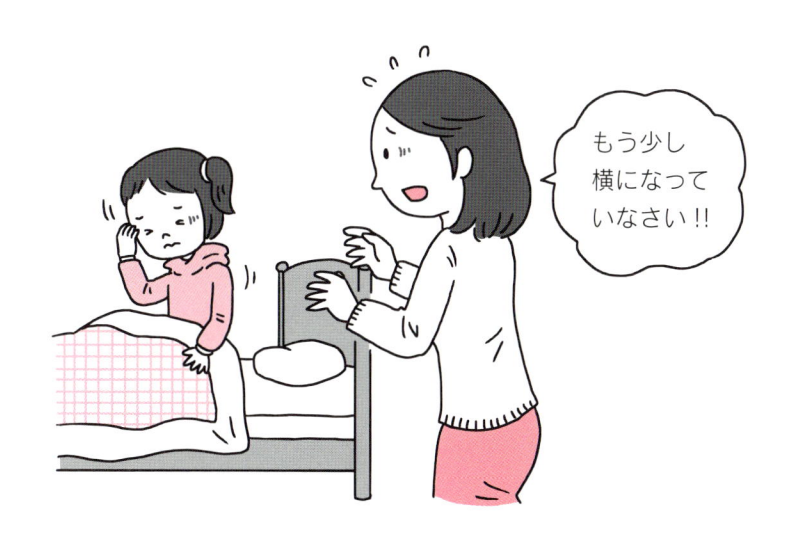

もう少し横になっていなさい!!

解説

立ちくらみ・めまいは空間認識の障害による知覚異常であり，さまざまな状態，疾患で認められる．以下に小児の代表的な原因疾患をあげる．

車酔いは主に起立性調節障害の患者に多くみられるため，幼児・学童に好発する現象である．

● 原因

起立性調節障害

小児の立ちくらみ，めまいでは原因として最も頻度が高い．本症は身体が急速に成長する小学校高学年以降にしだいに増加する傾向にある．下肢静脈の調節障害，特に起立に伴う血液の貯留が末梢に起こり，その結果，静脈還流量が減少し，心拍出量が低下し，一過性の脳虚血が生じた結果起こる．

末梢神経性めまい

末梢性めまいは内耳性と前庭性に分類される．内耳性には，原因不明の内耳の障害による突発性難聴や，内耳の水腫が原因のメニエール病，帯状疱疹ウイルスにより発症するHunt症候群などがある．前庭性には耳石の障害が原因の良性発作性頭位めまい症や，前庭神経炎が含まれる．

中枢性めまい

先天性眼振は生来の自発眼振で，神経学的異常をまったく伴わないものが多い．橋や中脳にある水平性注視中枢の異常が推論されている．

その他，感染症後に認められる急性小脳失調症，腫瘍（聴神経，脳幹部，小脳によるものが多い），脳幹障害や小脳障害，てんかん，片頭痛，脳血管障害，神経変性疾患などの基礎疾患が原因となりうる．

その他

最近増加しているめまいに，心因性めまいがある．不規則な生活，勉強や受験の不安，家庭問題，親子関係，いじめなどの小児の生活環境が誘因となる．

循環器疾患では不整脈や心筋症が，また血液疾患に伴う貧血もめまいの原因となりうる．

● よくみられる症状

起立性調節障害

めまいと立ちくらみを主徴とする．しかし症状は多岐にわたり，本症に特異的な起立に伴う大症状と，自律神経不安定症状を伴う少症状に大別される．本症の診断基準を表1に示すが，最近は簡略化されたものも使用されている．日本小児心身医学会の『小児起立性調節障害診断・治療ガイドライン』などを参照されたい．また，これらの症状はほかの器質的疾患でも発生しうるので，鑑別診断が重要である．

明らかな方向性のある回転性のめまいよりも，動揺感，眼前暗黒感，および起立時のふらつきを訴え受診することが多い．随伴症状として，小児では気持ち悪さや倦怠感を訴えることが多い．

末梢神経性めまい

末梢神経性めまいの共通の症状として，回転性で重度のことが多く，突発性・周期性に発症することが多い．脳神経障害は認めず，眼振は一側注視眼振，回転性，水平性である．

原則として前庭性めまいは耳鳴りや難聴は伴わず，内耳性めまいは耳鳴りや難聴を伴う．

❶ 突発性難聴

ある日，突然発来する高度な聴力障害にめまいを伴う場合がある．小児は難聴を訴えることは比較的少なく，耳閉塞感を主訴とする場合が多い．約半数が回転性のめまいを訴える．

❷ メニエール病

反復するめまい発作と難聴，耳鳴りなどの蝸牛症状が特徴で，めまい発作は数時間で終わるが，ふわふわした感じは数日間残る．

小児の特徴として，10歳以下はまれであること，めまい発作の回復が早い，耳鳴りは少ないが，めまいとともに片頭痛が起こることが多い，聴力障害は軽度で予後が良好であることなどがある．

❸ Hunt症候群

就学前の時期はまれである．末梢性顔面神経麻痺，三叉神経のヘルペス疹，内耳障害（めまいと難聴）を三徴とする．

❹ 良性発作性頭位めまい症

特定の頭位をとるとめまいが誘発，増強しはじ

表1 起立性調節障害（OD）の診断基準

大症状		
A．立ちくらみあるいはめまいを起こしやすい	⊞：しばしば（そっと立つ例も含める） ╬：ときどき（1週に1回） ＋：たまに（それ未満）	
B．立っていると気持ち悪くなる，ひどいと倒れる	⊞：しばしば（1週に1回） ╬：ときどき（1か月に1回） ＋：たまに（2か月に1回）	
C．入浴時あるいはいやなことを見聞きすると気持ちが悪くなる	⊞：しばしば（入浴ごとまたは熱い湯に入らずぬるま湯に入る） ╬：ときどき（入浴回数の半分以上） ＋：たまに（2か月に1回）	
D．少し動くと動悸あるいは息切れがする	⊞：しばしば（少し動いたときの2/3以上） ╬：ときどき（少し動いたときの半分以上） ＋：たまに（2か月に1回くらい）	
E．朝起きが悪く，午前中調子が悪い	⊞：しばしば（1週に3回以上） ╬：ときどき（1週に1～2回） ＋：たまに（それ未満）	

小症状		
a．顔色が青白い b．食欲不振 c．臍疝痛 d．倦怠あるいは疲れやすい e．頭痛	⊞：しばしば（1週に3回以上） ╬：ときどき（1週に1～2回） ＋：たまに（それ未満）	
f．乗り物酔い	⊞：しばしば（乗車ごとまたは車に乗れない例も含める） ╬：ときどき（乗車回数の半分以上） ＋：たまに（2か月に1回）	
g．起立試験で脈圧狭小 16 mmHg以上 h．起立試験で収縮期圧低下 21 mmHg以上 i．起立試験で脈拍数増加 1分21以上 j．起立試験で立位心電図のT₁ 0.2 mV以上の減高	g～jに関しては，悪心・嘔吐により起立試験に耐えられないときは，起立試験陽性とする	

以上A，Bは「たまに」（＋）以上を陽性とする．C，D，Eおよびa～fは「ときどき」（╬）以上を陽性とする．また，これらの症状が最近2か月以内に起こっていることが必要．大1小3，大2小1，大3以上で器質性疾患を除外した場合をODとする．

め，時間とともにめまいが消失する．めまいは2～3分で治り，めまい出現時に眼振が認められる．寝返りをうったときのめまいの有無，めまいの性状（回転性か否か）で推測できる．

中枢性めまい

中枢神経系めまいの共通の症状は，浮遊性で軽度であるが持続性である．注視方向性眼振やほかの神経症状を伴う．

❶ 先天性眼振

弱視や斜視を伴うのが一般的であるが，その程度は各個人で差が大きい．その他の神経症状を伴うことは少ない．小児期の中枢性めまいの約40％を占める．

❷ 腫瘍性疾患によるめまい

頭蓋内圧亢進症状や，脳局所症状を伴うのが特徴的である．運動時のふらつきのみを訴える場合もある．つまり回転性ではなく，平衡失調によるふらつき感であることに留意する．病期が進行してくると注視方向の眼振が出るので，診断の参考にする．最終的には画像診断で確定する．

❸ てんかん

嘔気，嘔吐，時には意識障害を伴うめまいを起こす．脳波により診断するが，腫瘍とも鑑別を要する．

❹ 急性小脳失調症

小児ではそれほどまれではない．特に，感染症の後に難聴のない急なめまいと歩行障害を訴えた場合，本症を疑う．指鼻試験の異常が診断の参考になる．

一般的な対応と注意すること

小児自身によるめまいの訴えはあいまいで，4～5歳以上でないと，はっきりとした自覚症状の表現は困難である．また他覚的所見も大変とりづらい．しかし，めまいには思わぬ器質的疾患が原因となっている場合があるので，慎重な鑑別診断が必要である

［高橋　健］

24 夜尿，遺糞

「夜尿」

- 5〜6歳を過ぎても月に数回以上「おねしょ」をすることを「夜尿症」といいます．

原因

- 「夜眠っている間につくられる尿の量」と「尿をためる膀胱の大きさ」のバランスがとれていないと「おねしょ」になります（飲水量が多く尿量が多い場合や，膀胱にためられる尿量が少ない場合です）．

よくみられる症状

- 塩分や水分をたくさんとっている子は，尿の量が多くなるので「おねしょ」をしやすくなります（多尿型）．
- 日中にこまめにトイレに行きすぎる子は，膀胱にためられる尿の量が少なくなります（膀胱型）．
- 家族や友達との関係がうまくいっていないときや，嫌なイベントがあると，そのストレスにより「おねしょ」をしてしまうこともあります．

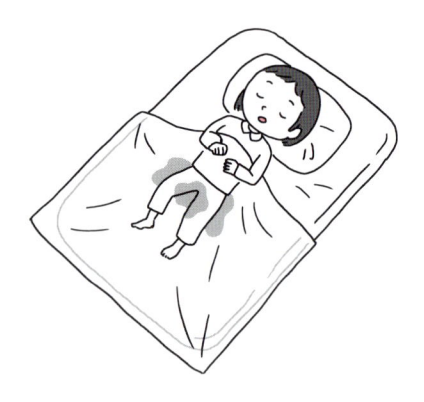

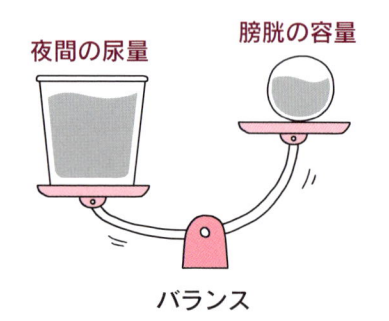

一般的な対応と注意すること

- 「起こさない」，「あせらない」，「怒らない」が生活の三原則です．
- 尿の量を減らすために，塩分と水分を控えましょう．特に寝る3時間前から控えることが大切です．
- 夜中に無理に起こさないようにしましょう．
  毎日の寝る時間や起きる時間を決めて，規則正しい生活リズムを確立しましょう．
- 冬など寒い時期には，寝るときに下半身を冷やさないようにしましょう．
- 病院では「尿を少なくする薬」や「膀胱に尿をためやすくする薬」などを使うこともあります．また，おねしょをすると音を出して起きるように促す「夜尿アラーム」を使うこともあります．

「遺糞」

- 4歳頃を過ぎても，トイレ以外で無意識に排便してしまうことが月に1回以上ある場合を遺糞症といいます．

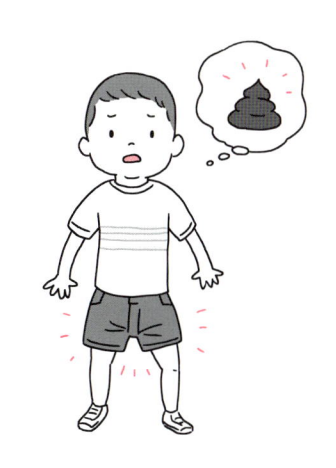

◉ 原因

- 慢性便秘などによる排便習慣の異常や，子どもの精神的なストレスやトイレ恐怖症などが原因となります．

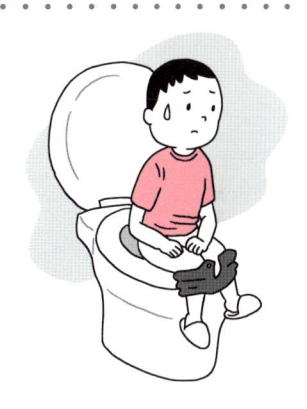

◉ よくみられる症状

- 便意がなくトイレに行かない場合と，便意があってもトイレに行かなくて漏れてしまう場合があります．

◉ 一般的な対応と注意すること

- 遺糞があっても怒ったり拒否したりせずに受け入れてあげることが大切です．
- 浣腸や下剤を使用し便秘を治してから，朝食30分後の排便習慣を身につけさせましょう．
- 家庭環境の調整をしたり，トイレへの恐怖感を取り除けるようなカウンセリングをしたりもします．

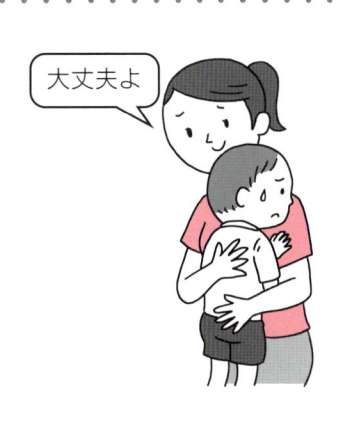

解説

夜尿

5～6歳を過ぎても夜間睡眠中におもらしをする場合を夜尿症という．乳幼児期の昼間のおむつがとれる頃より引き続きみられるものを一次性夜尿，自立排尿ができるようになって少なくとも数か月間，夜尿がみられなかった後に再び出現してきたものを二次性夜尿という．二次性夜尿は心因性や器質的疾患が原因となるものが含まれる．本項では一次性夜尿について述べる．

わが国では一次性夜尿の頻度は5歳児で20%あり，その後1年ごとに15～20%ずつ減少し，10歳で5%，15歳で1%程度となる．

● 原　因

ほとんどが明らかな原因となる疾患のない一次性夜尿症であるが，糖尿病や尿崩症などの多飲多尿をきたす疾患や先天性腎尿路奇形や膀胱炎などの尿路異常，潜在性二分脊椎などが原因となることがある．したがって，これらの疾患を疑わせる所見を伴っていれば，初診時に血液検査・超音波検査・腰椎エックス線検査などを施行して鑑別しておくことが肝要である．また，精神的ストレスにより夜尿がみられることもある．

● よくみられる症状

夜尿症の分類として，「多尿型」，「膀胱型」，「混合型」がある．

多尿型は，膀胱容量よりも夜間尿量が多いために夜尿となるもので，原因として塩分や水分の過剰摂取や，特に睡眠前の水分摂取などがある．

膀胱型は，膀胱容量が小さいために夜尿となるもので，日中も尿を貯留できずに頻尿となっていることが多い．

混合型は，多尿型と膀胱型をともに満たすもので重症のタイプといえる．

● 一般的な対応と注意すること

夜尿症は自然軽快することの多い疾患だが，医療機関で適切な治療を受けることで治癒率が2～3倍高くなるといわれており，医療機関での基礎疾患の鑑別と適切な生活指導・医療介入が重要である．

各々の病型による対応や注意は，多尿型では生活指導として，塩分や水分の制限，睡眠3時間前の水分摂取を控えることなどが有効である．また薬剤としては抗利尿ホルモンの点鼻や内服が有効であるが，水分制限がなされないまま抗利尿ホルモン療法を開始した場合，副作用として水中毒を起こすことがあり，必ず生活指導を徹底してから抗利尿ホルモンを使用するべきである．

膀胱型では排尿抑制訓練という排尿を我慢して膀胱容量を広げる方法もあるが，近年は夜尿が悪化することもあり全例に推奨するべきではないと考えられている．冬など寒い時期に悪化する場合は，しっかり入浴したり布団を温めておくことで改善することもある．また薬剤としては，膀胱機能を安定させ膀胱容量を増大させるために抗コリン薬の内服が有効である．副作用として口渇や便秘などがあり注意を要する．また，夜尿アラーム（夜尿の水分を感知してアラームが鳴る装置）を用いて覚醒させるアラーム療法が有効なことも多い．睡眠中の排尿抑制訓練となり，有効であればアラームが鳴る時間が徐々に遅くなり，機能的膀胱容量が増大し夜尿が改善する．

混合型では両方の治療を組み合わせることで治療を行う．また，心理的要素も大きく関与するので，規則正しい生活をしつつ焦らずじっくりと経過を追うことが大切である．

遺　糞

排便機能が自立する4歳を過ぎても，月に1回以上反復して不適切な場所に大便を出すことを遺糞という．

● 原　因

正常であれば直腸へ便が移動することで直腸が伸展され，直腸内壁にある圧受容体が作用して骨

盤内神経を介し大脳が感知することで便意が起こる．しかし，慢性便秘などにより直腸がはじめから伸展されていると，直腸に便がたまっても便意が起こらなくなり，便意がないまま漏便を起こしやすくなる．また便性が水様性の場合も直腸の伸展が起こらず，便意がないまま漏便を起こすことがある．

◉ よくみられる症状

便意により排便をコントロールできず，トイレ以外の場所で大便をしてしまう．本人も自信を喪失し，また保育者も育児の自信を喪失し，負のスパイラルへ陥ってしまうことがある．

◉ 一般的な対応と注意すること

治療としては便性の改善が第一となる．便秘があれば浣腸を施行し，便塊の除去を行ってから食物繊維の多い海藻や野菜の十分な摂取を促し，便塊の腸内滞在時間を短縮する．また，乳酸菌製剤を継続摂取し便性を整えることも必要である．

一般的に朝食摂取後30分程度で便意が起こり腸蠕動も活発になるので，そのタイミングで排便を促すことが重要である．排便の習慣を確立させ排便の成功体験を積み重ねることで，精神的な安定を得ることもできる．心理的要因が強い場合は，遺糞により関係が歪んでしまった親子関係を肯定的なものへ調整していくことが必要となる．児の遺糞にかかわらず，児が安心して笑顔で過ごせる家庭環境・家族関係を樹立していくことが先決である．また，自閉症など発達障害が潜んでいることがあり，治療抵抗性の場合は児童精神専門医への紹介も考慮する必要がある．

［原　聡］

25 ことばの遅れ，構音障害

◉ ことばの遅れとは

- ことばを話すのが遅れている ／ ことばの理解が遅れている に分けられます．
- 個人差や性差が大きいものです．

◉ 構音障害とは

- ことばを話すときに使われる筋肉や舌の動きが悪い，口の中の形の異常などによって，ことばの発声がはっきりとできないことです．

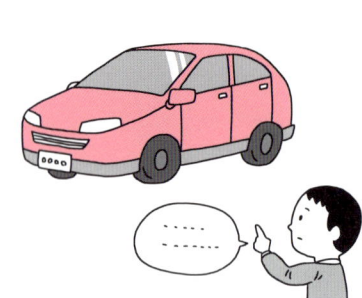

◉ よくみられる症状

■ ことばの遅れ

- **言語表出**：1歳6か月になっても，意味のある言葉を話さない．
  3歳で2語文を話さない．
- **言語理解**：1歳6か月になっても簡単な指示を理解しない，絵本の指さしをしない．

■ 構音障害

- いわゆる幼児語が残る場合が多くみられます．
- 子音が抜ける（はっぱ→あっぱ），行の置換（サ行→タ行：さかな→たかな），発音の歪み（「さ」が「しゃ」に聞こえる）などもあります．
- 口唇口蓋裂などの形態異常がある場合は，異常な発音を認めます（おかあさん→おたあたん）．

◉ ことばの遅れの原因とその対応

① 生理的範囲内の遅れ

- 男の子に多く，家族性のこともあります．
- 話すことばは遅れていても，理解は良好です．
- 経過観察の後に，自然にことばが出てくることがほとんどです．

② 環境によることばの遅れ
- テレビなどのメディアを1人で子どもに見させている時間が長い，お母さんたちがメディアに夢中になり，子どもに話しかける頻度が少ないなどの場合にみられます．
- 家庭内で2か国語以上の言語が同時に使用されている場合もあります．
- 環境の改善によってことばが出てくることが期待できます．

スマホやタブレットに子守りをさせないで!!

③ 聴力障害
- 聴力障害があると，ことばのまねができないため遅れます．片側性の場合や軽度の場合でも聞こえが十分でないため，遅れることがあります．
- 聴力障害は早期に診断し補聴器などの支援が必要です．

④ 知的障害
- 発語と理解の両方が遅れます．
- 社会性には問題がなく，コミュニケーションは良好です．
- ことばの発達だけでなく全般的な発達水準を評価して診断します．

⑤ 自閉症スペクトラム障害（ASD）
- ことばの遅れを指摘されて気づかれることが多く，ほかに視線が合わない，人と一緒に遊んだり感情の共有ができない，こだわりが強いなどの症状があります．
- 早期の療育介入が必要です．

⑥ 特異的言語発達障害
- 発達の中で，発語だけ遅れる場合と理解も遅れる場合があります．
- 通常，小学校に入る頃には日常の会話ができるようになります．
- 一部には会話のまずさや，その場にあった会話ができないなどの問題を残すことがあります．

⑦ 脳性麻痺
- 全般的なことばの発達に遅れを認めることが多く，遅れが軽度の場合でも発声の問題（構音障害）を認めることがあります．

⑧ 注意欠如・多動症（ADHD）
- 特に発語の遅れを認めますが，しだいにことばは増え4〜5歳になると文章もよく話すようになります．
- 我慢をすることが難しく，会話の途中で割り込む，話を最後まで聞けないなども特徴です．

解説

ことばの遅れとは，暦年齢相当のことば（単語・文章）が出ないことで，言語表出のみが遅れる場合や，表出・受容言語ともに遅れることもある（表1）．

構音障害とは，ことばの発声にかかわる形態（口唇口蓋裂など）・機能の異常により明瞭な発声が障害されることである．

原因（表2）

ことばの遅れ

①生理的範囲内の遅れ，②養育環境による影響，③疾患による症状としてのことばの遅れ，に分けることができる．以下，それぞれについて述べる．

❶ 生理的範囲内の遅れ

男児に多く，家族性のこともあり病的な意義はない．定期健診などで言語発達の遅れを指摘されても，経過観察の後に自然に出てくることが多い．この場合，言語表出は認めないが理解は良好である．

❷ 養育環境による影響

家庭の中で日本語とそれ以外の言語が同時に使用されている場合，言語表出が遅れることがある．また，1人でテレビなどを見る時間が長い場合も，コミュニケーションが一方通行になってしまい言語表出が遅れることがある．虐待などの不適切な環境では，養育者と子どもの間に相互のやりとりが失われ，言語および社会性の発達に影響がある．

❸ 疾患による症状としてのことばの遅れ

①聴覚障害

両側性感音性難聴ではことばの発達に大きな影響がある．片側性の場合は目立たないことが多い．慢性化した滲出性中耳炎などの耳鼻咽喉科疾患による伝音性難聴でもことばの発達に影響を与えることがある．

②知的障害

ことばの遅れの原因として最も多く，表出言語と受容言語の両方が遅れることが多い．コミュニケーションスキルには問題がなく，場や人に応じた会話が可能である．

③自閉症スペクトラム障害（ASD）

ことばの遅れで気づかれることが多い．ことばの遅れ以外に，視線が合わない，他人と興味が共有できない，こだわりなどを認める．また，ことばが出はじめても，会話として成立せず，オウム返しや独特のことばの使用がある．

④特異的言語発達障害

言語表出が遅れる場合と受容言語ともに遅れる場合があるが，就学頃には日常の会話ができるようになる．しかし一部には，学齢期になっても言語表出が稚拙で，指示を正確に理解できない，友人と場にあった会話ができないなどの問題が残ることがある．

表1　ことばの遅れの目安

年　齢	表出言語	受容言語
1歳6か月	意味のあることばがない	簡単な指示に従うことができない（「ごみをポイして」「これをパパに渡して」など）
3歳	2語文が出ていない	何が？誰が？どこ？という質問がわからない

表2　ことばの遅れの主な原因

1. 生理的範囲内のことばの遅れ
2. 環境の影響
3. 疾患の症状としてのことばの遅れ
    - a. 聴覚障害
    - b. 知的障害
    - c. 自閉症
    - d. 特異的言語発達障害
    - e. 脳性麻痺
    - f. 注意欠如多動性障害
    - g. その他

⑤脳性麻痺
　表出・受容とも全般的な言語の発達に遅れを認めることが多い．構音障害を呈することもある．

⑥注意欠如・多動症（ADHD）
　ことばの遅れ，特に言語表出の遅れを認めることが多い．しかし，しだいに発語が増えて4〜5歳になると文章もよく話すようになる．

⑦その他
　染色体異常や筋疾患，神経疾患などでもことばの遅れをきたす．

構音障害
　口唇口蓋裂などによる形態や機能の異常による器質的構音障害と，原因の特定できない機能性構音障害とがある．

よくみられる症状

ことばの遅れ（表1）
- 表出言語：1歳6か月健診にて意味のあることばが出ない．3歳児健診で2語文がない．
- 言語理解：1歳6か月健診にて簡単な指示に従うことができない．指さしができない．

構音障害
　通常，構音の発達は母音から始まり，6〜7歳で90％の子どもは子音を習得する．発達過程での構音の省略（子音が抜けて母音のみになる），置換（カ行がタ行，サ行がタ行になる），歪み（「さ」が「しゃ」に聞こえる）などが残る場合や，口唇口蓋裂などではタ行やサ行など舌の先を使う音が聞き取りにくいことが多い．

一般的な対応と注意すること

ことばの遅れ
　言語発達は個人差や性差が非常に大きく，また個人でも時期による違いが大きい．評価した時点での遅れが将来も続くものではないことも多く，このことを理解し養育者に伝える必要がある．

　ことばの遅れの原因を明らかにし，早期に療育などの介入が必要かどうかを判断する．言語表出の遅れのみでなく理解にも遅れはないか，診察室での行動の観察や問診から発達障害の疑いがないかなどを含め，全般的な発達評価が必要となる．また軽度の聴覚障害は見逃されやすいが，音声は聞こえるがことばとしての聞こえが十分でないため，聞き違いや理解の曖昧さなどからことばの遅れをきたすことがある．

　1歳6か月健診で言語表出は遅れているが，受容言語や行動面には問題がない場合は，2歳まで経過観察を行い，家族には言語発達には個人差が大きいことを説明し，焦らず見守ることが大切であると伝える．不適切な養育環境やメディアによる子どもの発達への影響は，正しい知識を身につけ，家族に伝えていく必要がある．

構音障害
　器質的構音障害では，原疾患の治療を行う．口唇口蓋裂や鼻咽喉閉鎖不全などでは40〜50％に構音障害を認めるため，治療と並行して言語訓練が必要になる．機能的構音障害では，4〜5歳より言語訓練を行うことが多く治癒率も高い．

［吉川 尚美］

26 多動，自閉

◉ 多動とは

- 不注意なミスが多い
- 物をよくなくす
- 気が散りやすい
- じっとしていられない
- 順番を待てない

などが特徴です．

- 注意欠如・多動症（ADHD）に代表されます．

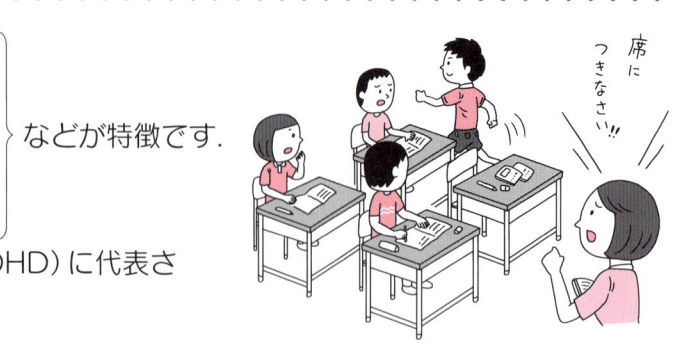

◉ 自閉とは

- 他人との感情の共有が少ない
- コミュニケーションがうまくとれない
- 他人と一緒に遊べない
- 物などに対しこだわりが強い
- 状況の変化に対応できない

などが特徴です．

- 自閉症スペクトラム障害（ASD）に代表されます．

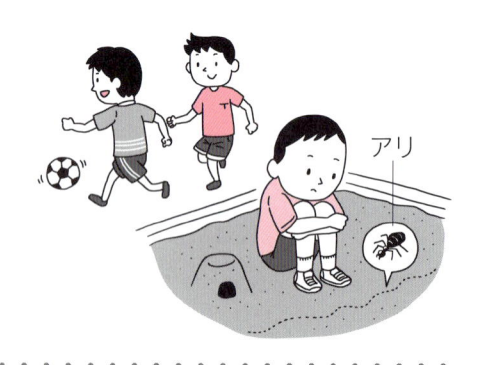

◉ 原因

- 多動・自閉とも明らかな原因は不明です．
- 家族内で同様の特徴をもつことがあります．
- 家庭のしつけが原因ではありません．

◉ よくみられる症状

ADHDでは，前述の特徴のほかに
- 不注意の症状として，集中できない，人の話を聞いていない，整理整頓ができない，などもみられます．
- 多動・衝動性の症状として，授業中に動き回る，座っていてもそわそわしてしまう，イスからずり落ちる，会話に割り込むなどがあります．

第Ⅱ章　病気のチェック

ASD では，前述の特徴のほかに
- 幼児期には視線が合わない，ことばの遅れや発語はあっても会話にならないなどがあります．
- 学齢期になると，登下校のルートや朝の支度の順序を変えない，予定が急に変更になると混乱してしまうなどがあります．
- ことばの遅れのない自閉症（アスペルガー障害）や知的な遅れのない自閉症（高機能自閉症）もあり，すべてまとめて ASD として捉えるようになってきています．

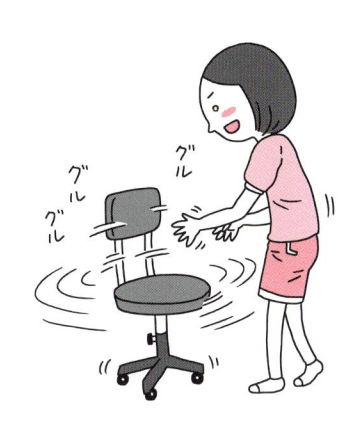

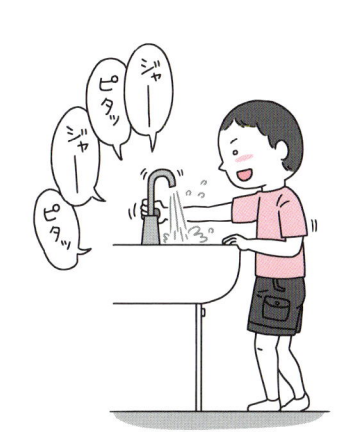

一般的な対応と注意すること

ADHD の症状では，
- 集中できない，気が散る → 児の周囲には物をあまり置かない，席順を変える．
- 整理整頓ができない → 色分けをする，所定の位置に写真を貼る．
- じっとしていられない → 具体的に期限を示す．
- 衝動的に騒ぐ，暴力をふるう → その行動に至るには必ず理由がある．理由を聞いたうえで，適切な行動を指導する．
- できたことは，ちょっとしたことでもきちんとほめることが，その行動を定着させるために大切です．

ASD の症状では，
- 早期に診断し，療育を行うことが重要です．
- 早期に気づくためにさまざまなツールがあり，質問式のものや診察などで使用されています（M-CHAT，CARS，ASQ）．
- ASD は治癒するものではありません．しかし，社会に適応するための対応を習得することでその特徴を目立たなくすることができます．

解説

多動とは，集中できないため忘れ物が多い，物をなくしやすい，落ち着きがない，物事を順序だてて行うことが難しい，衝動的，順番を待つことが難しいといった行動を指す．注意欠如・多動症（ADHD）の多動・衝動性症状としてみられる．

自閉とは，感情の共有が少ないなど社会的交流の欠如，言語的だけでなくジェスチャーなど非言語性コミュニケーションの欠如，友人との遊びの共有や関係づくりが困難，常同的・反復的な行動・言語，儀式化された行動，物や対象に対し強く固執した興味，といった特徴をもつ．従来の自閉症に代表される症状であるが，現在は知的な遅れのないもの（高機能自閉症），ことばの遅れのないもの（アスペルガー障害）も区別せず自閉症スペクトラム障害（ASD）という同じ枠組みの中で捉える考え方に変わってきている．

原因

多動・自閉ともにその原因は明らかになっていない．家系での発症の報告も多く，高齢の父親では自閉症発症リスクが高いことが知られている．

しかし，どちらも発達過程の早期より存在するため，養育者のしつけや環境が原因ではない．

よくみられる症状

多動の症状はイラスト頁にあげたが，ADHDとして対応するために認められる症候と診断基準を表1に示す．

一方，自閉についてはイラスト頁にあげた症状のほか，幼児期には指さしをしない，発語はあってもオウム返しが多く会話が続かない，学齢期になると，同じ質問ばかりする，人の気持ちや意図がわからない，冗談を文字通り受けとる，特定の興味に対する知識習得に没頭する，年齢相応の友人関係を築けない，などの症状を認める．また，このような特徴から集団生活の中に馴染めず，不登校や引きこもりといった行動上の問題が知られている．

表1 ADHDの診断基準

A. (1)か(2)のどちらか
(1)以下の不注意の症状のうち6つが少なくとも6か月間持続し，その程度は不適応的で，発達の水準に相応しくないもの
　＜不注意＞
　　a. 学業，仕事，またはその他の活動において，綿密に注意することができない，または不注意な間違いをする
　　b. 課題または遊びの活動で注意を集中し続けることが困難である
　　c. 直接話しかけられたときにしばしば聞いていないように見える
　　d. 指示に従えず，学業，用事，または職場での義務をやり遂げることができない
　　e. 課題や活動を順序立てることが困難である
　　f. 精神的努力の持続を要する課題に従事することを避ける，嫌う，いやいや行う
　　g. 課題や活動に必要なものをなくしてしまう
　　h. 外からの刺激によってすぐ気が散ってしまう
　　i. 日々の活動で忘れっぽい
(2)以下の不注意の症状のうち6つが少なくとも6か月間持続し，その程度は不適応的で，発達の水準に相応しくないもの
　＜多動性＞
　　a. 手足をそわそわと動かし，または椅子の上でもじもじする
　　b. 教室やそのほか座っていることを要求される状況で離席する
　　c. 不適切な状況で，余計に走り回ったり高いところへ上がったりする
　　d. 静かに遊んだり余暇活動につくことができない
　　e. "じっとしていない" または "まるでエンジンで動かされている" ように行動する
　　f. しゃべりすぎる
　＜衝動性＞
　　g. 質問が終わる前に出し抜けに答え始めてしまう
　　h. 順番を待つことが困難である
　　i. 他人を妨害し，邪魔する
B. 多動性-衝動性または不注意の症状のいくつかが12歳以前に存在し，障害を引き起こしている
C. これらの症状による障害は2つ以上の状況［例：学校（職場）と家庭］において存在する
D. 社会的，学業的，または職業的において臨床的に著しい障害が存在するという明確な証拠が存在しなければならない
E. その症状は，統合失調症，またはほかの精神病性障害の経過中のみに起こるものではなく，ほかの精神疾患ではうまく説明されない

（DSM-5 一部改変）

表2 ASDの診断基準

A. 現在または過去から以下のように示される複数の状況にわたる社会的コミュニケーションと社会的交流の持続的な欠陥
　1. 通常の会話のやりとりにおける失敗と社会的な接近における異常，関心や感情や情動の共有の少なさ，社会的交流の開始や応答の失敗といった社会的・感情的交流の欠陥
　2. 言語的そして非言語的コミュニケーションにおける調和の取れなさ，アイコンタクトやボディランゲージの異常やジェスチャーの使用や理解の欠陥，表情の表出や非言語コミュニケーションの完全な欠陥といった，社会的交流に用いられる非言語のコミュニケーション行為の欠陥
　3. 様々な社会的な状況に適切な行動に適合させることへの困難，創造的な遊びの共有や友人をつくることの困難，仲間への関心の欠陥といった，関係づくり，その維持，その理解の欠陥
B. 現在または過去から，少なくとも以下の2つで示される，制限された反復される行動や興味や活動の様式
　1. 常同的または反復的な運動性の行動，物体の使用，または発言
　2. 同じであることの強要，ルーチンへの頑固な固執，または言語的または非言語的な行動の儀式化された様式
　3. 強さ，または対象において異常な，強く制限され固執した興味
　4. 感覚入力の過剰または過少，または環境に対する感覚への普通ではない関心
C. 発達の早期に症状が必ず出現している
D. 症状は，社会的・職業的・ほかの現在の機能の重要な領域における臨床的に著しい障害を引き起こしている
E. これらの障害が知的な障害（知的発達障害）または広範な発達遅延でよりよく説明されない．知的な障害と自閉症スペクトラム障害はしばしば併発し，自閉症スペクトラム障害と知的障害の併存を診断するには社会コミュニケーションが全体の発達水準から期待されるよりも低い必要がある

(DSM-5 一部改変)

一般的な対応と注意すること

ADHDと診断されたら，次のような対応を行う．困った状況と行動を起こした理由を明らかにし，どうすべきだったかを具体的に示す．家庭内あるいは学校での困った行動に対し周囲が理解し，子どもが対応していくために環境調整を行う．席順を変える，忘れ物のチェックリストを作る，手順をわかりやすく示すなどがある．そして，適切な行動ができた際には，きちんとほめることでその行動が定着していく．養育者に対しては，生活での対応を学ぶペアレントトレーニングや，子どもに対してはソーシャルスキルトレーニングも効果的である．心理社会的な支援で十分な改善を得られないときに薬物療法（メチルフェニデート，アトモキセチン）を併用する．

一方，ASDに対しては，早期に診断し，早期に適切な対応を行うことが大切で，学齢期以降の行動上の問題やうつ病などの併存障害の発症を防ぎ，長期予後を改善する．そのため，早期にその特徴に気づくためのスクリーニング検査として，M-CHAT（The Modified Checklist for Autism in Toddlers），質問紙や観察による尺度として，CARS（Childhood Autism Rating Scale），ADI-R（Autism Diagnostic Interview Revised），ASQ（Autism Screening Questionnaire）などがあり，診断の助けとなるため気になる子どもたちに対し積極的に取り入れ，早期の療育につなげていく．ASDの診断基準を表2に示す．TEACCHプログラムやABA（応用行動療法）は現在，最も有効な療育方法とされ，年齢や症状の程度に合わせたプログラムが組まれ集中的に行われる．また，併存障害として，行動の問題や不安障害・強迫症状などには薬物療法を行う．

［吉川 尚美］

27 泣き入りひきつけ

◉ 泣き入りひきつけとは
- 激しく泣いた後，呼吸が止まり発作が起こります（「憤怒けいれん」ともいう）．
- 生後6か月〜1歳6か月頃に発症します．

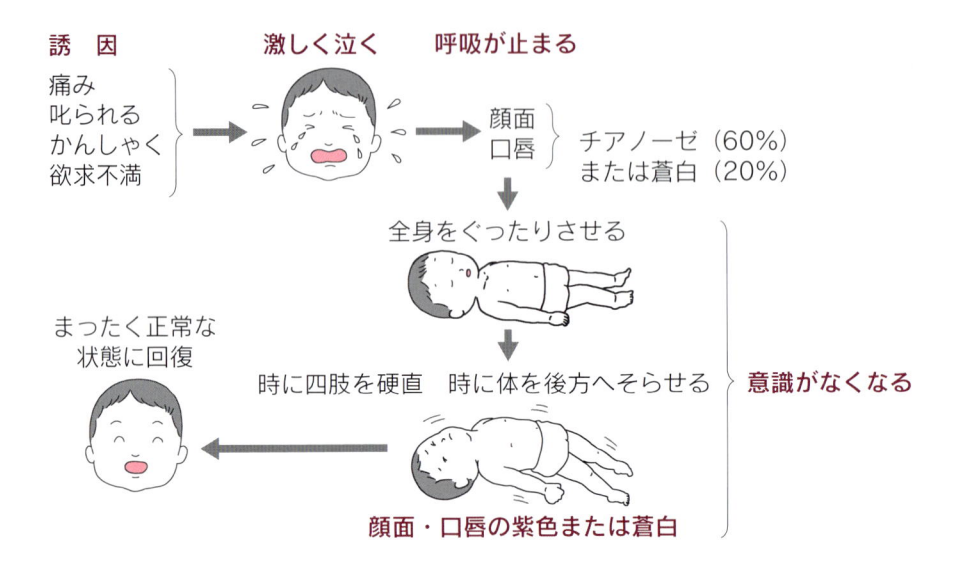

誘因：痛み／叱られる／かんしゃく／欲求不満 → 激しく泣く → 呼吸が止まる → 顔面・口唇：チアノーゼ（60%）または蒼白（20%）→ 全身をぐったりさせる → 時に四肢を硬直　時に体を後方へそらせる／顔面・口唇の紫色または蒼白｝意識がなくなる → まったく正常な状態に回復

◉ 原因
- この病気の明らかな原因は不明です．
- 呼吸中枢，心臓・血管運動抑制中枢の反射などが考えられています．

◉ よくみられる症状
- 発作には，転倒による痛み，かんしゃく，欲求不満などの誘因が必ずあります．
- イラストのような症状がありますが，全経過は1分以内で正常に回復します．

◉ 一般的な対応と注意すること
- ほとんどの子で治療の必要はなく，予後は良好です．
- 5歳までに85%，6歳までに90%が自然に治ります．
- 発作を起こす子には，かんが強い，我が強い，攻撃性，反抗的などの性格傾向がみられることがあります．我慢ができ，ほかの人を思いやる心を育てましょう．
- 親子関係に問題がみられることがあります．過保護や気まぐれな育児態度などに注意してください．
- てんかんへの移行や，知能の遅れの原因となることはありません．

解説

　乳幼児が激しく泣いた後，呼吸を止め，ぐったりして，チアノーゼや顔面蒼白をきたし，意識消失，後弓反張，時にけいれんを伴う発作であり，「憤怒けいれん」ともいわれる．

● 頻度・素因・発症年齢

　本症の発生頻度は，報告者により異なるが，約5％前後と考えられる．性差はみられない．Lombrosoらによると，家族歴陽性のものが25％，その他の報告でも，近親者の乳幼児期に約25％に本症を認め，遺伝的素因は高率である．好発年齢は生後6か月～1歳6か月頃で，この時期に70～80％は発症する．6か月以前の乳児にみられる場合は，器質的な気道閉塞を考慮する必要がある．

● よくみられる症状

　発作には，転倒などによる痛み，叱られる，かんしゃく，欲求不満などの誘因が必ず存在することが特徴である．これらの誘因により激しく泣き，数秒以内に呼吸を止め，意識を消失させ，顔面・口唇が蒼白になったり，チアノーゼが出現したりする．全身の脱力に続いて，間代性けいれん，強直性けいれんを伴い，体を後方へ反らせる後弓反張がみられることがある．発作の終了とともに意識は回復し，正常行動へ戻るが，時に四肢の軽度脱力が残ったり，睡眠へ移行することもある．全経過は1分以内に終了する．顔面が蒼白となる単純型white syncopeは約20％，チアノーゼを伴う重症型blue syncopeは約60％にみられる．

　間欠期には何らの身体症状もみられないのが本症の特徴であるが，行動面ではかんしゃく発作，多動，反抗的，攻撃性などの問題行動を伴う頻度が高い．かんが強い，我が強い，頑固，神経質などの性格傾向を伴うものもある．

● 一般的な対応と注意すること

　てんかん発作との鑑別が大切で，表1に示す．重要な点は，泣き入りひきつけでは発作前に，痛み，怒るなどの明らかな誘因を常に認めることである．

　本症の長期間の追跡でLombrosoらは，5歳までに85％が，6歳までに90％が自然消失したと報告しており，遅くとも7歳までに発作は消失すると考えてよい．本症の治療には特別なものはなく，抗てんかん薬の投与も無効である．一般に治療の原則は，健全な親子関係(両親，特に母親と子ども)を成立させることにある．家庭や保育環境に問題がある例が多いので，過保護，気まぐれな育児態度，食事・排泄などの生活習慣の自立に留意する．子どもの性格傾向を熟知し，我慢(自己抑制)ができ，他人の心の理解(共感性)ができる子どもに育てるよう努める．発作に対する両親の不安は子どもとの関係で悪循環となることが多いので，両親には本発作は危険がなく，予後も良好であることを十分理解させ，安心させるといったカウンセリングも大切である．

表1　てんかん発作との鑑別

	泣き入りひきつけ	てんかん発作
年　齢	6か月～4歳	すべての年齢
誘　因	あり(泣く，痛み)	なし
発作の型	脱力から強直	さまざま
チアノーゼ	最初にあり	最後に出現
持続時間	1分以内	数分以上
脳　波	正常	異常
予　後	7歳までに消失	さまざまな年齢で消失
治　療	不要	抗てんかん薬

誘因がもっとも重要→

［高橋　系一］

28 熱を出しやすい子

◎ 熱を出しやすい子とは
- 一般的に毎月1回以上の発熱を繰り返す場合に「熱を出しやすい」ということが多いです．
- 小児科医にとって子どもの発熱とは，わきの下で測定して37.5℃以上をいいます．

◎ 原　因
- 原因の多くは感染症の反復です．免疫が未熟な1歳未満で，集団生活を始めたり，兄・姉がいる場合などは感染の機会が多くなります．
- 感染の機会がほとんどない場合や，年長児になっても感染症の頻度が減らないときには免疫不全症を疑います．
- 同じ部位の感染症を反復する場合には，先天的な解剖学的異常を疑います．
- 熱の原因が感染症でない場合には，免疫反応により起こる炎症の病気（リウマチ疾患・自己炎症性疾患）も考えられます．

◎ よくみられる症状
- 感染症による「熱を出しやすい子」は，咳，ゼーゼー，鼻水などの気道症状や，嘔吐や下痢などの胃腸症状を伴います．

1）感染症の症状

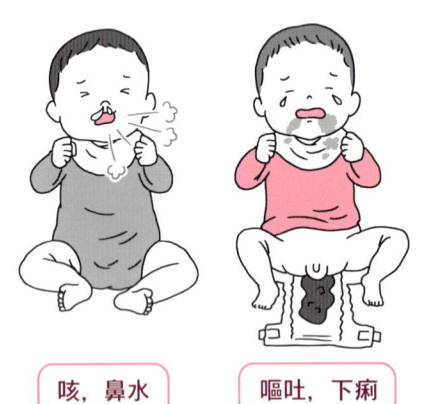

咳，鼻水

嘔吐，下痢

2）感染症ではない可能性が高い症状

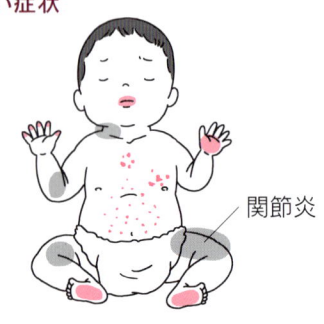

関節炎

発疹，関節炎（腫れと痛み），口内炎

発熱と一緒にみられる症状

表 1　原発性免疫不全症を疑う 10 の徴候

① 乳児で呼吸器・消化器感染症を繰り返し，体重増加不良や発育不良がみられる
② 1 年に 2 回以上肺炎にかかる
③ 気管支拡張症を発症する
④ 2 回以上，髄膜炎，骨髄炎，蜂窩織炎，敗血症や，皮下膿瘍，臓器内膿瘍などの深部感染症にかかる
⑤ 抗菌薬を服用しても 2 か月以上感染症が治癒しない
⑥ 重症副鼻腔炎を繰り返す
⑦ 1 年に 4 回以上，中耳炎にかかる
⑧ 1 歳以降に，持続性の鵞口瘡，皮膚真菌症，重度・広範な疣贅（いぼ）がみられる
⑨ BCG による重症副反応（骨髄炎など），単純ヘルペスウイルスによる脳炎，髄膜炎菌による髄膜炎，EB ウイルスによる重症血球貪食症候群に罹患したことがある
⑩ 家族が乳幼児期に感染症で死亡するなど，原発性免疫不全症候群を疑う家族歴がある

1 つ以上当てはまるときは精査が必要．　　　　（「厚生労働省原発性免疫不全症候群調査研究班 2010 年改訂」より作成）

- 免疫不全症を疑う症状には 10 の徴候があります（表 1）．
- 同じ部位の感染症を反復する場合，尿路感染症（膀胱尿管逆流症・水腎症），肺炎（肺分画症），髄膜炎（髄液瘻）などがあります．
- リウマチ疾患や自己炎症性疾患では，熱のほかに関節痛，発疹，口内炎，全身のだるさなどを伴います．

一般的な対応と注意すること

- 体温を測定して記録をつけることが大切です（体温表）．子どもは環境（暑い中や運動後など）で体温が上がりやすいので，涼しい中で少し安静にしてから体温を測定します．熱が出たときに同時にあった症状も記録してください．
- 保育園など集団生活を始めたばかりの乳幼児で，熱が出ても全身状態が悪くならずに数日で軽快する場合はほとんど問題ありません．
- 完全に症状がよくなるまで保育園を休むか，または病児保育を利用して再感染の機会を減らすことが必要です．
- 通常，集団生活を始めて半年ぐらいたてば，免疫ができて熱を出さなくなります．
- 乳幼児でかぜの反復と思っても，黄色や緑色の鼻汁が続く場合には中耳炎が反復している場合があります．
- 感染症の頻度が減らない場合や重症な感染症にかかった場合には，免疫不全症の検査が必要となります．
- 感染症がなくて発熱を繰り返す場合には，解剖学的な異常，リウマチ疾患，自己炎症性疾患，悪性腫瘍などの病気があることが多く，詳しい検査が必要です．

解　説

　「熱を出しやすい子」の明確な定義はないが，一般的に毎月1回以上の発熱を繰り返す子や高熱を出しやすい子のことをいうことが多い．小児の発熱の多くは感染症が原因だが，反復する場合には鑑別診断が必要である．

● 原　因

　最初に感染症かどうかを判断する．さらに同じ臓器の感染症の反復の場合は，先天的な解剖学的異常を疑って精査する．尿路感染症では膀胱尿管逆流症や水腎症を，同じ部位の肺炎では肺分画症や肺低形成を，髄膜炎では髄液漏を疑う．溶連菌感染症や扁桃炎の反復では扁桃肥大の場合がある．

　同じ臓器の感染症でない場合は，年齢，集団生活の有無，同胞の有無を確認する．兄姉が多い場合や集団生活を開始したばかりの乳幼児では，毎月感染症に罹患することはよくあるが，年齢が上がっても頻度が減少しない場合や重症感染症に罹患した場合は表1の免疫不全症を疑う．反復性中耳炎でIgGサブクラス欠乏症の場合もある．悪性腫瘍など基礎疾患があるために易感染となる続発性免疫不全症の鑑別も行う．

　熱の原因が感染症でない場合には，若年性特発性関節炎などのリウマチ疾患や自己炎症性疾患を鑑別する．いずれも発熱以外の症状や身体所見が重要となる（表2，表3）．

● よくみられる症状

　感染症を反復する子によくみられる症状および免疫不全症を疑う10の徴候（1つでも当てはまる場合は精査）はイラスト頁の表に示した．

　リウマチ疾患の場合は，関節炎，皮疹，口内炎，肝障害などの症状が出現する（表2）．自己炎症性疾患の場合は周期的な発熱が特徴で，その他に疾患によって多彩な症状を呈する（表3）．

● 一般的な対応と注意すること

　発熱が感染症によるものかどうかを診断して，感染症の場合はそれに対して適切な治療を行う．発熱の程度と期間および随伴症状を，保護者に毎回記録させる．同じ臓器の感染症の場合は解剖学的異常がないか，超音波，CT，MRIなど画像検査を行い検索する．

　免疫不全症を疑う場合は，まず続発性を否定してから免疫スクリーニングを行う．免疫スクリーニングに必要なのは，白血球数（好中球，リンパ球，単球の％と絶対数，形態），赤血球，Hb，血小板，免疫グロブリン（IgG，IgA，IgM，IgG$_2$サブクラス：年齢の標準値と比較），補体（CH50，C3，C4），ワ

表1　免疫不全症

A. 原発性免疫不全症の分類
　1) 抗体欠乏症（Bリンパ球機能不全）
　2) 複合免疫不全症
　3) 食細胞機能不全症
　4) 原発性補体欠乏症
　5) 免疫以外の症状をもつもの
B. 続発性免疫不全症の原因
　1) 年齢：未熟児，新生児，高齢者
　2) 感染：ウイルス，細菌，真菌，寄生虫
　3) 悪性腫瘍
　4) 自己免疫疾患
　5) その他：火傷，糖尿病，外傷
　6) 医原性：摘脾，移植，放射線，ステロイド，免疫抑制薬，抗がん薬，血漿交換
C. 後天性免疫不全症候群（AIDS）

表2　小児リウマチ疾患を疑う場合

1. 発熱以外の症状
　1) 肝脾腫
　2) 関節痛，関節炎
　3) 皮疹
　4) リンパ節腫脹
　5) レイノー現象
　6) 全身性の多彩な症状
2. 診断に必要な検査
　1) リウマトイド因子
　2) 自己抗体
　　（1）抗核抗体
　　（2）抗DNA抗体
　　（3）抗SS-A/SS-B抗体
　　（4）抗Scl抗体
　　（5）抗リン脂質抗体
　　（6）抗好中球細胞質抗体
　3) 補体
　4) 免疫複合体
　5) 急性期相蛋白
　6) 血清アミロイドA
　7) HLA

表3 周期性発熱を伴う代表的な自己炎症性疾患

	略　語	変異遺伝子	周　期	発　熱	発熱以外の症状
周期性発熱 アフタ性口内炎 咽頭炎 頸部リンパ節炎症候群	PFAPA	不明	3～8週間ごと	3～6日	アフタ性口内炎, 咽頭炎, 頸部リンパ節炎
クリオピリン関連周期熱症候群	CAPS	*CIAS1*	不定, 毎日	不定, 毎日	蕁麻疹様発疹, 関節炎, 骨幹端の変形, 中枢神経病変, 頭痛
TNF受容体関連周期性症候群	TRAPS	*TNFRSF1A*	数週間～数年	約5日～数か月	皮疹, 筋肉痛, 関節痛, 漿膜炎
高IgD症候群 （メバロン酸キナーゼ欠損症）	HIDS	*MVK*	4～6週	4～6日	頭痛, 嘔吐, 下痢, 腹痛, リンパ節腫脹, 肝脾腫, 発疹, 関節痛, アフタ性口内炎
家族性地中海熱	FMF	*MEFV*	約1か月ごと	数時間～96時間	胸膜炎, 腹膜炎, 関節炎, 二次性アミロイドーシス

クチンや罹患のある感染症に対する抗体（百日咳抗体，麻疹IgG・水痘IgG・風疹IgG抗体など），リンパ球表面マーカー［CD3/CD4/CD8/CD19（CD20）/CD16/CD56］，PHAやConAによるリンパ球幼若化試験などである．

原発性免疫不全症診断の遺伝子検査が保険適用となり，専門施設で可能となった．原発性免疫不全症を疑ったときには，日本免疫不全・自己炎症学会で症例相談が可能となっている(https://www.jsiad.org/consultation/)．

感染症でない場合は，リウマチ疾患と自己炎症性疾患を鑑別する．ある一定の周期で発熱する場合は，自己炎症性疾患の可能性が高い．発熱時の血清アミロイドA高値に注意する．自己炎症性疾患の場合も，前述の学会のウェブサイトで相談が可能である．

［松原 知代］

29 時間外救急受診の目安

● 全身状態からみた時間外救急受診の目安

- **外観（見かけ）**：〈表情・反応〉視線が合わない，目つきが変，表情が乏しい・険しい・苦悶様，動きが乏しい，不活発
  ：〈意識〉傾眠傾向（うとうとした状態），不穏状態
  ：〈泣き方〉甲高い泣き声，呻吟（苦しそうにウーウーうなる）
- **呼吸**：胸がペコペコしている，呼吸がいつもよりかなり速いか遅い，ゼーゼーしている
- **皮膚の色**：顔色が悪い，皮膚の色がまだら

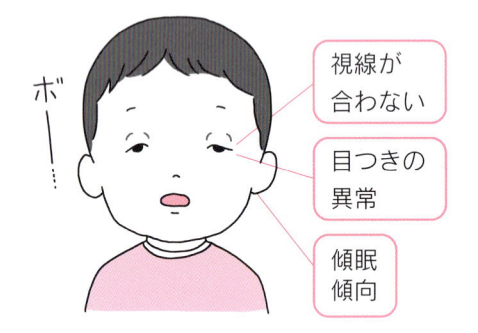

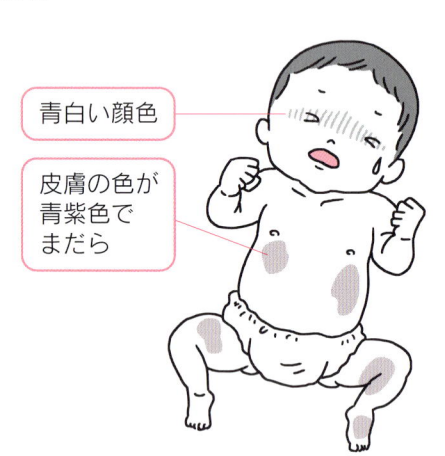

視線が合わない
目つきの異常
傾眠傾向
ボー…

青白い顔色
皮膚の色が青紫色でまだら

● 症状別からみた時間外救急受診の目安

- **発熱**：生後3か月未満の発熱
- **嘔吐・下痢**：嘔吐・下痢がずっと止まらない，涙が出ない・唇が乾燥・目が落ちくぼむ，強い腹痛を伴う，吐物が赤色か緑色，血便
- **咳嗽・喘鳴**：眠れない，話せない，横になれない，肩で呼吸をしている
- **けいれん**：初めてのけいれん，診断がついていないけいれん

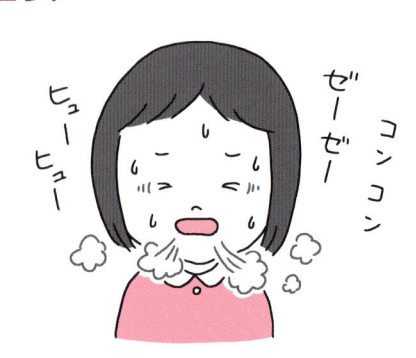

コンコン
ゼーゼー
ヒューヒュー

解説

　小児は病勢の進行が早く，重症化の予測が困難なこともあり，多くの保護者は不安な症状があれば小児科医に診察・治療を受けたいと時間外救急外来の受診を希望する．これが小児の時間外受診がコンビニ受診などと揶揄される原因ではあるが，その救急医療の本質は，軽症例に対して早期治療を行い重症化を阻止すること，および大多数の軽症例に潜む重症例を見逃さずに介入することであり，保護者の早期受診希望と相反することはない．しかし，時間外救急受診希望者をすべて受け入れることは，現在の日本において医療側のマンパワー不足からなされていないのが現実である．

　ここでは時間外救急受診が必要な目安を示すが，ここにあげた症状以外に，保護者の子育ての経験や不安の程度，医療機関までの距離，平日夜間なのか休日なのか，翌日にかかりつけ医にみてもらえるかなども加味しながら受診の有無を決定するのが現実的である．

● 時間外救急受診の目安（全身状態）
　—トキシック・アピアランス

　多呼吸・徐呼吸，チアノーゼ，頻脈・徐脈，活動性の低下，周囲の状況に反応しない，ぐったりしている，筋緊張低下，視線が合わないなどが単独，または複合的に合わさり直感的に"危険な状態"と感じられるような状態をトキシック・アピアランスと呼ぶ．普段，子どもに接している両親など保護者の感覚は正しいことが多く，発熱や嘔吐はないが，ぐったりしている，視線が合わない感じがする場合などは医療機関を受診したほうがよい．逆に子どもは元気だが熱っぽいので検温したら発熱していた場合，慌てて病院を受診する必要はなく，少し経過をみても大丈夫である．この考え方は発熱以外の症状にも当てはまり，嘔吐，下痢，咳嗽があっても元気があれば少し経過をみることができる．大切なのは普段からの子どもをよく観察しておくことであり，何らかの症状が出てきても普段の様子と変わらず元気であれば経過観察ができ，"いつもと違って何か変"であれば医療機関への受診が必要になる．

● 時間外救急受診の目安（症状別）

✚ 発　熱

　発熱は，時間外救急外来を受診する小児がよく訴える症状の中の1つである．40℃近くの高熱を認める場合，重症な病気からの発熱なのではと保護者の心配は強くなる．しかし発熱の重症度は熱の高さではなく，何（どこ）が発熱の原因かによって決まる．"脳炎で38℃の発熱"と"上気道炎で40℃の発熱"を比較した場合，脳炎のほうがより重症な状態なのは理解しやすい．また，解熱薬を使用しても熱が下がらないと不安に感じる保護者も多いが，軽症の場合も重症の場合も解熱薬で得られる解熱の程度に差は認められない．発熱はあくまで体のどこかで炎症が起こっているというサインにすぎない．"トキシック・アピアランス"が認められない急な発熱であれば，少し経過をみることができる．しかし，生後3か月未満児（特に1か月未満児）の場合，全身状態がよい場合でも年長児に比較し重症細菌感染症のリスクが高くなるため，救急外来の受診が必要となる．

✚ 嘔吐，下痢

　嘔吐，下痢の原因は適切な水分摂取で軽快することの多いウイルス性胃腸炎から，緊急に外科的介入を要するような急性虫垂炎や腸重積症など非常に多岐にわたる．嘔吐，下痢を訴えている場合，嘔吐，下痢の重症度に加えて，嘔吐，下痢をきたした原疾患がすぐに医療介入を要するようなものなのかを判断する必要がある．

　嘔吐，下痢の重症度が高い，つまりは嘔吐，下痢の回数が多ければ飲水量の低下，水分の喪失から脱水をきたす．一般に嘔吐が頻回であっても短時間であれば，胃液の分泌量を考えてもそれほど脱水が進行することはないが，下痢に関しては回数だけでは判断がつかない場合がある．下痢が出現する前に腸管内へ水分は移動しており，その結果，循環血液量の減少が始まっている．したがって，一律に嘔吐，下痢の回数だけで時間外救急受診の目安とすることはできない．脱水となった場合，目が落ちくぼむ，涙が出ない，唇・口腔内が

乾燥している，ぐったりするなどの症状が出現するため，これらの症状の有無に注意して患児を観察する必要がある．

嘔吐，下痢の原疾患が緊急的に医療介入が必要な場合，その多くは嘔吐，下痢以外にも何らかのサインを示すことが多い．その中でも強い腹痛を認める場合は外科的疾患の可能性が考えられるため，受診が必要である．また，吐物に血液や胆汁様のものが混じる，下痢便に血液が混じる場合も急性胃粘膜障害，腸重積症，腸閉塞，細菌性腸炎などが考えられるため受診が必要である．

✣ 咳嗽，鼻汁，喘鳴

咳嗽，鼻汁の原因は上気道炎から気管支炎，細気管支炎，肺炎，気管支喘息など呼吸器系に問題があることが多い．呼吸器系の重要な役割は身体に酸素を取り込むことであり，障害されると酸素の取り込みが低下するため，息苦しさを感じるようになる．頻呼吸，努力呼吸（鼻翼呼吸，陥没呼吸，シーソー呼吸），起坐呼吸や呼吸補助筋の使用などが認められる．したがって，これらの症状が存在する場合には医療機関への受診が必要である．また喘鳴が出現した場合，気道狭窄が存在していることを意味するため，医療機関への受診が必要である．

✣ けいれん

けいれんが出現した場合，すでにてんかんと診断されている場合を除き，基本的には時間外救急外来を受診する．

［小松 充孝］

第 III 章

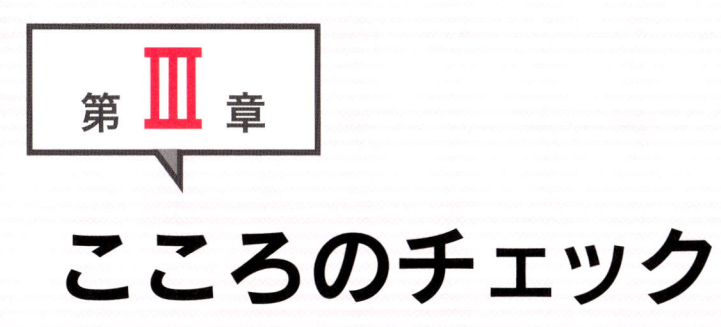

こころのチェック

1 爪かみ，指しゃぶり，自慰行為

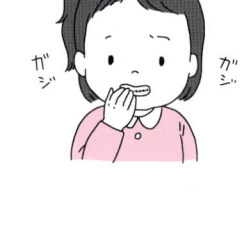

「爪かみ」

- 不安や心理的な緊張を少なくする自分なりの方法です．
- 手の全部の指や，足の指の爪までをかみ切ることもあります．
- 対応は
  - 無理やり抑え込まない．
  - 気がつかないふりをして，好きな遊びの相手をする．
  - 爪を短く切って清潔に．
  - 時々，やめるように注意し，爪かみをしていなかったらほめる．

「指しゃぶり」

- 乳児期の指しゃぶりは，成長段階での運動で心配ありません．幼児期の指しゃぶりは，不安を紛らわすための行為です．
- 長期になると，指のたこや変形が起こったり，歯のかみ合わせが悪くなります．
- 対応は
  - 叱ったり，禁止しない．
  - 指以外に関心が向けられるような遊びを選び，その相手になってあげる．
  - 理解できるようになったらやめるように約束する．

「自慰行為」

- 乳幼児の自慰行為は，外陰部の不快・かゆみや好奇心での性器いじりで始まることがあります．
- 全身を緊張させ呼んでも応答がなく，けいれん発作と間違えることがあります．
- 対応は
  - あわてて止めたり，厳しく注意しない．
  - 叱ったりせずに，ほかに関心を向かわせる．
  - 大事なところだから触ったり，汚したり，傷つけたりしないようにと注意する．
- 思春期の自慰行為は正常な性発達の過程ですから心配ありません．

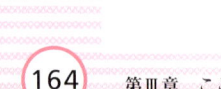

解 説

爪かみ

　爪かみは，幼児期以降の，活発で落ち着きのない子どもにみられることが多い．極端な例では，足指の爪までかみ切っている子どももいる．心理的な不安や緊張状態にある場合にみられるので，その不安や緊張を解放する1つの手段と考えられる．

　3歳の頃から，指しゃぶりに引き続いてみられるようになることがあるが，9歳頃が初発年齢のピークになる．子どもの神経質で興奮しやすい性格に両親の過保護や過干渉などが加わって，不安，緊張が高まり爪かみが始まると考えられる．睡眠障害，チックなどを伴うことも多い．悪い癖だからといって無理に抑え込むことは，不安や緊張をより高めることになるのでよくない．なるべく無関心を装って子どもの好きな遊びの相手をしたり，同年代の子どもたちとの遊びを多くするような環境をつくってあげるようにする．

　普段から爪は短く切り，清潔に保つようにする．また時々はやめるように注意し，爪かみをしていなかったらほめるようにする．

指しゃぶり

● 乳児期の指しゃぶり

　手と口の強調運動が可能になる生後4か月頃から指しゃぶりが始まる．生後6か月頃にはしゃぶっている時間が最も長くなり，指しゃぶりをする子の数も最も多くなる．おもちゃで遊ぶようになると徐々に減少してくる．この時期の指しゃぶりは，成長段階での1つの運動なので心配ない．しかし，幼児期の指しゃぶりにつながらないように，授乳時間を長くしたり，授乳回数を極端に減らさないことが重要である．

● 幼児の指しゃぶり

　幼児の指しゃぶりは10～20%に認められる．根底に不安があり，それを紛らわすための代償行為，指への愛着心，乳児期への退行などがあると考えられている．内向的で，神経質で，臆病で，落ち着きがないなどの性格の子どもにみられることが多い．眠っている間も指しゃぶりをしていたり，長時間指しゃぶりを続けていると，指にたこができたり，ふやけて出血することがある．また，指の変形や上顎，下顎の変形，歯列不正などが起こってくることもある．干渉したり，叱責したり厳しく禁止するとかえって指しゃぶりが増悪したり，習慣化したり，チックや爪かみなどの症状に変わってくることがある．厳しく禁止しないで，爪かみの場合と同様に対応する．

自慰行為

● 乳幼児の自慰行為

　乳児はおむつかぶれや，ぎょう虫症などの不快さや，かゆみがきっかけで性器を触るのが習慣化することがある．外陰部の疾患の有無を確かめ治療し清潔にしておく．行為に気がついたら，声かけをしたりあやしたり抱き上げて気をそらすようにする．

　幼児期になると，男女の違いに気づき，好奇心から性器いじりが始まることがあるが一時的なものが多い．厳しく注意すると隠れてするようになる．男児では，直接性器をいじったり，ソファーの角に擦りつけたりする．女児の場合は，布団にまたがったり，足の間に挟んだりして腰を動かしたりする．夢中になって呼んでも応答がなくけいれん発作と間違うことがある．緊張や欲求不満などを紛らわす行為とも考えられるので，叱ったりせずに，ほかに関心を向かわせるようにする．大事なところだから触ったり，汚したり，傷つけたりしないようにと注意する．友達との遊びや，外遊びを多くする．

● 思春期の自慰行為

　正常な性発達の過程であり，子どもの自慰行為に気づいても，注意したりせず無関心を装う．子どもが自慰に対し，罪悪感をもったり，不活発になり，引きこもってしまうような場合には，スポーツやクラブ活動などに参加できるような環境をつくるようにする．

［箕輪　富公］

2 チック，吃音

「チック」

- ♦ 突然始まり，繰り返されるおかしな動作のことです．
- ♦ 3～6歳でよく発症し，男児に多いです．
- ♦ 大半は一過性ですが，再発することがよくみられます．
- ♦ 多くは学童期までになくなります．

◉ 原因

- ♦ 大部分は原因不明ですが，脳内のドーパミンという物質の異常が考えられています．
- ♦ 行事や人との関係がきっかけで出ることがあります．

◉ よくみられる症状

- **運動チック**：目をパチパチ，顔をしかめる，首を振る，肩を上げる
- **音声チック**：咳払いをする，アー・ウーなどの声を出す，汚いことばを言う
- ♦ 音声チックを伴い，長期間持続するものをトゥレット障害と呼びます．

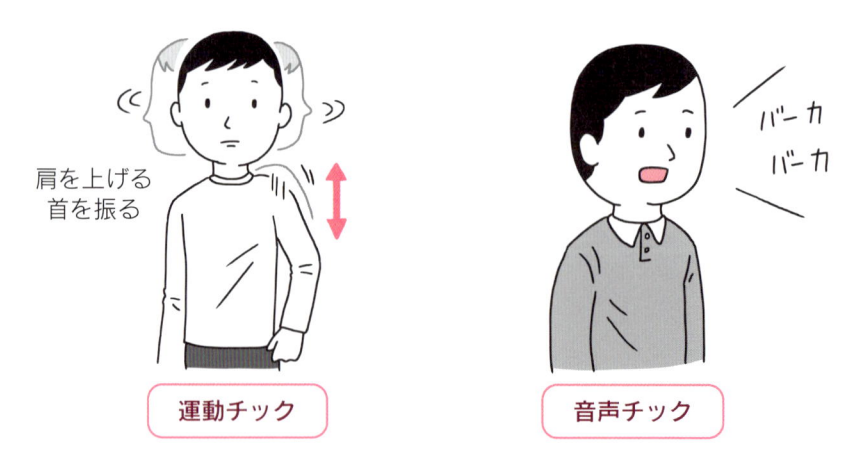

肩を上げる
首を振る

運動チック

音声チック

◉ 一般的な対応と注意すること

- ♦ 無意識な動きが大半なので，注意したり，注目したりしないようにします．
- ♦ しかし，短時間なら意識的に止めることができます．
- ♦ 症状の出方と行事や人とのかかわり方をさりげなくみておきます．
- ♦ 多くの症状が組み合わさり，回数が増え，本人や周囲が困るようなら薬物治療が必要なことがあります．

顔をしかめる子

「吃音」

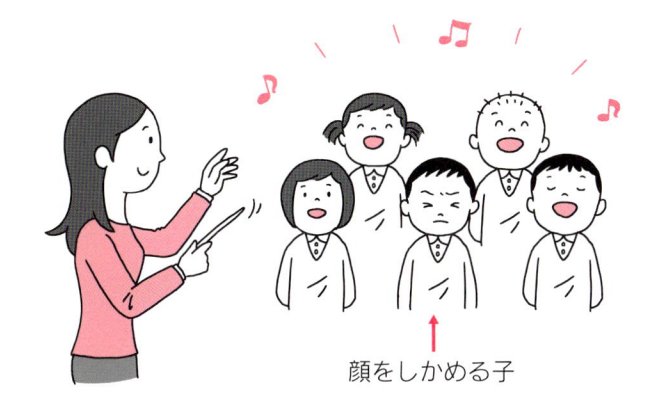

♦ 話しことばの発語がスムーズでなく，円滑に話せないことです．

◉ 原因

♦ 一部を除き，はっきりとした原因はありません．

◉ よくみられる症状

♦ 話しことばの出はじめがスムーズでないことが多いです．
- 反復する：「あ・あ・あそぼう」
- 伸ばす：「あーそぼう」
- 詰まる：「……あそぼう」

◉ 一般的な対応と注意すること

♦ 発音の仕方を指摘しないようにしましょう．
♦ 本人のタイミングを待ち，焦らせないようにしましょう．
♦ まわりの人たちがゆっくり話してあげましょう．
♦ 本人が困る場合は，ことばの教室に相談してみましょう．

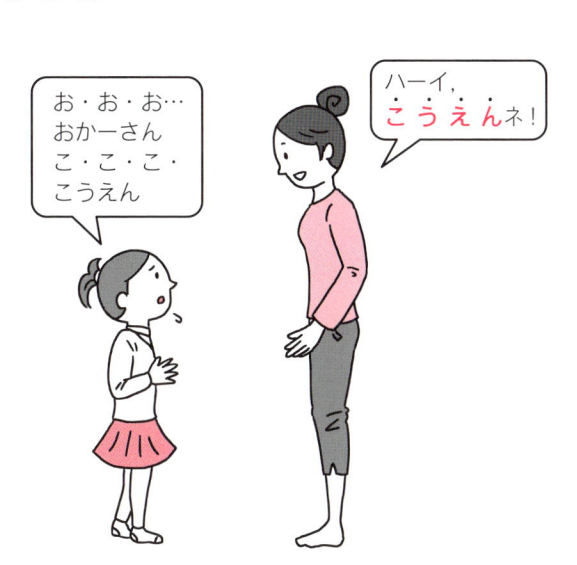

お・お・お…おかーさん　こ・こ・こ・こうえん

ハーイ，こうえんネ！

解説

チック

突然，急速に，同じようなパターンの運動や発声を不随意に反復する．ほとんどが一過性で，短期間に改善するものが多い．一部に，音声チックを伴い複雑なチックが長期間続くトゥレット障害がある．

● 原　因

心理的なものは原因というより，誘因とされる．原因は，現在は明確ではないが，脳内のドーパミン系の異常が示唆されている．また，同じ家族内に，各種チック，トゥレット障害の人がみられることがあり，そのため，遺伝の関与が考えられる症例もある．さらに，注意欠如多動性障害に併発しやすいなど素因の関与や，溶連菌感染後にチックが出現し，自己免疫の関与が考えられる例もある．

● よくみられる症状

症状を，運動チックと音声チックに分け，各々をさらに単純性と複雑性とすると，とらえやすくなる（表1）．

大半はまばたきや頭を振るなどの頭部中心の1～2種の動きを反復し，3～6歳で発症する．そして，数か月で消失するが，型を変えて再発することはよくみられる．チックは無意識に起こるが，短時間なら意識的に止めることができるので器質的な脳障害などとの鑑別ができる．複雑な症状で，長期間続くと本人や周囲が悩み，日常生活に支障が出ることがある．特に，トゥレット症候群は長期に続き，強迫症状も伴うことがある．

表1 チックの分類

運動チック		
①単純性	まばたき，首を振る，肩をすくめる，しかめ面，上肢をくねらせるなど
②複雑性	自分を叩く，飛びあがる，噛みつく，物を触る，足を踏み鳴らす，嗅ぐなど
音声チック		
①単純性	咳払い，唸る，鼻をならす，ほえるなど
②複雑性	反復言語，反響言語，汚言など

● 一般的な対応と注意すること

動きに気づいていても，まずは注目せず，注意もせず見守る．生活の中で負担を感じていないか，話したり一緒に遊んだりしながら，よく見守る．1年以上など長期に続き，複雑な症状があったり，周囲に迷惑をかけたり，本人が悩んでいる場合などは，薬物治療を行う．服薬を開始すると症状がみられなくなり，日常生活がスムーズになることが多い．

吃音

日常的に話しことばの一部が繰り返されたり，引き伸ばされたり，すぐに発音できず詰まったりして，スムーズにしゃべれないことをいう．

● 原　因

一部，脳の損傷によるものがある．大半は，原因が不明である．

● よくみられる症状

会話の始まりが詰まって無音になる，同じ音を繰り返し発音する，通常とは違うところでことばが引き伸ばされるなどがある．発症は単発の単語が出はじめる年齢ではなく，複数の単語を続けて話せるようになる2～3歳から出現することが多い．幼児期に発症した場合の80％は小学校に入学する頃には消失する．

● 一般的な対応と注意すること

注意したり，言い直しをさせたりしない．急がせず，ゆっくりと話を聞く．吃音が緊張する場面などに限られている場合は，本人はあまり意識していない．どんな会話にも出てくるようになると，本人も意識しはじめる．発語の初めにことばが詰まり，無音が長くなると周囲にも目立ち，本人の緊張も強くなる．

まずはまわりの人たちがゆっくり話すことを心がけ，本人に急がせずゆっくり話すよう仕向ける．また，字が読める子には本の音読を勧める．本人が吃音について悩むようであれば，ことばの教室などでアドバイスを受ける方法も考えられる．

［渡邉 響子］

3 夜泣き，夜驚，夢中遊行

◉ 夜泣きとは

- 夜間に乳幼児が「泣く」ことを反復し，両親の生活が妨げられることです．
- 大部分は，乳幼児にとって生理的な現象です．
- 生後 6～9 か月の乳児に最も多くみられます．

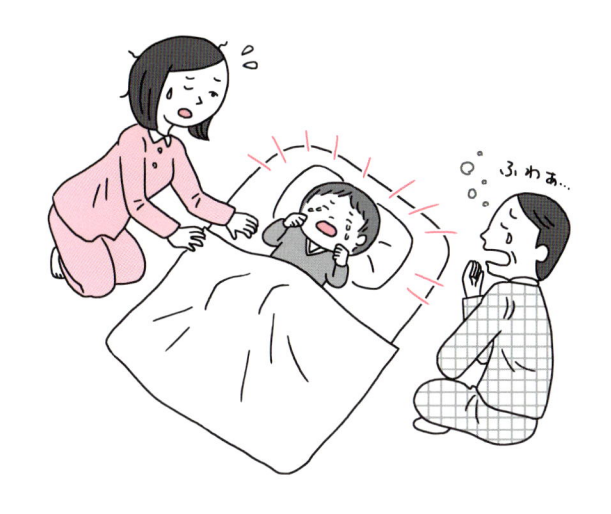

身体的要因	環境要因：空腹，暑さ，騒音 病　　気：鼻閉，ぎょう虫症，中耳炎
心理的要因	昼夜の取り違え，抱きぐせ，過保護，異常興奮

◉ 夜驚とは

- 夜，寝てから 2～3 時間後に突然大きな声を出して起き上がり，何かにおびえたように泣きわめくとともに歩き回ったり，走り回ったりします．
- 持続時間は，大部分が数分以内と短く，翌朝子どもはまったく覚えていません．
- 4～7 歳頃の少し神経質な子どもに多くみられます．

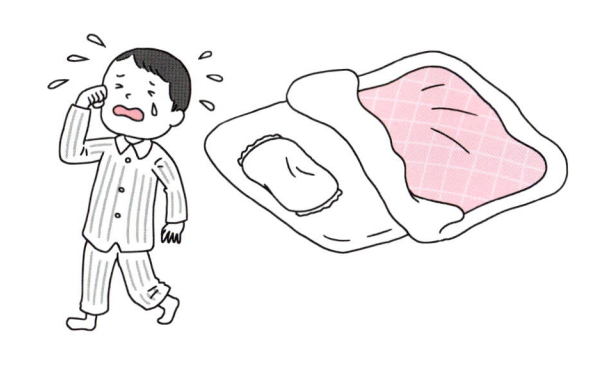

◉ 夢中遊行とは

- ♦ 入眠後1〜3時間で出現します．
- ♦ 深い睡眠から急に覚醒したために起こります．
- ♦ ねぼけは夢中遊行とほぼ同じです．

―「アルプスの少女ハイジ」に出てくるように―

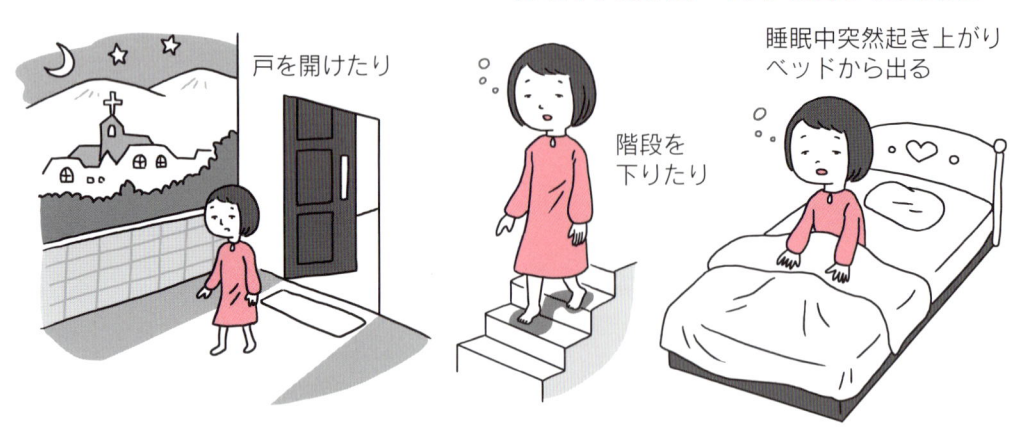

戸を開けたり
階段を下りたり
睡眠中突然起き上がりベッドから出る

翌朝は夜の行動をまったく覚えていません

◉ 夜泣き，夜驚，夢中遊行と"てんかん"の違いは

- ♦ 睡眠てんかん，特に睡眠時の複雑部分発作（精神運動発作）との違いを確かめることが必要です．
- ♦ 複雑部分発作では口唇をモグモグさせる自動症が先行することがあります．
- ♦ 複雑部分発作の脳波では側頭部，特に前側頭部に異常波がみられます．

◉ 夜泣き，夜驚，夢中遊行の対応と注意すること

- ♦ 夜は暗くし睡眠のしやすい環境を整えましょう．
- ♦ 昼間は明るい環境で十分な運動をさせ，昼寝を制限して睡眠のリズムを調整します．
- ♦ 過保護に育てないようにしましょう．
- ♦ 多くの場合は治療の必要はありませんが，激しい夜驚が反復するときは就寝前に鎮静作用のある薬（内服・坐剤）を使用することがあります．
- ♦ 治療では身体的・心理的要因を調べ，これらを除きます．
- ♦ 一般に予後は良好で，2〜3年で消失するか軽快します．

解説

● 夜泣き

夜泣きとは夜間に乳幼児が泣くことであり，その多くは乳幼児にみられる生理的現象である．夜泣きと夜驚は混同されることも多い．竹内らは夜泣きの中で「乳幼児期に成人の生活を妨げるくらいで，何回か繰り返される夜間の啼泣」は異常としている．生後6か月頃より増加し，乳児期に高率にみられる．発生率は報告者により異なり12〜52％と幅があるが，これはどのような夜泣きを異常とするのか，という定義の違いによる．

夜泣きの身体的原因は，空腹，暑さ，騒音などの環境要因によるものと，蟯虫症，湿疹，中耳炎，ヘルニア，時には腸重積などの疾病によるものに分けられる．心理的要因としては，抱きぐせ，過保護，異常興奮，昼夜の取り違えなど育児上の問題があり，この両者は密接な関係を有する．

● 夜　驚

夜驚（night terror）は夜間睡眠中に突然大きな声を出して起き上がり，泣きわめくとともに歩き回ったり，走り回ったりする突発性の睡眠障害である．

❶ 頻度・素因・発症年齢

本症の発生頻度は，3〜10歳の小児で約1〜3％と考えられている．家族性の素因もみられるが，睡眠時に出現する情緒障害としての，心理的要因の関与が重視される．好発年齢は4〜7歳頃で，男児に多い．

❷ 発作症状・脳波所見

発症する時間は夜間の徐波睡眠期のstage 4にみられる．睡眠中に突然ギャーギャーと叫んだり，ベッドから飛び上がったり，部屋を走り回ったりする．頻脈，速い不規則な呼吸，発汗，瞳孔の散瞳などの自律神経系の症状が発作の前後に出現する．持続時間の大部分は数分以内と短く，翌朝患児はこのことをまったく覚えていない．脳波所見は徐波睡眠から突然筋電図を交えた覚醒記録に変化し，ポリグラフ記録では上記の頻脈，不規則な呼吸数の増加がみられるが，発作性異常波は出現しない．

● 夢中遊行

夢中遊行（sleep walking）は睡眠中に突然起き上がり，ベッドから出て部屋の中を歩き回り，服を脱いだり・着たり，階段を上ったり・下りたり，戸を開けて外へ飛び出そうとしたりする．あたかも何か目的があるような行動で，まれに単調な返事はするが，患児が周囲の人へ話しかけたりすることはない．持続時間は数分から数十分であり，再び眠りにつくことが多い．翌朝の覚醒時には夜の行動をまったく記憶していない．ねぼけは夢中遊行とほぼ同一と考えられるが，その行動はより単純である．

❶ 頻度・素因・発症年齢

発症は6〜12歳が多く，女児より男児に多い．出現頻度は1〜6％といわれているが，15％の小児に1回はみられるとの報告もある．家族に夢中遊行がみられる頻度は一般に比して高いとされている．

❷ 発症機序・脳波所見

本症は入眠後1〜3時間で出現するが，脳波上は徐波睡眠（non REM睡眠）のstage 3〜4で，夢中遊行に先行する1〜3 Hzの高振幅の徐波バーストが10〜30秒続き，夢中遊行が長く続くと低振幅の速波がみられるようになる．本症は徐波睡眠の深い段階から急に覚醒したために，不完全な覚醒状態で，現実の状況に適応できない睡眠覚醒障害と考えられる．

● 夜泣き，夜驚，夢中遊行と"てんかん"の鑑別

睡眠てんかん，特に睡眠時の複雑部分発作（精神運動発作）との鑑別が大切である．ともに，もうろう状態〜意識混濁を基盤にもつからである．特に複雑部分発作の行動自動症を伴う患児では，臨床発作のみからは鑑別が困難である．しかし詳細に観察すると，複雑部分発作では口唇の自動症が先行することがあり，これは両者の鑑別に有用である．脳波所見では，複雑部分発作の発作間欠期には側頭部，特に前側頭部に棘波，鋭波，棘徐

波がみられる．臨床発作時は筋電図などの混入で不明瞭なこともあるが，律動性高振幅の徐波が一側性，両側性あるいは全般性に出現する．なお，複雑部分発作では，精神遅滞や行動・情緒障害を伴うことがあり，発作は通常反復し，自然治癒の可能性も低い．

● 夜泣き，夜驚，夢中遊行の対応と注意すること

夜泣きの治療の第一は身体的要因の除去である．まず空腹，暑さなどの環境要因を除く必要がある．また疾病によるものとして，鼻閉による呼吸障害，中耳炎による耳の痛み，蟯虫症による肛門部のかゆみ，便秘や3か月疝痛による腹痛，湿疹・アトピー性皮膚炎による皮膚のかゆみなどを言葉で訴えることができない乳幼児では，夜泣きとして表現することとなる．したがって，これらの疾病の診療を行う．

次に心理的要因は，夜泣きと夜驚に共通する問題が多い．乳幼児では昼夜の取り違えは容易に起こり，昼寝が長すぎたり，昼間の運動が少なければ夜眠らなくなったり，夜泣き，夜驚の原因となる．昼の異常な興奮，交通事故，強く叱られたような出来事は，特に夜驚の原因として重要である．これらに対しては睡眠環境，睡眠のリズムの管理，過保護・過度の興奮を避けるなど心理的要因の除去や育児での配慮が大切である．

また夜驚，夢中遊行は，夜尿など睡眠障害を伴うことが多く，半覚醒状態で歩き回るときに，ごくまれにみられる階段や窓からの転落には注意が必要である．

夜泣き，夜驚，夢中遊行とも症状が激しく，しかも長期間続くときには，就寝前にジアゼパム，ニトラゼパムの少量使用や，フェノバルビタールやジアゼパム坐剤などを短期間使用する．これらで経過をみることは，家族の育児不安の解消とあいまって有効である．

夜驚・夢中遊行の予後は一般に良好で，2～3年の経過で遅くとも10歳頃までには消失するか減少する．

［高橋 系一］

Memo

4 ミルク嫌い，拒食・過食

「ミルク嫌い」

- 混合栄養の赤ちゃんが生後2〜3か月頃からミルクを嫌がるようになることをいいます．
- 母親の乳首と人工乳首の違いや，母乳とミルクの味の違いがわかってくることが原因のようです．
- 生後3か月以降で，便が出にくい，機嫌が悪いようであれば薄いおかゆを与えてみるのもよいでしょう．
- 体重の増え方が悪いときには，ヨーグルトなどを与えてみることもよいでしょう．

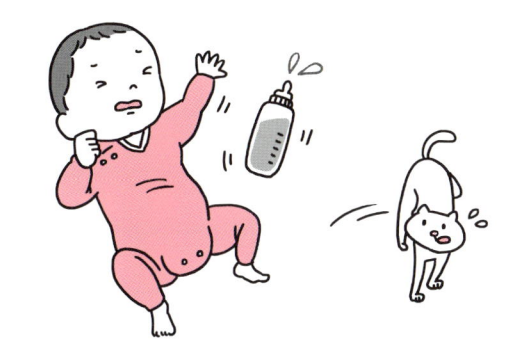

「拒 食」

- 離乳食を嫌がり，なかなか離乳食が進まないことがあります．
- 母乳あるいはミルク以外の味に慣れないためと考えられます．
- ほかの赤ちゃんが離乳食を食べている姿を見ることで，摂取できるようになることもあります．
- 偏食など好き嫌いがあるときも，無理強いはせず，楽しい雰囲気づくりで食卓を囲むように努めることが大切です．
- いつまでも体重が増えなかったり，減ってきた場合は医師に相談しましょう．

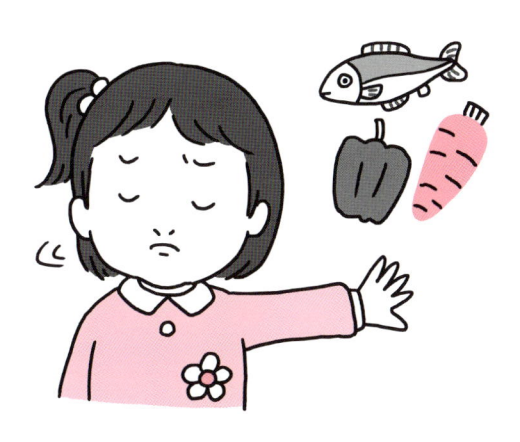

「過 食」

- 生後 5〜6 か月を過ぎても 3〜4 時間ごとにミルクを欲しがるときは，一度，小児科医に相談をしましょう．
- 幼児にも過食がみられることがあります．
- 発達の問題，愛情不足が原因となることがあります．
- 遊びの楽しさがわからないことで，食べることで欲求を満たそうとする場合もあります．
- 食前・食後のあいさつをしましょう．食事の所要時間を決め，ダラダラ食べつづけないようにしましょう．
- 親子ともに，テレビを見たり，スマホをさわりながら食事をすることはやめましょう．
- 間食は時間を決めて与えましょう．

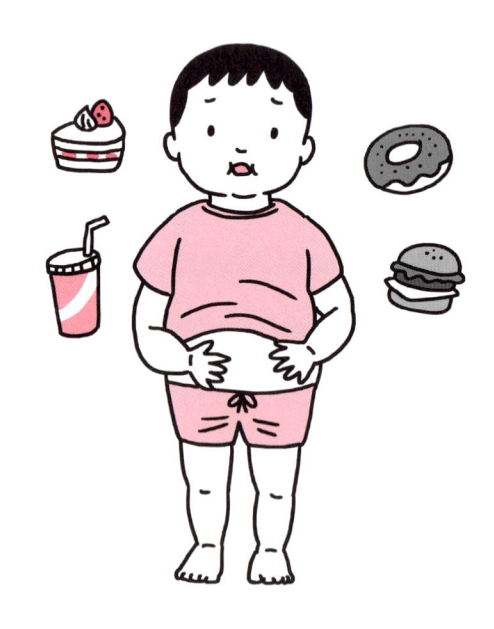

解説

ミルク嫌い

　母乳栄養児が，母乳不足のため人工乳への移行を考えてミルクを与えても，哺乳瓶を受けつけなかったりする場合がある．また，今まで混合栄養でやってきたのに，母乳は飲むがミルクを嫌がりはじめる場合がある．これらのことは生後2～3か月頃に多い．母乳と比べ，ミルクの味やにおいの違いや乳首の感触が原因になっていると考えられる．ミルクの種類や乳首の種類（材質，穴の大きさ）を何種類か試すのもよい．

　このようなときに無理に飲ませようとすると，ますますミルク嫌いになってしまうので，ミルクは嫌がったところでやめる．ミルクを与えるとき，与える者がイライラした気持ちで与えることも，ミルク嫌いの一因と考えられている．赤ちゃんが疲れているときや，寝る途中で哺乳瓶をくわえさせるとうまく飲んでくれることがある．

　4か月を過ぎてからのミルク嫌いであれば，哺乳瓶の代わりにスプーンであげるのも1つの方法である．なかなか飲んでくれないときは果汁，おもゆ，野菜スープなどで補い，離乳食を早めに開始するようにする．

拒食

　そもそも食をともにするというのは，家族にとって最も根幹的な大事な欲求の1つであり，しかも楽しく食べることは，家族の絆を強くし子どものこころを育む大事なことである．

　食欲はさまざまな影響を受けるが，幼児の発育，食欲の個体差を理解しないで食事を強制することは慎むべきである．また食事の行儀を強く言いすぎたり，食事のときに叱ったり，怒ったりして楽しい食事の雰囲気を台無しにすることは避けるべきである．食欲不振により体重の増加がみられなかったり，むしろ減少するような場合は早めに小児科医に相談すべきである．特に年長児の神経性食欲不振症の対応は困難である．

過食

　乳児期には血糖が低下する代謝病（たとえば糖原病など）や尿崩症などでは，すぐお腹がすいたり，渇感が起こるために頻回に授乳したがる．生後5～6か月を過ぎても3～4時間おきに母乳あるいはミルクを頻回に欲しがる乳児は，一度，小児科の受診が必要である．

　年長児で異常な過食や，それに引き続き拒食がみられる場合にも，神経性食欲不振症であることがあり，専門医の受診を要する．幼児期以後の過食の予防には食事の習慣を確立することが大切である．食前食後のあいさつをすること，所要時間を30～40分と決めておくこと，テレビ・ビデオなどを見ないで食事することなどである．また，間食は時間を決めて与え，次の食事に影響が出ないように考慮する．

［時田 章史］

Memo

5 不登園，不登校

「不登園」

♦ 子どもが幼稚園や保育園に行かない，または行けない状態のことです．

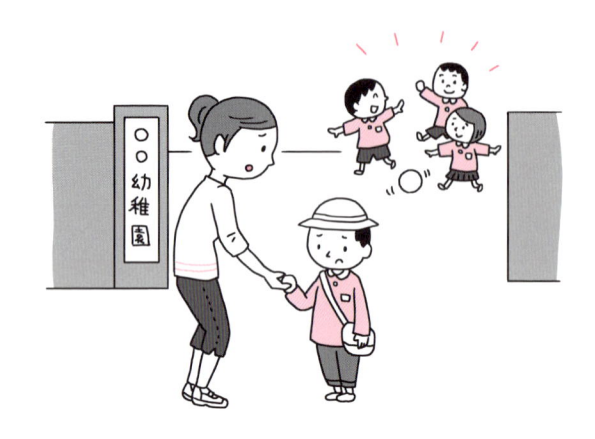

● 原　因
① 社会的適応の発達の遅れ
② 引っ込み思案な性格
③ 保育側の問題
　などが考えられます．

● よくみられる症状
♦ 登園する日の朝の腹痛，行きしぶりなどがみられます．
♦ 園の前まで行っても中に入らないこともあります．

● 一般的な対応と注意すること
♦ 自尊心と自立心を育むことが大切です．

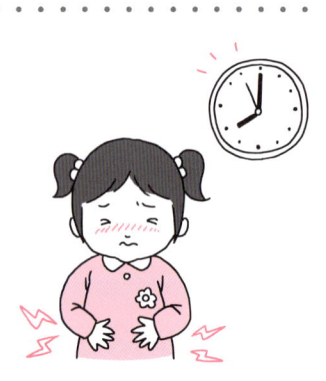

「不登校」

- 学校に，こころの居場所がないために行かない・行けないことです．
- 現代ではどの子どもにも起こりうる現象と考えられます．

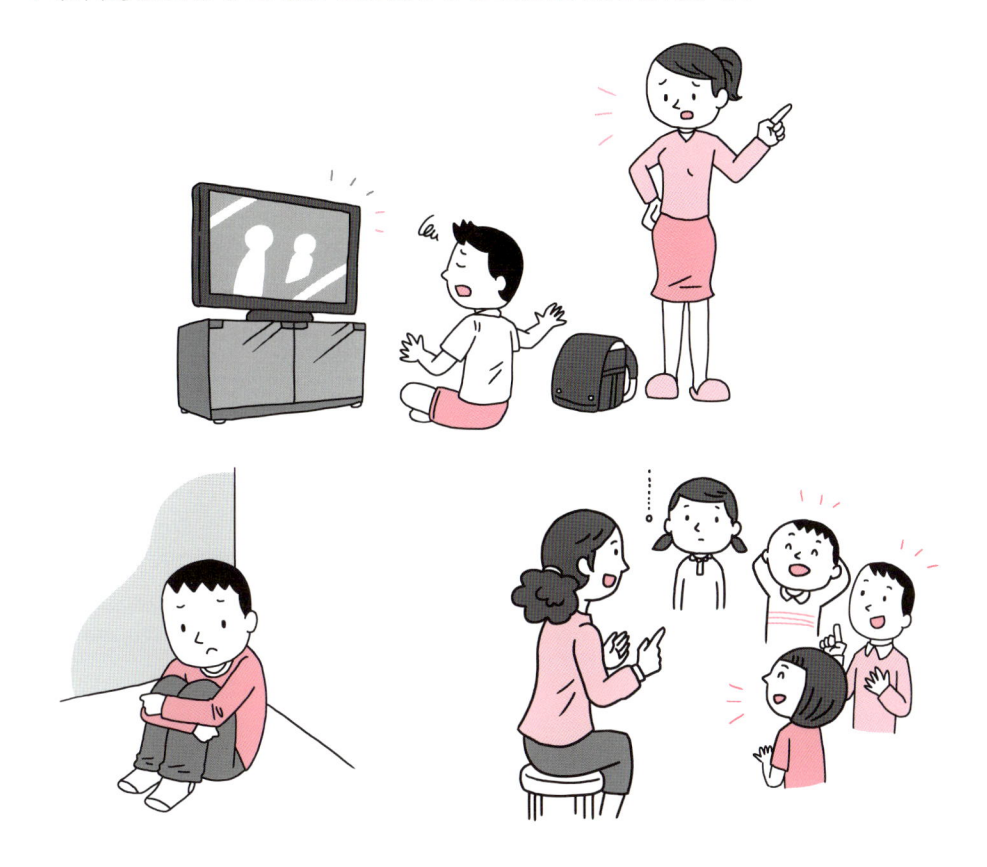

◉ 原　因
①両親や家族の要因
②学校や社会の要因
③子ども自身の問題
　などが考えられます．

◉ よくみられる症状
- 腹痛，頭痛，倦怠感などの身体症状で始まることが多いです．

◉ 一般的な対応と注意すること
- 「学校に行かない」ことを通して，背後に潜む要因があることを周囲が意識することが大切です．

解説

不登園

● 原　因

不登園の原因はイラスト頁に記載した．

● よくみられる症状

登園する時間に腹痛を訴えたり，ぐずったり，泣きわめいたりして行かないようにすることが多くみられる．

● 一般的な対応と注意すること

各原因における対応は，
① 精神発達の遅れや発達障害を含む疾病を有する場合があるので，小児科医に相談する必要がある．
② 人前で何かすることが苦手で，いつも人の後に従う子どもであることが多い．過保護に育てられ，年齢相当の自立面で遅れがある場合が考えられる．また生来の性格も関与する．このような子どもは感受性が豊かで，優しいというよい点もあり，集団の中でその子なりの位置づけが確立できるよう考えてあげる．何よりも自分自身の意識をもたせることで，たとえば，日常生活の中で，できたことをほめて自信をつけさせることが大事である．遊び仲間には比較的おとなしい子どもを選んで，子ども同士でうまく遊べるようにも配慮する．年齢の下の子どもと遊ばせたり，面倒をみさせることも自尊心と自立心を育むのによい．
③ 保育園・幼稚園側の問題としては保育の仕方が命令調であったり，指示の多い場合，子どもにとって重圧に感じることがある．また乱暴な子どもがいるために恐怖感から登園できない場合もある．いずれも園ならびに保護者同士で緊密な連絡をとりながら改善をはかる．

不登校

● 原　因

一元的な原因・結果に帰結できない多重的な要因が絡んで起こる．各々の原因はイラスト頁に記載した．

● よくみられる症状

初めは頭痛・腹痛・倦怠感など身体症状の訴えが多い．夜は眠れず，朝起きられないと相談されることもある．

● 一般的な対応と注意すること

大切なことは，子どもたちが「学校に行かない」ことを通じて，訴えていることの背後に潜んでいる要因を周囲が意識することである．

不登校にならなければ気がつかなかった家族関係や学校の中での関係が浮き彫りになり，子どもとともに家族や学校，スクールカウンセラー，小児科医，地域の人などがかかわることで，子ども自身が成長するように考えることが重要である．

したがって不登校の当面の目標は学校に行くことでなく，「成長すること」におき，家族を含む周囲が何かしら問題になることを知らせてくれたよい機会であると認識することである．

子どもは周囲（特に親）の価値基準を離れ，自らの意思を言語化し，自らの判断で決断し行動することで，自分自身を自覚でき，初めて本当の居場所に自分を心地よく置くことができるようになるのである．最終的にその1つに学校があれば自らの意志で登校するはずである．いずれにしても比較的長い時間がかかることを覚悟する必要がある．

［時田 章史］

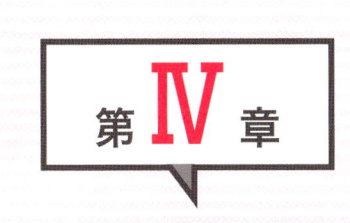

第Ⅳ章 健康診断の実際

1 乳幼児健診の目的と実施

◉ 妊娠中の育児支援サービス

■ 目 的
- 赤ちゃんがお腹の中にいるときから育児が楽しいものになるよう，地域の多くの人たちが応援していることを伝えます．
- 心配なことがあれば，すぐ相談できるサービスがつくられています．

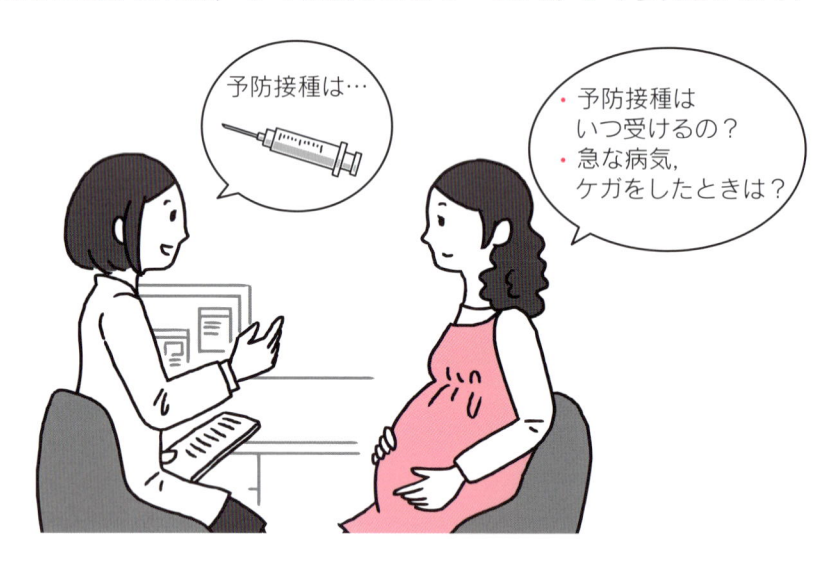

■ 内 容
- 集団での"パパママ学級"や"子育てサークル"，個別の"小児科クリニックへの訪問相談"などさまざまなサービスがあります．
- 以下のことを出産前に知ったり，相談しておくと，これからの育児に対する不安が少なくなります．
  - 出産後の育児支援サービス
  - 乳幼児の健康管理
  - 子どもの救急医療体制
  - 乳児の予防接種計画

◉ 乳幼児健診

■ 目 的
- 発育・発達の適正な評価（健やかな成長の確認）
- 育児環境のチェック（子どもに適切な育児環境を保証）
- 育児不安の解消（楽しい育児の応援）

■ 乳幼児健診の実際

実施の時期
- 子どもの発育・発達には節目があり，その時期に合わせて健診は用意されています．

  1か月，4か月，6～7か月，9～10か月，1歳6か月，3歳，5歳

個別健診
- かかりつけの小児科医に継続的に健康管理をしてもらうことができ，その時期に合った育児相談もできます．

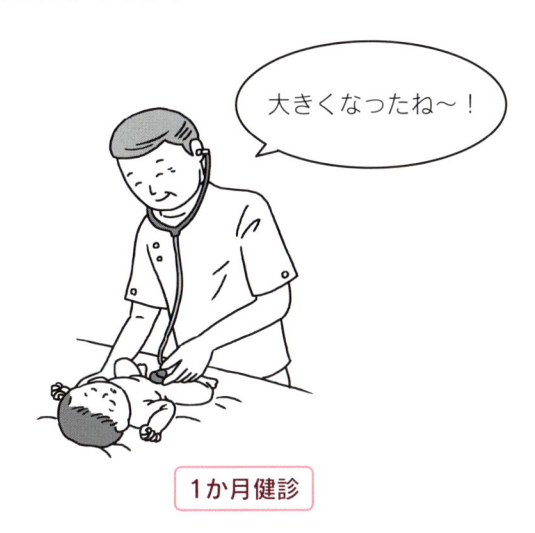

大きくなったね〜！

1か月健診

集団健診
- 多くの市町村では，4か月，1歳6か月，3歳 健診を集団で行っています．集団健診のよいところは，医師，保健師，栄養士，心理士など，専門職が同一会場に控えており，その場で相談に答えてもらえることです．

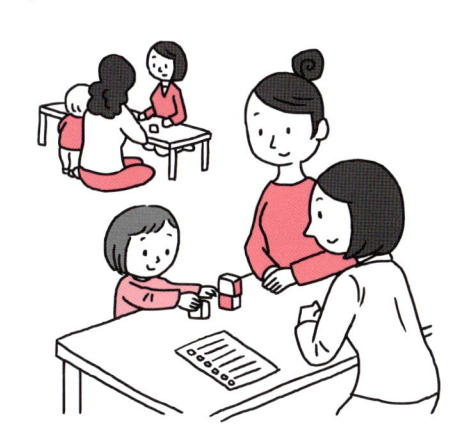

解説

◉ 妊娠中の育児支援サービス

✚ 目 的
①育児支援に関するさまざまなサービスの情報を提供する．
②育児に，地域の多くの人たちがかかわっていることを実感してもらう．
③出産直後から生じる育児不安をできるだけ軽減し，楽しい充実した育児生活を送ってもらう．

✚ 内 容
妊娠の初期から集団でのパパママ学級や育児サークル，さらに個別に小児科クリニックを訪問するなど，市町村によりさまざまなサービスを展開している．

①集団で新米のパパやママを対象に，医師，助産師，保健師，心理士その他が講師となり，地域の育児支援事業，小児救急医療，予防接種など幅広く地域の育児支援サービスの概要を説明する．
②新米のパパやママにグループづくりの支援や紹介をして，お互いの悩みや心配を共有する場を提供する．
③これからかかりつけ医になってもらいたい小児科クリニックを訪問し，具体的な健康管理や予防接種計画などを相談し，出生直後から活用できる準備を整えておく．

◉ 乳幼児健診

✚ 目 的
①発育・発達を評価し，歪みや問題点の有無をチェックする．
②育児環境や支援サービスの活用状況などを確認し，新たなサービスの必要性を判定する．
③育児相談を通して，育児不安などを見つけ出し，悩みなどに対しては温かなアドバイスを行い育児不安を取り除き，楽しい育児が続けられるよう応援する．

✚ 乳幼児健診の実際

❶ 実施の時期（キーマンス）
発育・発達の節目や評価しやすい月齢，いわゆるキーマンスの時期に合わせて多くの市町村で定期健診が行われている（1か月，4か月，7か月，10か月，1歳6か月，3歳，5歳）．

❷ 個別健診
かかりつけの小児科医が中心となって発育・発達の評価や育児相談を行い，必要に応じて地域の育児支援ネットを効率的に利用し，継続的な健康管理を行う．
疾病の治療や予防接種などもすべてかかりつけ医で管理でき，これからはさらに個別健診が中心になっていくと思われる．

❸ 集団健診
4か月，1歳6か月，3歳健診などは多くの市町村で集団健診が行われている．特定の月齢の対象児を1つの健診会場に集め，保健師が中心となり，問診，計測，診察（医師，歯科医師），専門職の相談（栄養士，心理士など）と流れ作業的に行われ，半日で一通りの健診が受けられ，効率的でそれなりの利点はある．

❹ これからの乳幼児健診
かかりつけの小児科医における個別健診を主体として，集団健診はそれを補完する機能を充実させる．すなわち，個別では十分対応できない専門職の相談・指導機能を充実させ，かかりつけ医の紹介のもとに行う．
4～5歳児における，コミュニケーションの障害および聴覚・視覚のチェックなども，小児科医が担当し，必要があれば専門医（職）と連携する．

［遠藤 郁夫］

2　1か月健診

◉ 1か月健診の目的

- 子宮内から外に出て，1か月間で独立生活にしっかり適応できたかどうかをみます．
- 新生児期にはみられなかった先天異常の再チェックも行います．

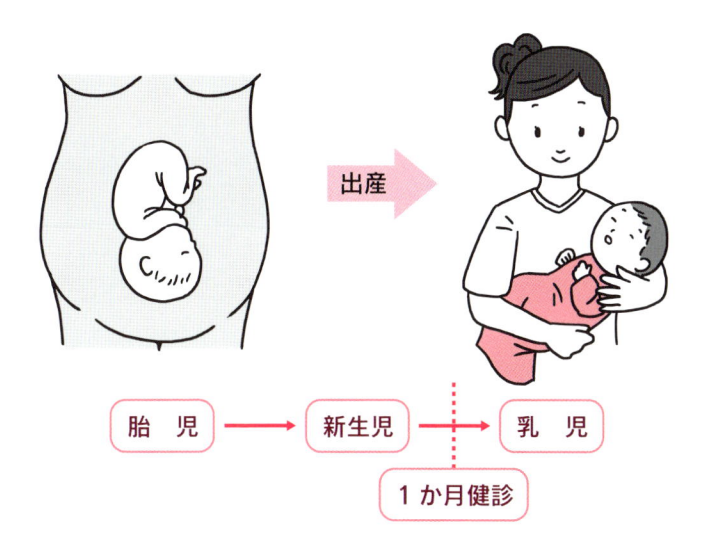

胎児 → 新生児 ┆ 乳児

1か月健診

◉ 健診のチェックポイント

- 子宮外への適応については，哺乳の様子と体格のチェックが大切です．
- 退院時から計算して1日25g以上の体重増加があれば大丈夫です．
- 発達については，手足をよく動かすか，大きな音にビクッとするか，ジーッと何かを（明るいほうを）見つめるかをチェックします．

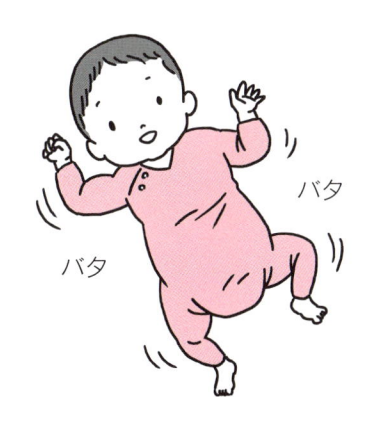

育児のポイントと注意点

♦ 気になるけど心配のないもの：健診でチェックします．

- 黄　疸 …………………… 母乳性黄疸なら大丈夫
- 内斜視 …………………… 仮性内斜視のことが多い
- でべそ …………………… 臍ヘルニアは心配ない
- 周期性呼吸 ……………… 呼吸を止めていても，チアノーゼがなければ 20 秒までは大丈夫
- うなり ｝…………… 便秘のサインではない
  いきみ
- むきぐせ ………………… 斜頸でなければ大丈夫
- ピンク色のあざ ………… 消えるものが多い
- 陰嚢が大きい …………… 水がたまったもの（水腫）なら大丈夫
- 鼻の音 …………………… 3 か月まではよくある
- 溢　乳 …………………… 心配ない．飲ませすぎではない．
- 嘔　吐 …………………… 1 日 2〜3 回，大量に吐いても元気なら大丈夫
- めやに …………………… 少量なら心配ない
- 脂漏性湿疹 ……………… 石けんで洗うように

注意すること！

- 噴水状の嘔吐
- 白色の便
- 飲まない・泣かない・動かない
- ゼーゼーする呼吸

→ このようなときは受診しましょう！

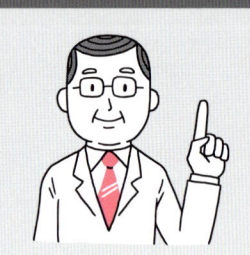

解説

● 1か月健診の目的

1か月健診の役割の半分は，新生児期には見逃していた，あるいは無症状だった異常を発見することで，あとの半分は子宮外に出て家に帰った環境に適応できたかを確認することと考えてよい．

● 健診・育児のチェックポイントと注意すること

身体計測値

1か月児の標準の体重増加は退院時から25g/日といわれている．身長や頭囲，胸囲は出生時より大きくなっており，成長曲線の枠内（10〜90パーセンタイル）に入っていればおおむね問題ない．

〈注意点〉頭囲の不当な拡大は周産期の原因による水頭症の可能性がある．

診察所見

上から順に診察していく．

大泉門の大きさは個人差があるため，膨隆・頭囲拡大がなければ問題ない．頭血腫は1か月で表面が骨化するので，あと1か月で吸収されると説明すればよい．耳介後部から後頭部の表在リンパ節を心配する両親には正常であることを説明する．

〈注意点〉骨縫合の拡大あるいは早期癒合．

顔面の所見では，まず音・光への反応が出ているかが最も大切である．診察室で水平方向の追視が確認できれば最良であるが，泣いているときは目の前に5〜6秒手をかざしたあと手をどけると，目を閉じていてもさらにきつく瞬目するので視覚の機能を評価できる．音への反応は診察室で確認するのはかなり難しいので，家で大きな音に反応してびっくりするかを確認する．新生児聴覚スクリーニングが施行されていれば最良である．前額，眼瞼，うなじのピンク色の色素性母斑はサーモンパッチ・ウンナ母斑といわれるもので，大きさにもよるが2歳頃までに消失する．

〈注意点〉三叉神経領域の血管腫は，Sturge-Weber症候群のことがあり見逃さないようにする．

頭部が向き癖により非対称であることはよくあり，筋性斜頸を除外しておけば心配ない．坐位をとる6か月以降に徐々に改善する．

家族からの訴えで最も多いのが顔面の脂漏性湿疹である．生後4か月までは皮脂の分泌が盛んであることによるもので，生後3週間からは入浴時に石けんで洗顔することを指導する．実際には保湿剤とステロイド軟膏を混合した処方を塗布することもある．

眼脂もよくみられる所見であるが，新生児は鼻涙管が細いため涙嚢に膿がたまりやすい．マッサージの指導と点眼薬の処方で改善することが多いが，続くときは眼科の受診を指導する．新生児は内眼角の皮膚が広く，仮性内斜視が多い．正面から光を当てると眼球中心部にその光の反射がみえることを確認すれば安心できる．

口腔内では歯茎に白い直径数ミリの円形腫瘤がみられ，時に多発することがあるが，これは上皮真珠といわれるもので，歯の発生過程で生じる歯堤の組織の退化不全で，6か月頃までに消失する．舌小帯の短縮は，舌先が下口唇まで出るようであれば様子をみてよい．口腔内カンジダ症（鵞口瘡）は通常は無処置でよいが，頬粘膜まで広がると哺乳に影響が出ることがあるので抗真菌薬の塗布を行うことがある．

胸部の診察で最も大切なものは，やはり心雑音の聴取である．

〈注意点〉生後1か月間は両心室の圧較差が少ないため，VSDなどの短絡があっても雑音が聴取されないことがある[「心雑音」の項(p.74)を参照]．

3か月頃までの乳児は鼻腔が細いためブヒブヒ・フゴフゴといった鼻閉音がする．哺乳に影響がなければ放置してよいが，まれに鼻汁が詰まって陥没呼吸などを呈することがあるので，そのときは病院で鼻吸引したり，夜間は自宅で行ってもよい．ただ，あまり習慣的に行うと鼻粘膜を傷つけるので最小限にする．

〈注意点〉呼吸状態の観察としては吸気性喘鳴に注意する．これは喉頭軟化症などの上気道病変の所見で，出生直後より1か月で増強することがある．また生後6か月までは呼吸中枢が未熟なため，周期性呼吸を呈することも説明する．無呼吸相20秒以上あるいは徐脈，チアノーゼ

を伴うものが無呼吸発作の基準であり，そこまで停止することはまずない．乳児突然死症候群発症のリスクから，うつぶせは6か月まではさせないことも説明する．

母親のホルモンの影響による乳房の腫脹や乳汁分泌，腟からの帯下や出血もありうる．

腹部の診察もとても大切である．消化管，肝臓，胆嚢などの機能不全は出生直後よりも1か月で顕著になることが多いからである．

〈注意点〉胆道閉鎖症は，出生後に黄色や緑色だった便が徐々に灰白色となり，同時に黄疸が増強してくる典型例は容易に診断できるが，所見のはっきりしない例もある．生後2か月を過ぎると肝硬変のリスクが高まるので，疑ったらまず血液検査でビリルビン分画をみることが大切である．一方で，黄色便が出ていて間接型ビリルビン優位の母乳性黄疸の場合は経過観察でよいが，あまりに強い場合は確認のため2日間ほど母乳を中止し，ビリルビン値が下がることを確認することもある．

母乳栄養の児で便に少量の血液が線状に付着することがあるが，これはリンパ濾胞増殖症の可能性があり経過観察でよい．この時期は，胃食道逆流は生理的にもあり，容易に溢乳するが心配はない．抱きながらの授乳やゲップのさせ方を指導する．

〈注意点〉噴水状嘔吐を繰り返し体重増加が芳しくない場合には，幽門狭窄症を疑い，小児科・小児外科にコンサルトが必要である．

腹部膨満を呈する1か月児は多い．問題になるのは空気嚥下症とHirschsprung病類縁疾患であるが，一度で鑑別診断することは難しく，排便が1日1回程度あれば哺乳後の排気を指導しながら様子をみることになる．やはり1か月ほど改善がなければ小児外科のコンサルトが必要であろう．臍ヘルニアの脱出は心配ないが鼠径ヘルニアは嵌頓の危険があるため，小児外科への紹介が必要である．

四肢の診察でのチェックポイントは，1か月児は四肢を屈曲した姿勢をとることが正常で，ここで把握反射・引き起こし反射・モロー反射をみる．股関節は開排制限の有無を確認する．クリックがあれば整形外科に紹介するが，左右差がなく少し硬い程度の場合は経過観察も可能である．先天性内反足に関してであるが，典型例は出生直後に気づかれるので1か月健診で悩むことはあまりない．出生直後で疑われていても，1か月健診で軽快していることを確認することがよくある．その程度の評価は，うつぶせにして足首から先が内側に入る程度でみるとよい．正常では外側に開く（内踝が下になる）．両親から，「抱いたときに関節が鳴る」という訴えがあることがある．多くは膝・肩関節などで，よく動かしていれば心配ない．足の5本の指の並びが上下にずれていることもよくある．歩行開始までにはそろうことが多いので，経過観察するように伝える．四肢の異所性蒙古斑についても心配ないことを説明する．

［寒竹 正人］

Memo

3 3〜4か月健診

◎ 3〜4か月健診の目的

- 最初に発達チェックのできる大切な月齢です（key month）．
- 脳に障害がないか，精神発達に遅れがないかなどをしっかり確認していきます．

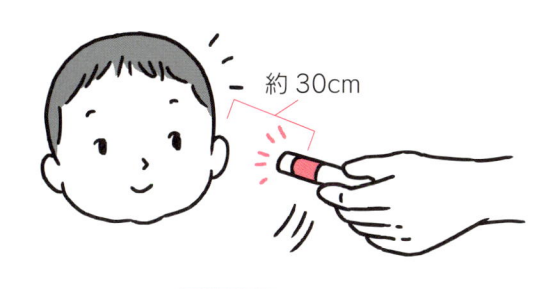

約30cm

追視

◎ 健診のチェックポイント

■ 追視は？
- ペンライトやおもちゃを左右上下に動かすと，眼で追うようになります．

■ 首のすわりは？
- 床から引き起こすと，頭が後ろへ落ちないで体と一直線になります．

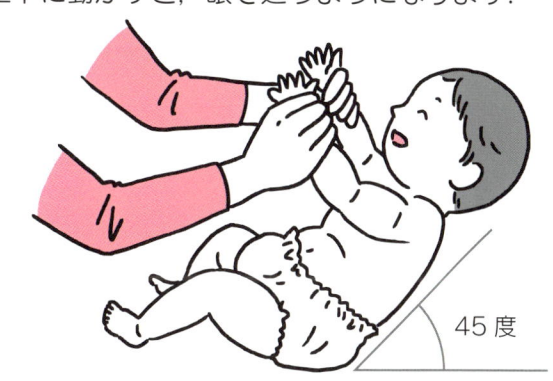

■ あやすと笑う？
- あやしてあげるとよく笑います．
- アー，ウーといった声を出すようになります．

45度

引き起こし反応

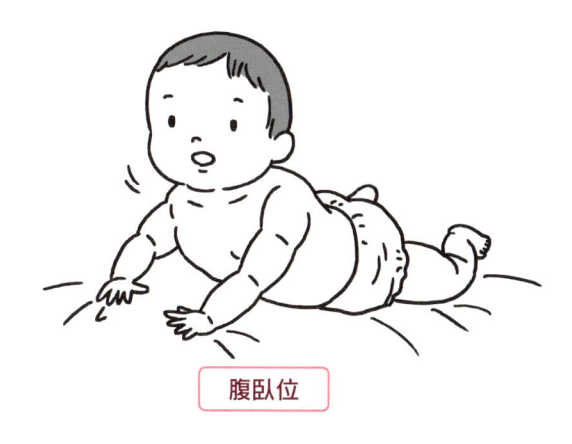

■ 姿勢は？
- 仰向けでは，顔が前を向き，両方の手・足を上げて左右対称の姿勢をとります．
- 腹ばいでは，顔が上がり腕で上体を支えようとします．

腹臥位

育児のポイントと注意点

■ 哺乳について
- 哺乳の量や回数にむらが出てくることがあります．
- 機嫌がよく元気があれば，あせらずにゆっくり待ちましょう．

■ 離乳食について
- 離乳食は，満5か月頃から開始するのが一般的です．
- この時期は，果汁やスープなどをスプーンで与え慣れさせてみましょう．

■ 睡眠について
- 昼と夜の区別がつくようになってきます．
- 夜は静かにして赤ちゃんが眠る環境をつくりましょう．

■ 湿疹
- 泡の石けんで全身をよく洗い，保湿をしてあげましょう．

■ 便秘
- ミルクを飲まない，機嫌が悪いなどがなければ問題ありません．
- お腹がはるときは，綿棒による肛門刺激や時計まわりにお腹のマッサージをしてみましょう．

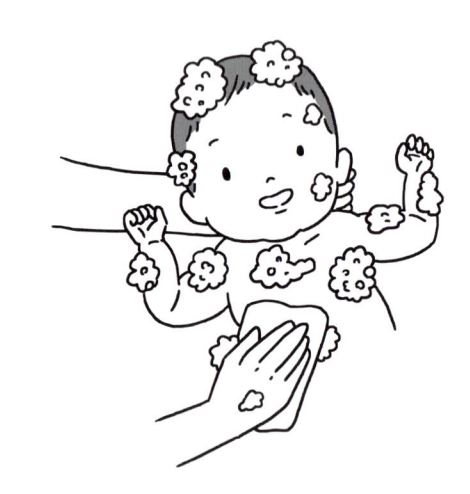

■ 事故
- 手足の動きが活発になるので，周りに危険な物を置かないようにしましょう．
- うつぶせ寝は，まだ窒息の可能性があるので注意しましょう．

注意すること！

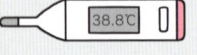

- 38℃以上の発熱
- 不機嫌でほとんど飲まない
- 4か月を過ぎても首がしっかりすわらない
- 体が硬い，体がぐにゃぐにゃ軟らかい

→ このようなときは小児科の先生に相談してください！

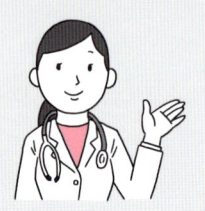

解説

● 3〜4か月健診の目的

生後3〜4か月は，非常に大切な発達評価の月齢(key month)であり，中等度から重度の脳性麻痺や精神運動発達遅滞は，この時期に発見される．また，Moro反射や自動歩行反射などの原始反射のほとんどが消失する．これらが達成されていない場合，何らかの異常が疑われる．

● 健診のチェックポイント

追視テスト

ペンライトを用いて追視テストを行う．乳児の眼前約30cmの所にペンライトを持っていき，左右・上下にゆっくりと移動させる．このとき，左右の瞳孔が同位置にあるか，眼球運動に異常がないかを確認する．正常では，左右に150〜180度近く追視する．追視がみられない場合は，精神遅滞，脳障害，視力障害などが疑われる．

姿勢

3〜4か月の児では，仰臥位で顔は正面を向き，両下肢は屈曲し，左右対称的な姿勢をとる．また，両手を顔の前に持ってきて遊ぶ様子が多くみられる．腹臥位での観察も重要で，頭を上げて保持し，上体を前腕で支えるようになる．

手足をベッドにつけて自発運動が低下している姿勢や，この時期でも常にTNR(tonic neck reflex：緊張性頸反射)の姿勢をとっているものは異常と考える．

首のすわり，坐位の観察，垂直吊り下げテスト，Landau反射

仰臥位の乳児の両手を持って引き起こすと，約45度のところで頭部が体幹と平行になり，坐位になったときに，しばらくの間，首がすわっている(引き起こし反射)．筋緊張が低下している場合は，頭部が背屈してしまい，筋緊張が亢進している場合は，上体が棒のように立ち上がってしまうことがある．

また，乳児を坐位にさせ，腰を支えると座れるようになる．体幹を支え左右に傾けると，頭部を垂直に保とうとする動作がみられる(視性立ち直り反射)．

次に，乳児を垂直抱きにすると，下肢は屈曲位をとることが多く，そのまま体重を支えられなくても正常である(垂直吊り下げテスト)．

また，4か月児を水平抱きにすると，顔を上げ，体幹が伸展し，下肢は軽く伸展位をとる(Landau反射)．Landau反射は，首のすわりと一致するとされており，逆U字形に曲がる場合は筋緊張の低下，弓状に反ってしまうものは筋緊張の亢進を疑う．

あやすと笑う

4か月になると，あやしなどの働きかけに対して反応し，よく笑うようになる．また，声を出して遊ぶ様子もみられる．

● 育児のポイントと注意点

栄養について

ミルクの量は，1回180〜200mLを1日5回

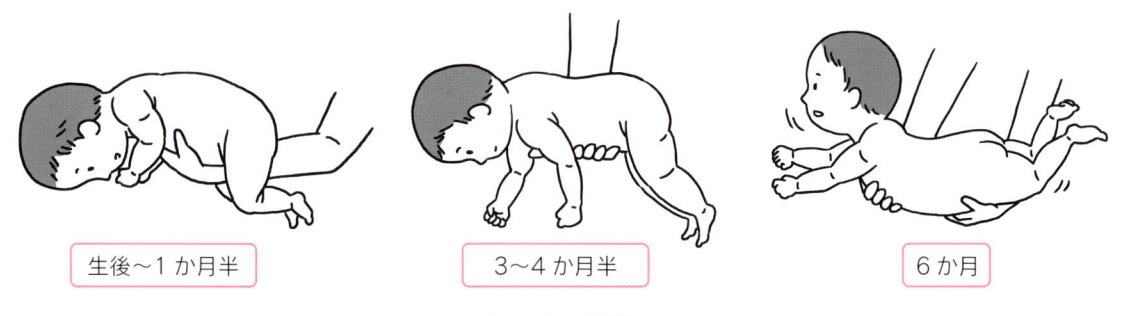

| 生後〜1か月半 | 3〜4か月半 | 6か月 |

Landau反射

が目安となる．この時期より哺乳量や回数にむらが出ることがあるが，少なくなっても機嫌がよく活気があれば，哺乳を強制せず，回復を待つよう指導する．ただし，明らかな体重増加不良を認める場合は，器質的疾患などの精査が必要になる．離乳食は，満5か月より開始するのが一般的であり，この時期は，果汁や野菜スープなどでミルク以外の味やスプーンに慣れさせていく．

生活について

この時期になると，昼夜の区別がつくようになる．昼は外気浴などを行い，夜は静かにして児が眠れる環境をつくり，生活リズムを整えていく．以前は，くる病を予防するために，日光浴が推奨されていたが，紫外線による皮膚がんの罹患率が上がることがわかり，過度の日焼けは勧められない．

湿疹

生後数週後より顔や体幹に認められ，毎日のスキンケアが重要になってくる．アトピー性皮膚炎は，この時期よりわかるようになり，その場合は，アレルゲンの検索，外用薬による治療を指導する．重症の場合は，アレルギー専門医への紹介を検討する．

便秘

2～3日程度排便がなくても，便が軟らかく，哺乳力低下，腹部膨満，嘔吐，不機嫌などがなければ問題はない．対策として，果汁を飲ませる，腹部のマッサージ，綿棒による肛門刺激などを指導する．また，離乳食が始まると症状が改善されることが多い．

事故

4か月頃の児は，手足の動きが活発になり，手の届く物を握るようになるため，周りに危険な物を置かないよう指導する．窒息，誤飲，転落などが多く，特に窒息死については，うつぶせ寝を行う際に十分な注意が必要である．SIDS（sudden infant death syndrome：乳幼児突然死症候群）とうつぶせ寝の関連が指摘されており，うつぶせ寝を行う際は，児をひとりにしないよう指導する．SIDSの原因は不明だが，生後6か月頃までの予防として，①うつぶせ寝に注意する，②室温を適度に調節する（高くしすぎない），③喫煙をやめる，④母乳育児の推進などがあげられている．

［井上 由香］

Memo

4 6〜7か月健診

● 6〜7か月健診の目的

- 精神運動発達がめざましい月齢なので，発達の遅れを発見しやすい時期です．
- 離乳食の状況をチェックします．
- 病気にかかったり，誤飲などの事故の危険も増えるため，それらの注意や予防を確認します．

● 健診のチェックポイント

■ 体の大きさは？

- 7か月になると1日あたりの体重増加も少なくなり，10〜20g/日の増加となります．

■ 発達は？

- 寝返りやお座りができるようになります．
- かかえて立たせると両足をつっぱります．
- 周囲に対する反応も活発で，手を伸ばして物をつかんだり，顔にかけた布を手でとったりします．
- 家族に話しかけるような声を出し，人見知りも始まります．

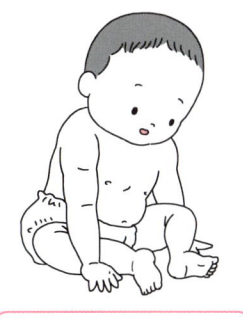

6〜7か月（前かがみ） 手をついて座れる

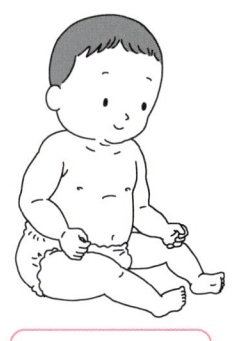

7か月 手をつかなくても座れる

■ 栄養は？

- 7か月になると母乳やミルクとともに，離乳食は1日2回食になっていきます．

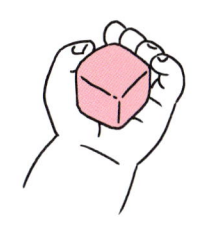

5〜6か月 手のひらでつかむ

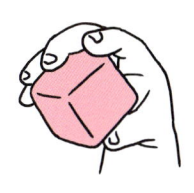

7〜8か月 親指を使い指でつかむ

育児のポイントと注意点

■ 接し方
- 目を見て話しかけ，抱っこをして一緒にたくさん遊んであげましょう．
- 生活リズムを一定させ，食事のときも楽しく食べる環境をつくりましょう．

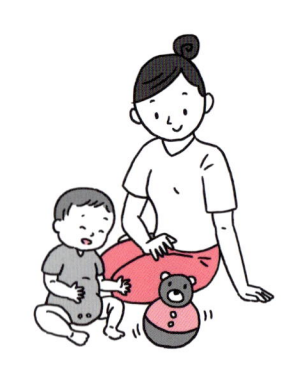

■ よくあること
- **夜泣き**：予防として日中に外で遊ぶ，寝る前に入浴させるなどが効果的です．お母さんは睡眠不足にならないように短時間でも睡眠をとるようにしてください．

■ 生活で気をつけること
- 活発になり，転倒・誤飲など常に事故が起こる可能性があるので十分配慮しましょう．
- この頃には，お母さんから移行していた免疫力が低下するため，感染症にかかりやすくなります．
- 予防接種を進めているかを確認しましょう．

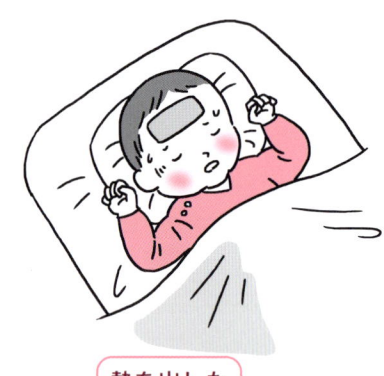

熱を出した

発達について注意すること！

- 首がすわらない
- 名前を呼んでも振り向かない
- 手を伸ばして物をつかまない

→ このようなときは小児科の先生に相談してください！

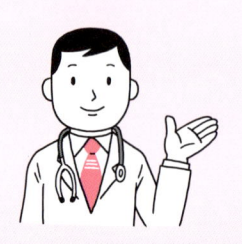

解説

◉ 6～7か月健診の目的

乳幼児発達の評価をするときは，粗大運動，微細運動，言語・認知・社会性の3項目に分けて行うとよい．生後6～7か月は成長・発達を評価しやすい発達診断学的に重要な月齢である．

◉ 健診のチェックポイント

粗大運動発達

粗大運動発達は座る・立つ・歩くなど体全体のバランスと筋力を要する運動で，頭側から下肢へと発達していく．ちょうど7か月頃は腰が安定し，お座りができている時期である．

❶ 寝返り

7か月では背臥位からも腹臥位からも寝返りができるようになるが，normal variation として寝返りをしない場合もある．

❷ お座り

6か月時では支えていればほんの少し座れる．7か月時では完全にひとり座りができるようになる．これができなくても手をついて座っていられれば異常な発達の遅れとはいえない．

❸ 視性立ち直り反射

視性立ち直り反射(坐位の状態で赤ちゃんをゆっくり横に傾けると体は傾いても顔は垂直を保持しようとする反射)や側方パラシュート反射(坐位の状態から体を側方へ傾けると，倒された側の手で床を支えようとする反射)が認められる．これらは，坐位すなわち体幹や腰部のコントロールが確立しつつあることを示している．

❹ 両腋窩を支えて立たせようとすると，両下肢を伸ばして踵をつけて立位をとる．このとき股関節を屈曲して，下肢で体重を支えられない場合は，経過をみて筋力・筋緊張の低下か，normal variation なのかを確認する．

微細運動

1辺3cm 大の立方体をつかませて，精神運動発達の1つの指標である，物のつかみ方を観察する．この時期は，拇指を含め指でつかむことができるようになっている．つかんだ物は口へ持っていったり，他方の手に持ちかえることができる．

「顔に布をかけるテスト(cloth on the face test)」は，背臥位で顔にやや厚手のタオルをかけ，それを手で取り除くことができるかというテストで，精神運動発達の評価ができる(図1)．7か月児でまったく反応がみられなかったり，取り除くのに時間を要する場合は精神遅滞を，上手に取れない場合は脳性麻痺を疑う．片手で取った場合は，その手を押さえてもう一度テストを行い，両手の機能を観察することで，片麻痺のチェックも行う．

言語・認知・社会性

周囲への関心が高まり，欲しい物があると声を出して要求する．この頃には母親と他者の区別が可能となり人見知りが始まる．また，見えないところからの音に対して，振り向くなどの反応を示す．

◉ 育児のポイントと注意点

この時期の特徴と母親の接し方

行動範囲が広がり，周囲への関心が高まり，大人への要求も一段と強まる時期である．目と手の協調運動ができるようになり，欲しい物に手を伸ばしてつかむようになる．母親を他人と区別し認識できるようになるので，母親がいれば安心し，

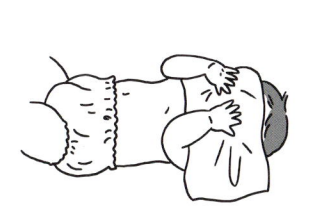

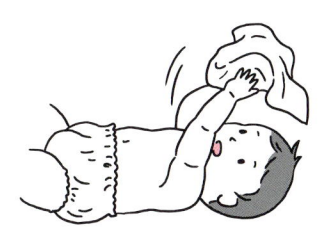

図1 顔に布をかけるテスト
6か月：両手で取る，7か月：片手でさっと取る

視界から見えないと不安になり泣いたりする．人見知りも始まり，さらに不安感は増大する．そこで母親には，できるだけ児のそばにいて，離れるのは短時間にし，児が声を出せばそれに反応して話しかけたり，一緒に遊ぶようにアドバイスする．母親が，児の要求を受け入れ，目と目を見つめ合わせて話しかけながら，しっかりと抱きしめることが，これからのこころの豊かな発達によい影響を与えることを説明する．

注意点
❶ 事故の防止
行動が活発になるので，思わぬところに移動したり，手に持った物を何でも口に入れるなど，転倒や誤飲などの事故に結びつくことが多くなる．そのため，ひとり遊びの際には事故防止に十分な配慮が必要である．

❷ 感染症
この時期になると母親からの移行抗体が減少するため，感染症にかかりやすくなる．特に保育園などで集団保育を受けている乳児は感染の機会が多い．健診時に，これまでに受けるべき予防接種が済んでいるかを確認することも重要である．

❸ 発　達
6か月児で首がすわらない，7か月児で支えてあげても座れない場合は脳性麻痺，精神遅滞，ミオパチーを，手を伸ばしてもつかまない場合は精神遅滞を，片手しか使わない場合は片麻痺を，呼んでも振り向かない場合は難聴や精神遅滞を疑い専門医を紹介する．

［松井 こと子］

5 9〜10か月健診

◉ 9〜10か月健診の目的

- ほとんどの赤ちゃんは座れるようになり，立ち上がりやはいはいでの移動ができるかを確認します．
- 表情が豊かになり，人間らしさが出てくる時期でもあり，大人の動作の真似ができるか，意味のないことばを発するかを確認します．

◉ 健診のチェックポイント

■ 運動発達は？

- はいはいやつかまり立ち，さらにはつたい歩きができるかをみます．手指も器用になり，指を使ってつかめるかをみます．

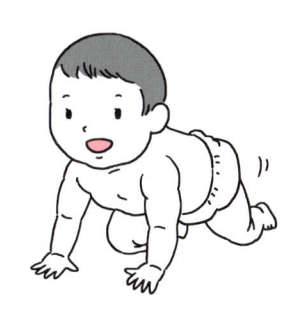

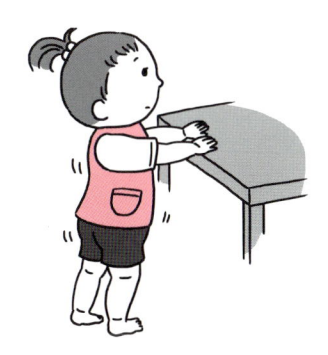

はいはい　　つかまり立ち（9か月）　　9か月　　10〜11か月

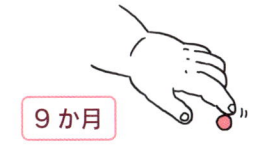

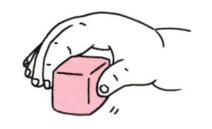

■ 精神発達は？

- バイバイ，パチパチなど大人の動作を真似できるか，意味のないことば（喃語）を発するかをみます．

あ〜あ〜ぶ〜ぶ〜

パチパチ

■ 栄養面は？

- 10か月頃になると離乳食は1日3回くらい，ミルクは2〜4回くらいになります．
- 手づかみ食べもできるようになります．

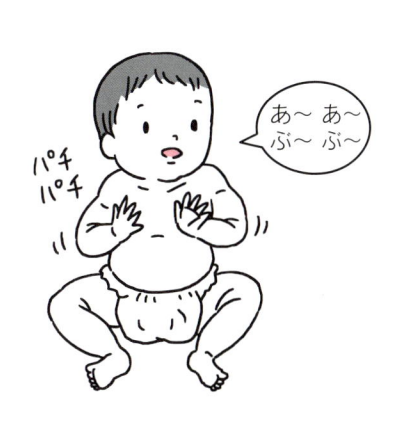

育児のポイントと注意点

■ 事故に気をつけて！

♦ 行動範囲が広がり，手の使い方が器用になり，転落，誤飲，ケガ，やけどなどが多くなります．安全対策を万全にしておきましょう．

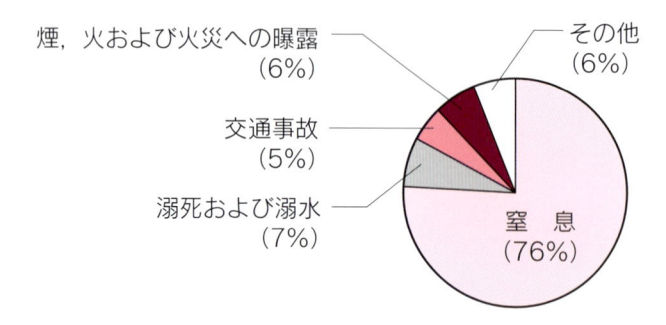

煙，火および火災への曝露 (6%)
その他 (6%)
交通事故 (5%)
溺死および溺水 (7%)
窒息 (76%)

乳児の不慮の事故

■ 子どもへの接し方

♦ 大人の言うことをある程度理解できたり，いろいろなものに興味をもちはじめます．

♦ 「イナイイナイバー」などの繰り返し動作が大好きです．一緒に遊ぶと，とても喜びます．

♦ ベビーカーなどで外出することも，とてもいい刺激になります．

♦ この大切な時期に，時間の許すかぎり，赤ちゃんと遊ぶなど積極的にかかわるようにしてください．

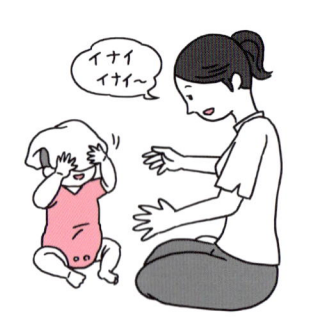

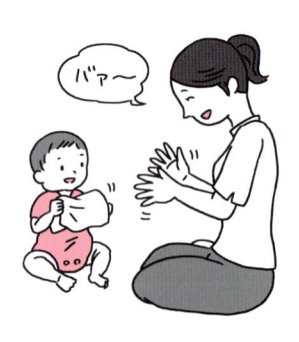

発達について注意すること！

- 移動運動ができない
- つかまり立ちをしない
- おもちゃに手を伸ばさない
- 物のつかみ方がぎこちない
- 名前を呼んでも振り向かない

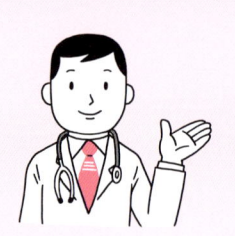

→ このようなときは小児科の先生に相談してください！

解説

◉ 9〜10か月健診の目的

9か月になると，大脳皮質の発達が進み，平衡反応がみられる．運動発達でははいはい，つかまり立ち，つたい歩き，精神発達では，バイバイ，パチパチなどの物真似動作，反射ではパラシュート反射，ホッピング反応を確認する．

この時期は正常バリエーションがよくみられる月齢なので，総合的に判断することが必要である．検者は，今まで気づかれなかったごく軽度の異常を発見するよう努力する．

◉ 健診のチェックポイント

運動発達

❶ 粗大運動の発達

① はいはい

9か月では腹をつけて上下肢を交互に動かす腹這い，10か月では膝をつけて移動する膝這い（高這い）をする．

② つかまり立ち

9か月ではやっとつかまって立っていられる状態か，かなり余裕をもってつかまって立っていられるか，10か月ではつかまらせるとしばらく立っているか，自分からつかまって立ち上がる．

この時期に下肢を屈曲して床につこうとしない場合は異常である．

❷ 微細運動の発達

① つかみ方

1辺3cmほどの立方体の積み木や小さなビー玉大の物のつかみ方をみる．

この時期では，拇指とほかの指でつかむことができる．まだ，指全体で握るようにつかむ場合や，つかみ方がぎこちない場合は異常である．

❸ パラシュート反射

抱き上げた乳児の身体を支えて，顔を下に向け急に前方に傾けたときの反応をみる．正常では上肢を伸展し，両手を開いて体重を支えようとする．

この反射は，はいはい，つかまり立ち，つたい歩きがみられる頃に出現し，9か月児の約60〜70％，10か月児ではほぼ全例に出現する．

反射が出現しない場合は神経発達の遅れや脳障害が，手の開き方がおかしいときは脳性麻痺が疑われる．ただし，泣いている児や緊張している児では腕に力を入れてパラシュート反射が出ないことがある．

❹ ホッピング反応

立位にした乳児を，前後，または左右に倒したときの下肢の反応をみる．

正常では，左右の場合は頭が立ち直り，反対側の下肢を交差，前後ではどちらかの下肢を1歩出して体重を支えようとする．

この反応はつかまり立ち，つたい歩きができるようになる頃から出現する．

10か月では前，左右どちらか一方向のホッピング反応がみられれば正常である．

精神発達

大脳皮質が発達してきて，バイバイ，パチパチなどの大人の動作の真似をしたり，怒られたら手を引っ込めて顔をみるような人間らしさがみられるようになる．

また，アタッチメントの形成が順調に行われていると，母親がみえなくなると不安になり後追いし，母親が戻ると安心して遊びを再開する．診察時には，母親がそばにいたときの遊び方と，いなくなったときの様子や，再び母親が戻ってきたときの反応を観察する．

◉ 育児のポイントと注意点

事故防止

乳児期は「不慮の事故」が死亡原因の上位となっている．この時期にははいはいなどで移動が可能となり，行動範囲が広がる．また，小さい物を手でつかめるようになり，好奇心が高まる．これらに伴い，転倒・転落，熱傷，誤飲などの事故の頻度が増加する．このような事故は保育者の注意や環境整備によって未然に防ぐことができる．

乳児は何でも口に入れる傾向がある．ピーナッツのような豆類は口腔内や気道で水分を吸収し，膨大して窒息の原因になりやすい．周囲から危険な物は遠ざける，柵をつけるなどで転落防止策を講じる，テーブルクロスは避けるなどの，環境整

備を十分に行うように指導する．

　また，車での外出時，チャイルドシートの着用が義務化された．どんなに短い時間であっても適切にシートベルトを装着するように指導する．

🞥 子どもへの接し方

　この時期は周囲への積極的な働きかけと，探索活動がさかんになる．大人の言うことを少しずつ理解できるようになり，大人の行動に興味を示すようになる．

　また，子どもが興味をもっていることに周りの大人が共感し，一緒に見る，触れる，味わうなどをすることで，子どものことばの発達を促す．

　子どもが注意を向けている物に対して声かけをしたり，一緒に遊んだり，絵本を読んだりなど，子どもの好奇心や自発性による遊びを積極的に取り入れ，ことばやこころの発達も促していくことが大切である．

🞥 発達について

　粗大運動ではつかまり立ちからつたい歩きが可能となる．しばらく立位を保つことができれば正常範囲とする．坐位が可能でも立位保持が不可であれば，腹臥位，背臥位で両下肢の自発運動をみる．両下肢の動きが活発であれば，立位姿勢での遊びを取り入れ経過を観察し，自発運動が乏しければ専門医を紹介する．下肢を屈曲して明らかにつこうとしない児で，坐位までの発達が正常であれば，shuffling baby が疑われ，経過観察をする．全体に発達が遅れて下肢がつかないのであれば，脳性麻痺，精神遅滞，ミオパチーなどが疑われる．立位が可能でもつま先立ちになる場合は，痙直性両麻痺やアキレス腱拘縮が疑われる．また，指全体でつかむものや，物のつかみ方がぎこちない，あるいは左右どちらか一方のみしかつかまない場合は，軽度脳性麻痺や軽度の脳障害を疑う．運動麻痺がないのに周りにある物を手を伸ばしてつかまないのは，中～重等度の精神遅滞である．声をかけても振り向かない場合は，難聴あるいは発達障害を疑う．これらの異常がある場合は専門医を紹介する．

［北村 裕梨］

---

column　shuffling baby とは

　6～7 か月健診までの運動発達は正常で，坐位は可能であるが，つかまり立ちやはいはいをせずに，いわゆるいざり動作で座ったまま移動する乳児である．立たせようと持ち上げると，両下肢を屈曲して足をつかない．下肢の運動麻痺はなく，筋緊張低下など明らかな神経・筋障害は認めない．時に下肢が細い場合がある．はいはい，つかまり立ち，独歩は遅滞するが，多くは 2 歳頃までに歩けるようになり，その後の運動に支障はなくなる．原因は明らかではないが，家族性を認める場合がある．

［金子 堅一郎］

6 1歳6か月健診

◉ 1歳6か月健診の目的

- 上手に歩くようになり，ことばを話すなど，人にしかできない行動ができるようになる年齢です．
- 乳児から幼児への移行がうまくできているかを確かめます．

◉ 健診のチェックポイント

■ 視力，聴力では

- 物を見るときの目つき，顔の向きなどはおかしくないですか？
- 大きな声で呼ばなくても振り向きますか？

■ 運動では

- ひとりで歩けますか？（小走りもできますか？）
- 手を引くと階段を昇れますか？
- 積み木を積んで遊べますか？
- 鉛筆でなぐり書きをしますか？

■ ことばでは

- 人の言っていることがわかりますか？
- 単語を話しますか？
- 絵本で"わんわん"などがわかりますか？

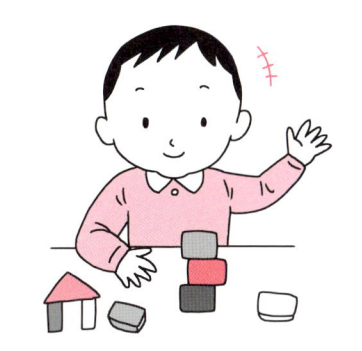

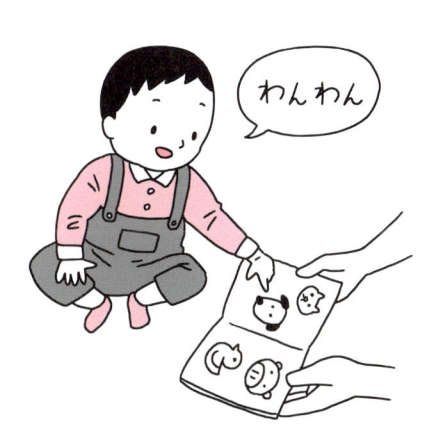

◉ 育児のポイントと注意点

■ 発 育

- 身長，体重の増え方はどうですか？
- 母子手帳の成長曲線にチェックはしてありますか？
- 頭の大泉門は閉じているか？下肢にO脚・X脚があるか？もみます．

■ 食事・栄養

- 母乳はまだ飲んでいますか？
- 離乳食から普通食になっていますか？
- スプーンやフォークを使って食べようとしますか？
- 食べすぎ，または小食ではないですか？

■ 虫　歯

- 夜にもミルクを飲んでいますか？
- 歯が増えてきたら歯磨きをしはじめましょう．

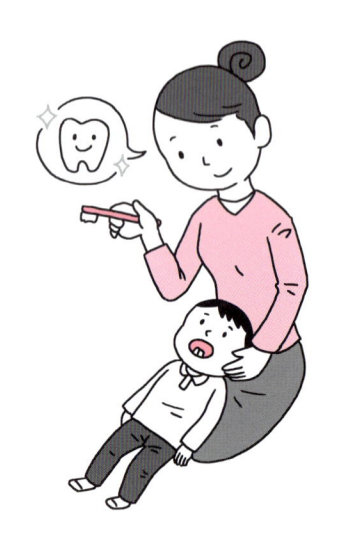

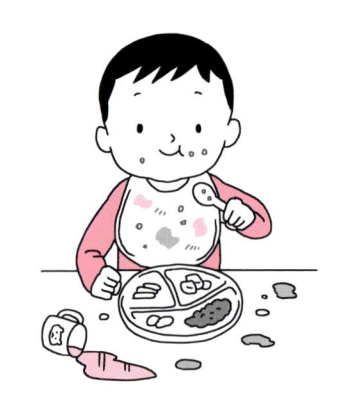

注意すること！

日常生活での事故防止

- 家の内外を問わず，転倒，転落などの事故に注意しましょう．
- 小さなアメや豆類の誤嚥に注意しましょう．
- 車に乗せるときは必ず安全なチャイルドシートを使いましょう．
- 車のドアやきつく閉まる扉にも注意しましょう．

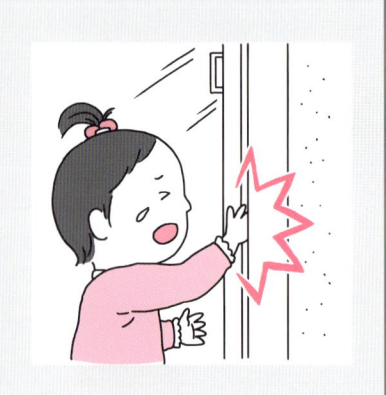

解説

◉ 1歳6か月健診の目的

運動発達ではひとり歩き，精神発達では有意語が話せるようになり，日常生活でも離乳食から普通食をひとりで食べようとする時期．養育者の介助のいる乳児から，人にしかできない行動ができるようになる幼児への移行をチェックする．

現在，主な母子保健事業は市町村が主体となって行われていて，1歳6か月，3歳時健診が母子保健法に基づき行われている．

母子健康手帳には，保護者の記録欄があり，おおまかな発達の程度が確認できる．これらについて概略を解説する．

◉ 健診のチェックポイント

❶ 視聴覚

斜視，難聴についてチェックする．

ペンライトなどの光を見させて瞳の中央に映っているかどうか，また上下左右に動かして追随する眼球の動きはどうかを確かめる．

名前を呼んで振り向くか，おもちゃの音などに反応するかを確かめる．

❷ 運動機能

粗大運動機能としては，ひとりで上手に歩けるようになり，小走りもできる．室内などの平坦なところでは転ばずに歩ける．椅子によじ登るようになり，階段は手を引いてあげれば昇れる．

微細運動としては，積み木遊びで2〜3個積めるようになり，ビー玉を指先でつまめる．鉛筆を持たせると紙になぐり書きをする．

❸ 精神機能

言語の発達としては，意味のある単語を数個言う．言語理解としては，絵本などで"わんわんは？"，"にゃんにゃんは？"と聞いたときに指さしが可能である．また，大人の簡単な指示に従って行動できる．

❹ 生活

スプーンを持って自分で食べようとするがよくこぼす．両手でコップを持って飲んだり，ストローで飲んだりできるようになる．

排泄を知らせることはまだ難しいが，排泄後に不快な表情をすることがある．

◉ 育児のポイントと注意点

❶ 発育について

成長曲線をつけて，これまでの身長および体重の増加傾向を確認する．この時期からの肥満傾向は，幼児期さらには小児期の肥満へとつながることが多いので，注意が必要である．

頭部大泉門は通常，この頃には閉じている．開大があれば頭囲を測り，大頭症の有無もチェックする．下肢では，くる病のサインとしてのO脚・X脚があるかを診察しておく．

❷ 栄養について

この頃の食事には，食欲のむらによるむら食い，小食，遊び食いなどがみられ，必要十分な栄養がとれているか養育者が気にしていることがある．成長曲線上で体重増加不良がみられなければ，心配はいらない．

❸ 歯科指導

この時期には16歯の萌出がみられる．食事だけでなく，夜間のミルクやドリンク飲料類も，う歯発生に影響する．う歯予防にはブラッシングや口すすぎが有用である．

❹ 日常生活での事故防止

ひとりで自由に歩くことができ，椅子やテーブルなどによじ登れるようになるので，階段からの転落，浴室の水の入った浴槽での溺水，ポットを倒しての熱傷などの事故発生に注意を促す．

✦ フォローアップを要する場合

この年齢で，正常児で歩行しないのはshuffling babyくらいであり，それ以外で歩行がみられない児は要フォローアップである．また，歩けるとしてもhigh guard歩行は遅れていると考えてよい．

ことばの遅れも要フォローアップであるが，この場合，難聴の有無は必ず確認しておく．

[吉田 久邦]

7　3歳児健診

◉ 3歳児健診の目的

- 3歳児は，かなりしっかりとした体つきとなり，協調運動能力が発達します．
- 社会性を身につけはじめ，日常生活でも食事や排泄などが自立してきます．これらの点を確かめます．

◉ 健診のチェックポイント

- この時期の標準的な発達状態をチェックします．

■ 視力，聴力
- 物を見るときの目つき，顔の向きなどはどうですか？
- 大きな声で呼ばなくても振り向きますか？

■ 運動
- 足を交互に出して階段を昇りますか？
- スキップや三輪車こぎをしますか？
- まねをして丸を書きますか？
- ボタンを外したりできますか？
- 豆などを指先でつまめますか？
- 積み木を高く積めますか？

■ ことば
- 3語文以上の文章で話しますか？
- 名前や年齢が言えますか？
- 上下，前後がわかりますか？

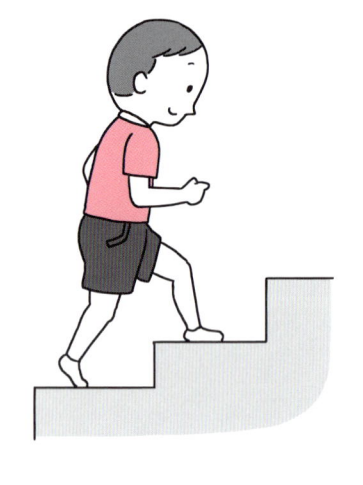

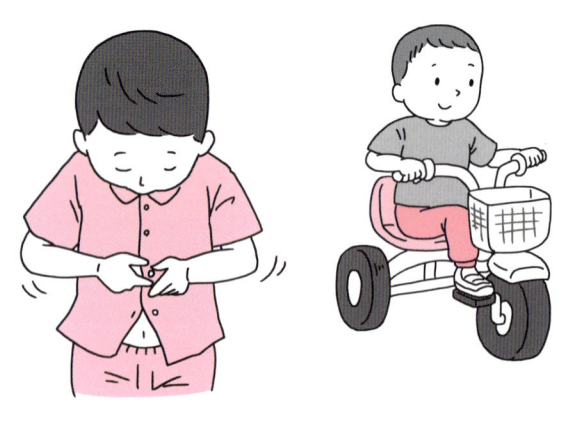

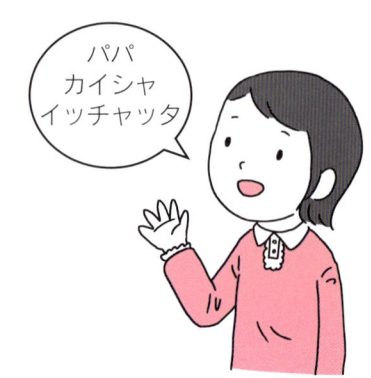

パパ
カイシャ
イッチャッタ

育児のポイントと注意点

■ 発　育

- 身長・体重は標準の範囲にありますか？
- 範囲外の場合は，今までの成長曲線の変化はどうですか？
- 食事のとりかたはどうですか？

■ 遊　び

- 遊びによって運動が上達し，社会性，協調性を養っていきます．
- 友達と楽しく遊べるような機会や時間を増やしていくようにしましょう．

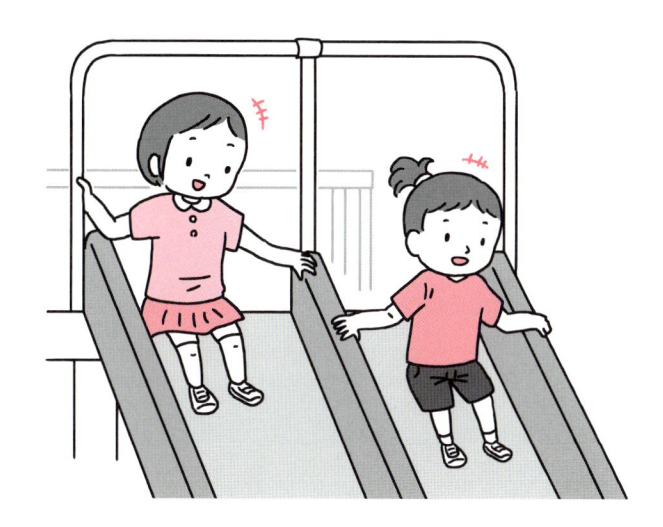

■ 栄　養

- 自分で食べるようにしましょう．
- おやつのとりすぎに注意しましょう．

■ 虫　歯

- 虫歯が増えてくる時期です．
- おやつの種類や与え方に注意しましょう．
- 歯磨きを忘れないようにしましょう．

■ 排　泄

- 排尿・排便が自分でできるようになってきます．
- できなくても，あせらずにトレーニングしましょう．
- 夜間のおもらしは毎晩でなければ，まだ夜尿症ではありません．

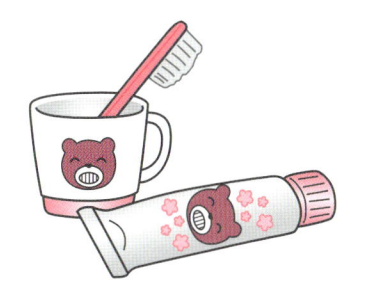

解説

3歳児健診の目的

3歳児は身体的，精神的に顕著な発達がみられる．乳児体型から幼児体型を示すようになり，細身化してくるが，かなりしっかりとした身体つきとなり，筋肉，骨格の発育に伴い運動機能にも発達がみられる．精神面では言語発達や自我の確立に伴い社会性を身につけはじめる．また日常生活習慣においても，食事や排泄などで自立が可能となる．3歳児を対象とした保健指導の重要性は古くから指摘され，1961年より3歳児健康診査として公的な健診が実施されている．

健診のチェックポイント

母子健康手帳には，発達の程度を確認する保護者の記録欄がある．これらの質問に沿って概略を解説する．

❶ 視聴覚

目つき，物を見るときの表情や顔の向きなどから斜視，視力異常などに注意する．また大きな声で呼ばないと振り向かない，いつもテレビの音を大きくして見ている場合などでは難聴が疑われる．言語の発達が遅れている児で，この時期になって初めて難聴が気がつかれることがあり，注意を要する．ただし，自閉症や精神遅滞は聴力障害がないのに，名前を呼んでも反応しないことがあり，難聴と間違えぬように注意を要する．

❷ 運動機能

粗大運動では，階段昇降は，足を交互に出して1段ずつ昇れるようになり，降りるときは足をそろえて1段ずつ降りる．また片足立ちが数秒でき，スキップや三輪車こぎなども可能になる．微細運動では，真似して丸を書いたり，ボタンをはずしたりできるようになる．

❸ 精神機能

言語発達の程度をみれば知能や理解力がわかることが多い．2語文は完成し，3語文以上の文章で話し，絵を見て物の名を8つは言える．また，自分の名前や年齢が言える．上下，前後などが理解できる．十字，円を真似して描き，人の顔を描ける子もいる．「これ，なあに？」，「どうして？」など疑問を盛んに言うようになる．

育児のポイントと注意点

❶ 発育の指導

異常なやせや肥満傾向の場合は，食事の摂取状況（間食を含む）に注意しなければならない．

❷ 遊びの指導

遊びは幼児の生活にとって重要である．遊びによって運動機能の発達を促し，社会性，協調性が養われる．ひとり遊びから2人遊び，さらに多人数遊びへと発展する時期なので，うまく遊べない，争いが多いなどが問題になることがある．しかしこれは社会性獲得の過程でやむをえない現象で，協調して楽しく遊べるよう，優しく指導すればよい．

❸ 栄養の指導

この時期は食事の自立がみられるようになり，咀嚼力が発達し，よく噛んで食べられるようになる．自我の発達に伴い周囲の干渉を嫌がるようになるので，自分で食べるようにさせることが大切である．味の嗜好を塩分や砂糖が多すぎないものにするように，この頃からの注意が必要である．間食をとりすぎて食事をとらなくなるので注意する．間食の量は子どもの体格，食欲，運動量などにより異なるが，目安としては1日の総エネルギー量の10〜20％（150〜300kcal）程度とする．間食が多く，しっかりと食事もとるというエネルギー過多は後に肥満へと移行するので注意する．

❹ 歯科指導

この頃は，1人あたりのう歯保有数が急激に増加する．間食の種類（キャンディー，キャラメル，アメなど）や与え方と，う歯発生との間には密接な関係があり，適切な間食の指導や歯みがきの励行は重要である．

✚ フォローアップを要する場合

言語発達がみられないなど，前述した精神・運動機能が認められない場合でもその後の経過に注意し，必要であれば精査をする．

［吉田 久邦］

8 幼稚園就園前，5歳児健診

「幼稚園就園前健診」

- 集団生活に入る前に，健康状態と発達をみます．

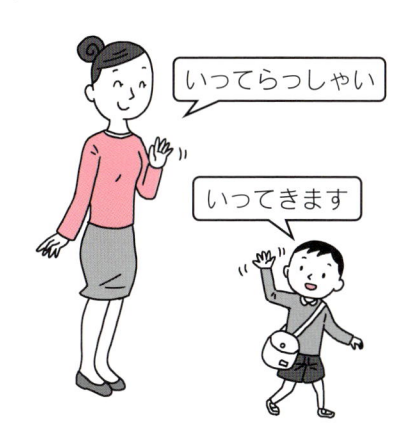

健診のチェックポイント

- 身長・体重を測定します（やせ・肥満）．
- 簡単な視力，聴力のチェックをします．
- 走ったり，飛び降りたり，移動がスムーズにできるかをみます．
- 積み木を積んだり，丸を書いたり細かい動きが上手にできるかをみます．
- ことばでのやり取りができ，出来事を子どもなりに伝えられるかを聞きます．
- ひとりで食事ができるかを聞きます．
- 洋服の着脱，トイレがひとりでできるかを聞きます．
- 人との関わりの様子を聞きます．
- 食物アレルギーや現在治療中の病気の有無を聞きます．

育児のポイントと注意点

- 個人差が大きいので，皆と同じことができなくても心配しないで経過をみましょう．
- 今まで気になっていたことを，この機会に相談してみましょう．

「5歳児健診」

- 小学校に入学する前に，体の状態と発達（特に細かい運動，社会性など）をみます．
- 大きな新しい集団に入って，自分で見聞きしたことを理解して行動できるかどうかをみてみます．

ひとりで着脱　　　スキップ

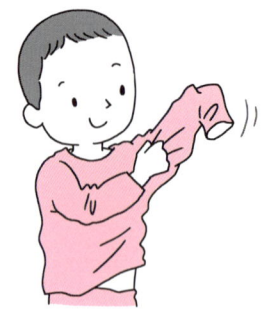

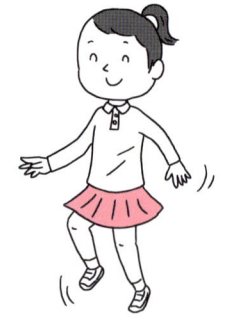

🔴 健診のチェックポイント

- **体格**：高身長・低身長，やせ・肥満をみます．
- **眼**：左右の視力の差，弱視や斜視がないかをみます．
- **耳**：聞こえが悪くないかをみます．
- **歯**：虫歯，かみ合わせをみます．
- **内科**：通常の診察より細かいチェックをします．会話をしながら，会話の理解度，発音の仕方などをみます．動きのマネをしてもらいます．しりとり，ジャンケンが上手にできるかをみます．

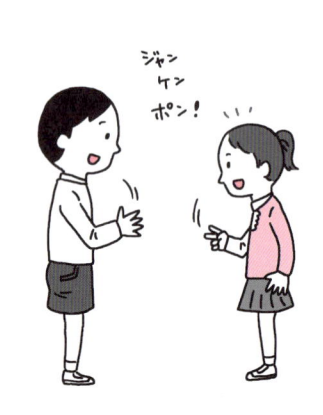

ジャンケンポン！

🔴 育児のポイントと注意点

- 身体面で，検査，治療が必要なものは，受診するようにしましょう．
- 健診で，行動，発達で気になる点がある場合は，本人に合った対応を考えていきましょう．
- 本人や家庭の状況によって，かかりつけ医，地域センター，専門機関などで相談していきましょう．

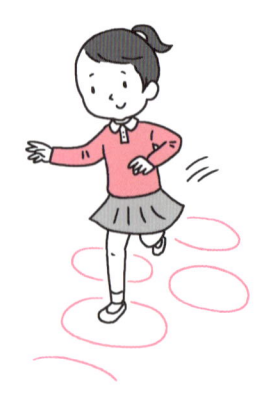

片足ケンケン　　　キラキラ星

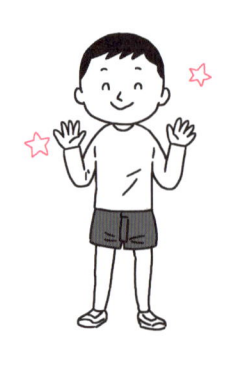

第Ⅳ章　健康診断の実際

解説

幼稚園就園前健診

集団に入る前に，身体の健康状態，発達や日常生活でどれくらい自立しているかをみる．そのうえで総合的に，特別な配慮が必要かも検討する．

◉ 健診のチェックポイント

❶ 身体測定

測定時とそれまでの身長・体重を成長曲線にプロットする．身長・体重のバランス，急激な変化に気をつける．

❷ 視力，聴力

近い距離でないと物が見えないなどの弱視がないか，注視したときに，眼位のずれがないかをみる．大声でないと振り返らない，聞き返しが多いなどの聴力低下がないかをみる．これらは3歳児健診を受けている場合，すでにチェックを受けていることが多いが，さらに確認する．

❸ 歯　科

う歯とかみ合わせをみる．

❹ 運動発達

走ったり，階段の昇降，飛び降りるなどの移動がスムーズにできるかをみる．ボタンかけや小さなオモチャを扱うなど，細かい運動ができるかをみる．

❺ 言語発達

会話ができているかを聞く．文章としてあまり話せない場合，初語以降の発達の経過をチェックする．

❻ 社会性

ごっこ遊びができているかを確かめる．周囲に関心があまりない場合は，遊び方，動き方をみる．多動傾向や，自閉的でないかをみる．食事，トイレ，洋服の着脱の生活習慣がどこまで自分でできるかを聞く．

❼ 既　往

現在も治療中の病気がないかを確認する．食物アレルギーがある場合，誤食時の症状をチェックし，除去の程度も確認する．

◉ 育児のポイントと注意点

身体面で，精査や治療が必要なことについては受診を勧める．発達は個人差が大きいので，すぐに異常とは判断せず経過をみる．多動やこだわりが目立ち，家庭でも困っている場合はより細かい発達のチェックが必要であり，専門機関の受診を勧める．

5歳児健診

身体測定，視力，眼位，聴力，う歯，かみ合わせなどをみる．精神や運動の発達を，通常の診察より時間をかけてチェックする．発達障害が疑われる場合も，診断をつけるより，状態を把握することが重要である．

◉ 健診のチェックポイント

やせ・肥満，低身長・高身長をチェックする．

視力はランドルト環を使用し，0.7の視力があるか簡略にチェックする．ライトを当て，瞳孔中央にライトが当たっているかなどで眼位のずれをチェックする．視力の発達は8歳頃までに完成するため，早めに気づくことが大事である．

聴力は，言語発達にも関連するので，難聴がないか気をつける．

う歯は5歳前後に増加，多発しやすい．指しゃぶり，唇をかむくせは，上下の歯に間隙ができ，歯並び，発音に影響することがあるためチェックする．

5歳児健診の診察では，細かい手足の動きの発達や会話を中心としたコミュニケーションの能力を，実際にその場でやってもらってチェックしていく．限られた時間内にみていくため，表1のようなモデルがある．

会話では，発音の不明瞭さや，特定の音が苦手であるかもみる．日常生活で経験するものについては，概念もある程度理解できる．大人の指示が理解できて，少し我慢もできるかのチェックも必要である．協調運動がスムーズでない場合，発達の遅れがみられることもある．詳細については成

表1 5歳児健診での診察例

項目番号	カテゴリー	方　法	判定基準
1	会　話	なんていう保育所（幼稚園）ですか？	正確に答える
2		何組ですか？	正確に答える
3		○組の先生の名前は何ですか？	正確に答える
4		保育所（幼稚園）のカレーはおいしいですか？	何らかの答えがある（うなずくも可）
5		お母さんのカレーもおいしいですか？	何らかの答えがある（うなずくも可）
6		保育所（幼稚園）とお母さんのカレーはどちらがおいしいですか？	母の様子をうかがう，感情（照れる，笑うなど）の表出が見られる
7	構　音	発音の明瞭さ（項目番号1～6を通して）	明瞭であり，聞き返しが不要である
8	動作模倣	両腕を横に上げる	正確に模倣する
9		両腕を上に上げる	正確に模倣する
10		両腕を前に出す	正確に模倣する
11	協調運動	閉眼起立	ステップを踏まない
12		片足立ち（右）　　　　　　　【5秒以上】	5秒以上可能
13		片足立ち（左）　　　　　　　【5秒以上】	5秒以上可能
14		片足ケンケン（右）　　　　　【5秒以上】	5秒以上可能
15		片足ケンケン（左）　　　　　【5秒以上】	5秒以上可能
16		指のタッピング（右）　　　　【3秒以上】	鏡像運動が出ない
17		指のタッピング（左）　　　　【3秒以上】	鏡像運動が出ない
18		前腕の回内・回外（右）	回内回外になっている
19		前腕の回内・回外（左）	回内回外になっている
20		左右手の交互開閉　　　　　　【3往復】	3往復以上交互に開閉できる
21	概　念	くつって何するものかな？（用途①）	はくもの　など
22		帽子って何するものかな？（用途②）	かぶるもの　など
23		お箸って何するものかな？（用途③）	食べるもの　など
24		本って何するものかな？（用途④）	読むもの，見るもの　など
25		時計って何するものかな？（用途⑤）	時間を見るもの　など
26		右手を上げてください（左右）	右手を上げる
27		左手を上げてください（左右）	左手を上げる
28		ジャンケンをする（3回）	3回とも勝ち負けがわかる
29		しりとりをする	正確に3往復できる
30	行動制御	「いいよ」って言うまで目をつむってください【20秒】	20秒以上持続可能
31		「いいよ」って言うまで目をつむってください【20秒】	自己刺激がない

（小枝達也 編：5歳児健診. p.7, 診断と治療社，2008）

書を参照されたい．

育児のポイントと注意点

多動やコミュニケーションで困難がある場合，スムーズにとけこめる対応を工夫する．本人や家庭の状態に合わせ，かかりつけ医，地域の支援センター，専門病院などで対応する．就学時までの時間を使い，方針が立てられればよい．

［渡邉　響子］

9 スイミングスクール・体操教室への診断書

水泳を習わせたいとスイミングスクールへ申し込みをしたら診断書を要求され，あなたはあわててお子さんをつれて病院を受診しました．ところで，この診断書の目的とはいったい何でしょうか．

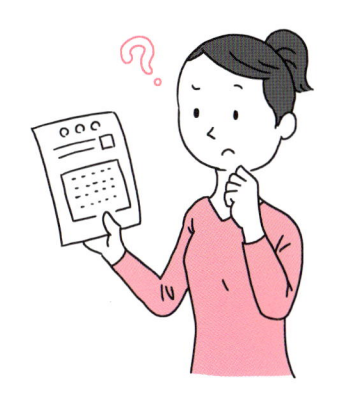

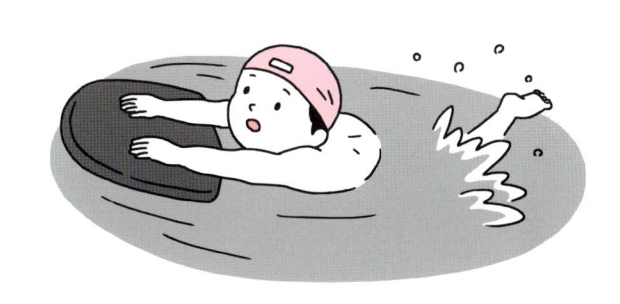

診断書の目的

スポーツ教室が診断書を要求する目的は「参加する児童が安全に運動を行えること」にあります．

つまり，診断書をもらえばよいのではなくて，児童が安全に運動できるかをチェックするために病院を受診するのです．

スポーツの安全性・危険性

スポーツは楽しいもので，大いにやるべきですが，常に多少の危険を伴うものです．実際，毎年100～150人の児童が，学校や幼稚園で運動中または直後に突然死しています．たくさんの児童の中での人数ですから確率的には低く，恐れる必要はありませんが，事前の健康チェックは必要です．

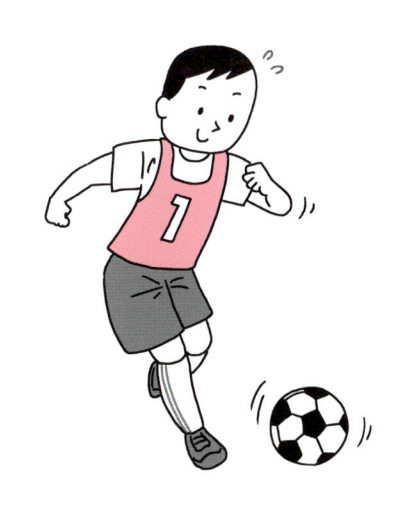

⊙ 健康のチェックポイント

- どのような検査を行っても100％安全であると証明することは現代の科学では不可能です．しかし種々の検診を受けることで，より安全に近づけることはできます．
- 検診としては，まず問診，診察を行います．
- 検査としては，心電図（運動負荷心電図，顔面冷水浸水心電図，水中心電図など），胸部エックス線写真や血液検査も行うことがあります（専門の病院でしか行えない検査もあります）．
- 実際には参加するスポーツの種類や激しさの程度（水遊び程度から部活動や国体などの競技まで）により，これらの検査を必要に応じて行います．

⊙ 育児のポイントと注意点

- 診断書のための診察や種々の検査は，児童がより安全にスポーツに参加できるように行われるものです．
- 診断書作成依頼を契機として，あたかも成人が人間ドックに入るような感覚で，スポーツ前検診が行えれば理想的です．
- 健康な体で楽しくスポーツをしましょう！

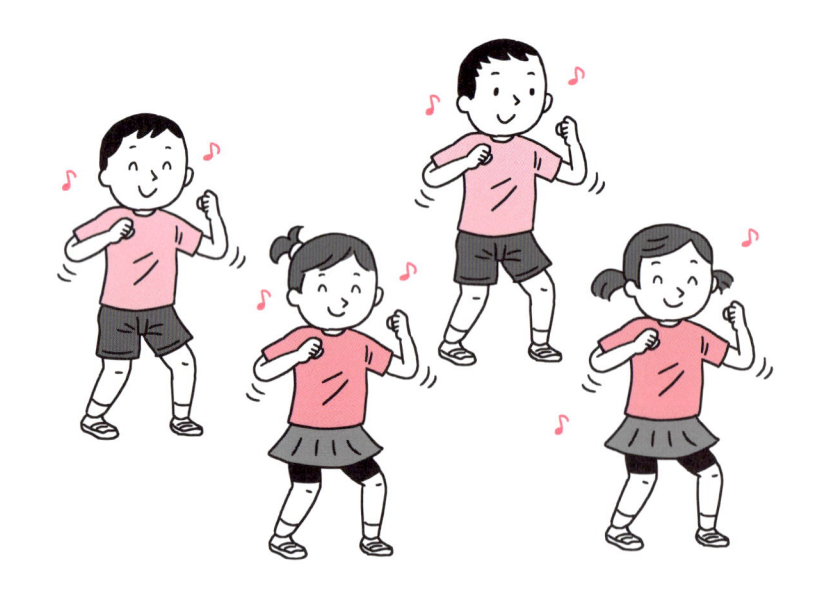

解説

診断書作成とは

スイミングスクールなどのスポーツ教室への参加は，基本的には各々の施設と保護者との契約であり，双方の納得のうえで行われるものである．しかし，より安全にスポーツに参加できるよう，専門知識をもつ第三者として医師の意見を求められるのが診断書作成である．

問題点

前述の理念を基に行われるべき診断書作成であるが，実際には意識的にまたは無意識に次の問題が内在する．
① 教室サイドの責任所在の転嫁
②「入学のための切符」のように診断書を考える児童家族の意識
③ 医師サイドの保身的対応

①と②はスポーツの危険性や診断書作成に対する教室および児童家族の認識不足がその主な原因であり，③はスポーツ教室への参加の可否を決める診断書作成のマニュアルがなく，現場の医師の判断に任されていることによる．また，法的な問題も未解決な部分がある．

これらの問題点に注意して診断書を作成する．

診断書作成上の注意点

幼稚園，保育園から高校までの学校管理下での突然死は毎年100～150件が報告され，心臓に起因するものが約80％を占めている．さらにその多くは運動中または運動後に発生している．したがって診断書を作成する際には，不整脈を含めた心疾患の検索を中心に診察，検査を行う必要がある．

体操教室などの陸上での運動を対象とする場合は診察，血圧測定，血液検査，心電図（運動負荷心電図），胸部エックス線などを行うとよい．

スイミングは水中で行われるので従来の検査が施行できず，水泳中の循環動態については不明な点が多かったが，最近の研究によれば地上のスポーツとは異なった循環動態であることが判明しつつある．潜水時に迷走神経反射により徐脈（潜水性徐脈）を認めたり，地上のスポーツの際には不整脈がなかった健康児でも水泳中にのみ種々の重症度の不整脈が誘発されることが報告されている．したがってスイミングなどの水中運動を対象とする場合は診察，心電図（運動負荷心電図），胸部エックス線などに加えて顔面冷水浸水心電図や水中心電図を行うことが望ましい．

いずれにせよ，これらの検査は児童がより安全にスポーツに参加できるように行われることを認識し，それぞれの検査の重要性，必要性，経費などを説明し，協力が得られる可能な限りのものを施行することが望ましい．

診断書作成の実際

前項に診断書作成時の理想的な検査項目を述べたが，実際に前述の検査をすべて行うことはほとんど不可能であろう．また，競技スポーツに参加するのでなければ全員に行う必要もないと思われる．

現実的には，まず診断書作成の前にスポーツに対する安全管理の重要性について十分説明すべきである．また「絶対に安全」であることを証明することはどのような検査を行っても現代の科学では不可能である旨を家族に納得していただき，また，そのことをカルテに記載しておくとよい．

そのうえで診断書を作成することになる．

スイミングスクールなどから希望検査内容が明示されている場合はそれに従い，また専用の記入用紙を持参していれば，それに記入すればよい．指定がない場合には各医師の裁量によることになり，どこまで検査を行うか，また何を根拠に判定を下すかに苦慮することになるが，基本的には視診，触診，打診，聴診などの診察のみでよいと思う．これで何らかの異常が疑われるときには，心電図などの上記の検査を行い判定する．専門的な検査が必要な場合には専門医へ紹介する．

以上を考慮し，実際の診断書の例を示す．
著者は

「〇月〇日に問診，診察および〇〇と〇〇の検査（実際に施行した検査：心電図，胸部エックス線など）を行い，現時点では特別な異常は認

められなかった.」

と記載している.

「〇〇をして大丈夫」との記載は容易にすべきではない. 前述のように, 絶対に安全であることを保証することは現代の科学では不可能であるにもかかわらず, 誤解を招きやすく紛争になる可能性があるからである.

また, 何らかの疾患 (特に心疾患) をもった児童に関しては

「診断:心室中隔欠損症 (例)
　上記疾患を有するが, 心電図, 胸部エックス線, 心エコー図検査 (実際に施行した検査) および診察所見から軽症と考えられるので, 運動制限は不要である.」

と記載している. ただし, これら疾患を有する児童の診断書に関しては専門医の手に委ねるべきであろう.

以上に述べてきたように, 診断書作成や診察, 種々の検査は児童がより安全にスポーツに参加できるように行われることを踏まえ, ただ診断書を作成するのではなく, 診断書作成依頼を契機として, あたかも成人が人間ドックに入るような感覚で, スポーツ前検診が行えれば理想と思う.

[岩原 正純]

附表　成長曲線

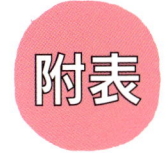

◉ 成長曲線

- 身長，体重を測定し，成長曲線を作ります．乳幼児は，母子健康手帳の身体発育曲線に体重や身長を記入して成長曲線を作ります．
- 子どもの成長は個人差があり，大きい児は，大きいなりに成長曲線の上のほうに，小さい児は，成長曲線の下の線に沿って成長します．

◉ 身長成長曲線について

- 身長成長曲線が正常範囲に入っていますか？
- 身長の伸びがだんだん悪くなっていませんか？
- 幼児や学童で，身長が3パーセンタイル以下（あるいは－2SD以下）になったら低身長の検査を受けましょう．

◉ 体重成長曲線について

- 体重成長曲線が正常範囲に入っていますか？

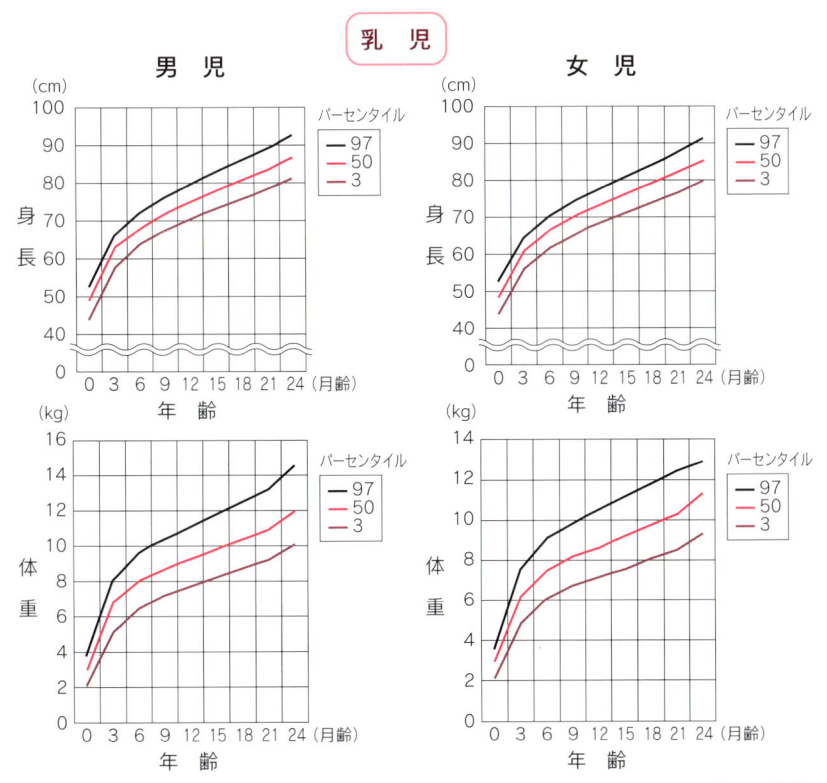

（厚生労働省雇用均等・児童家庭局：平成22（2010）年　乳幼児身体発育調査報告書より作成）

♦ 体重成長曲線が急に上向きになったら要注意，将来肥満になります．
♦ 乳児では，体重成長曲線が平坦化してきたら哺乳量不足のサインです．

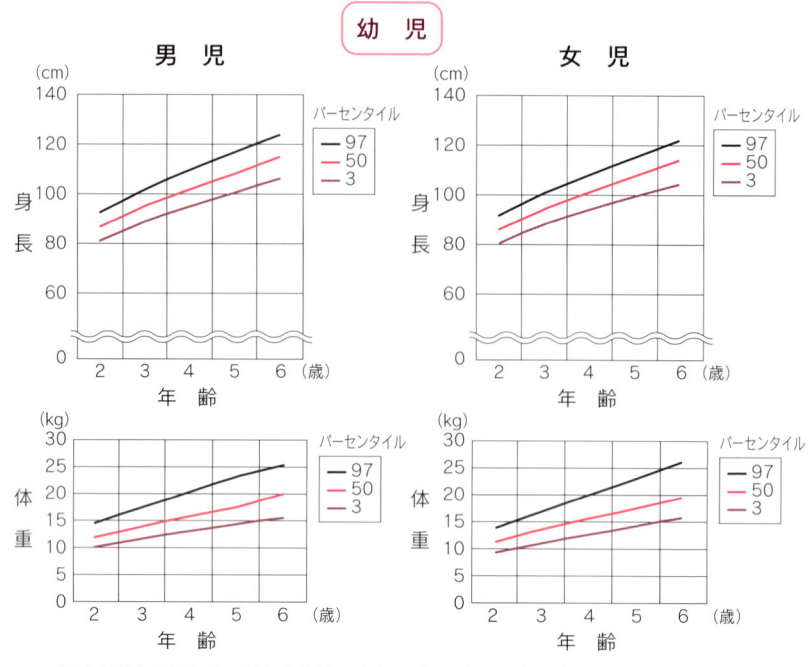

幼 児

（厚生労働省雇用均等・児童家庭局：平成22（2010）年 乳幼児身体発育調査報告書より作成）

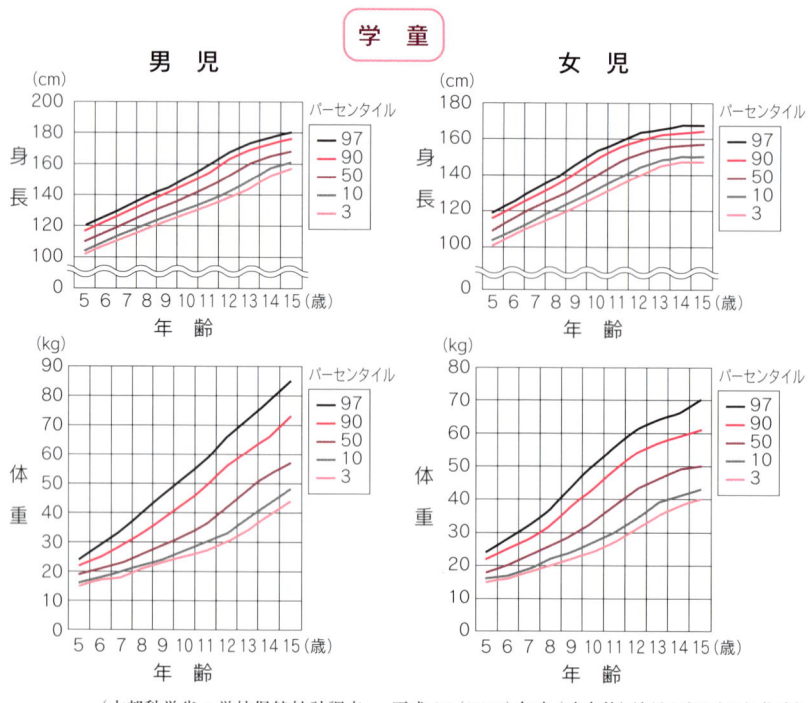

学 童

（文部科学省：学校保健統計調査 ― 平成24（2012）年度（確定値）結果の概要より作成）

［箕輪 富公］

索 引

＊太字の頁数は，項目見出し（イラスト頁）を示す．

日本語索引

あ

赤あざ……………………… 104
あざ………………………… 102
　――ができやすい………… **99**
アスペルガー障害………… 152
遊び………………………… 203
アタッチメント理論………… 12
頭がいびつ…………… **70**, 72
頭が大きい………………… **70**
頭が小さい………………… **70**
アトピー性皮膚炎…… 26, **106**, 108
アトモキセチン…………… 153
アミノ酸代謝異常症………… 56
アリスのサイン…………… 113
アレルギー素因……………… 26
アンダーアームブレース…… 121

い

育児過誤……………………… 45
育児支援サービス………… 182
育児相談…………………… 182
育児の基本…………………… 45
育児不安……………………… **44**
育児用調整粉乳……………… 22
苺状血管腫………………… 105
胃腸炎………………………… 91
1か月健診……………… **183**, 185
一過性便秘…………………… 96
1歳6か月健診………… **199**, 201
溢乳…………………… **89**, 91
遺伝性肥満…………………… 68
移動性精巣………………… 130
衣服の着せ方………………… **30**
遺糞………………… **143**, 144
衣類の条件…………………… 31
陰嚢水腫…………… **127**, 129
インフルエンザ菌b型……… 48

う

う歯……………… 201, 204, 207
うつぶせ寝………………… 190
運動機能……………………… **6**
運動チック………………… 168
運動発達……………………… 8
ウンナ母斑………… 103, 105

お

黄疸………………… **85**, 87
　――の分類………………… 87
嘔吐………………………… 161
　――の原因………………… 91
太田母斑…………… 102, 104
お座り………………… 6, 193
おむつかぶれ……………… 112
おむつ交換………………… 112
おむつの当て方……… **35**, 37
おむつ皮膚炎……… **110**, 112
おもらし…………………… 144
音声チック………………… 168

か

外気浴………………… **33**, 34
外斜視……………………… 126
外反足……………… **114**, 117
外用ステロイド薬の塗り方… 109
カウプ指数………………… 66
顔に布をかけるテスト…… 193
核黄疸……………………… 88
鵞口瘡……………… **82**, 84
過食………………… 68, **174**, 175
カフェオレ斑……………… 104
肝炎………………………… 87
感音難聴…………………… 123
感覚………………… **14**, 16
カンジダ…………………… 112
カンジダ症………………… 84
カンジダ性皮膚炎… **111**, 112
眼性斜頸…………………… 120
感染症……………………… 158
感染性胃腸炎……………… 96
嵌頓ヘルニア……………… 129
柑皮症……………………… 87
陥没呼吸…………………… 81

き

キーマンス………………… 182
気管支喘息………………… 80
起坐呼吸…………………… 81
器質性雑音………………… 76
器質性便秘………………… 97
偽斜視……………………… 126
吃音………………… **167**, 168
気道異物…………………… 80
機能性雑音………………… 76
機能性便秘………………… 97
9〜10か月健診……… **195**, 197
吸気性喘鳴………………… 80
救急外来…………………… 161
急性胃腸炎………………… 91
急性下痢症………………… 96
驚愕反応…………………… 40
胸鎖乳突筋………………… 120
協調運動…………………… 207
拒食………………… **173**, 175
起立性タンパク尿…………… 60
起立性調節障害…………… 140
筋性斜頸…………………… 120

く

薬の飲ませ方……………… **50**
首のすわり………………… 189
クリックサイン…………… 116
クループ症候群…………… 80
車酔い……………… **138**, 140
食わず嫌い………………… 43

け

経口補液剤………………… 94
下剤………………………… 97
血管腫……………… **103**, 104
血尿………………… **58**, 60
下痢………………… **93**, 96, 161
健康診断→「健診」へ
言語発達……… 13, 123, 149, 204, 207
言語表出…………………… 148
言語理解…………………… 149

日本語索引 215

健診
　──の目的 ……………………… **180**
　──，1か月 ………………… **183**, 185
　──，3〜4か月 ……………… **187**, 189
　──，6〜7か月 ……………… **191**, 193
　──，9〜10か月 …………… **195**, 197
　──，1歳6か月 …………… **199**, 201
　──，3歳児 ………………… **202**, 204
　──，5歳児 ………………… **205**, 207
　──，個別 …………………………… 182
　──，集団 …………………………… 182
　──，乳幼児 ………………………… 182
　──，幼稚園就園前 ………… **205**, 207
検尿 ……………………………………… 58, 60
犬吠様咳嗽 ………………………………… 81
原発性免疫不全症 ……………………… 157

─── こ ───

コアラ抱っこ …………………………… 114
誤飲 ……………………………………… 194
構音障害 ………………………… 84, **146**, 148
高機能自閉症 …………………………… 152
抗コリン薬 ……………………………… 144
抗真菌外用薬 …………………………… 112
高身長 …………………………………… 65
後天性心疾患 …………………………… 77
喉頭蓋炎 ………………………………… 80
喉頭気管気管支炎 ……………………… 80
喉頭軟化症 ……………………………… 80, 185
抗ヒスタミン薬 ………………………… 109
抗利尿ホルモン ………………………… 144
呼気性喘鳴 ……………………………… 80
こころの発達 …………………………… 45
心の理論 ………………………………… 12
5歳児健診 ……………………… **205**, 207
個人防衛 ………………………………… 48
骨性斜頸 ………………………………… 120
骨年齢 …………………………………… 136
ことばの遅れ ………………… **146**, 148
ことばの発達 …………………………… 11
コブ角 …………………………………… 119
個別健診 ………………………………… 182
混合栄養 ……………………………… 19, 22

─── さ ───

サーモンパッチ ………………… 103, 105
坐位 ……………………………………… 193
　──の観察 ………………………… 189
　──の発達 …………………………… 8
細気管支炎 ……………………………… 80
細菌性胃腸炎 …………………………… 96

剤形の選択 ……………………………… 52
臍帯ヘルニア …………………… **132**, 133
臍肉芽腫 ………………………… **131**, 133
臍ヘルニア ……………………… **131**, 133
3〜4か月健診 ………………… **187**, 189
3歳児健診 ……………………… **202**, 204
3歳児検尿 ……………………………… 60

─── し ───

自慰行為 ………………………… **164**, 165
シーソー呼吸 …………………………… 81
視運動眼振 ……………………………… 16
耳音響反射法 …………………………… 123
視覚 ……………………………………… 16
視覚障害 ………………………………… 126
歯科指導 ………………………………… 204
時間外救急受診の目安 ……… **160**, 161
色素沈着 ………………………………… 108
糸球体腎炎 ……………………………… 60
事故 ……………………………………… 190
自己炎症性疾患 ………………………… 159
事故防止 …………………… 194, 197, 201
思春期スパート ………………………… 136
思春期早発症 …………………………… 137
視性立ち直り反射 ……………… 189, 193
自尊心 …………………………………… 178
しつけ，排便・排尿の ……………… 37
湿疹 ……………………………… 108, 190
室内温度・湿度 ……………………… **30**
自動聴性脳幹反応 ……………………… 123
紫斑 ……………………………………… 100
自閉（症）…………………… 148, **150**, 152
脂肪酸代謝異常症 ……………………… 57
社会性 …………………………… **10**, 13
社会性獲得 ……………………………… 204
社会防衛 ………………………………… 48
斜頸 …………………………… **118**, 120, 185
斜視 ……………………………… **124**, 126
斜頭蓋 …………………………………… 72
ジャン・ピアジェ ……………………… 12
周期性嘔吐症候群 ……………………… 92
周期性発熱 ……………………………… 159
重症心疾患 ……………………………… 77
舟状頭 …………………………………… 72
集団健診 ………………………………… 182
出血傾向 ………………………………… 100
出血斑 …………………………………… 101
授乳 ……………………………… **18**, 20
受容性言語 ……………………………… 11
症候性肥満 ……………………………… 68
情緒 ……………………………… 10, 12

小頭症 …………………………………… 72
小児用散剤 ……………………………… 52
小児リウマチ疾患 ……………………… 158
上皮真珠腫 ……………………………… 82
食事療法，食物アレルギーの ……… 27
食事療法，便秘の …………………… 95
食物アレルギー ……………………… 26, 42
処女歩行 ………………………………… 7
女性化乳房 ……………………………… 137
自律授乳 ………………………… 18, 21
自立心 …………………………………… 178
自律離乳 ………………………………… 25
視力 ……………………………………… 16
視力障害 …………………… 16, **125**, 126
脂漏性湿疹 …………………… **106**, 108, 185
神経性食欲不振症 ……………………… 175
神経皮膚症候群 ………………………… 104
人工栄養 ………………………… 19, 22
人工股関節全置換術 …………………… 116
心雑音 …………………………… **74**, 76
　──の乏しい先天性心疾患 ……… 77
心疾患の検索 ………………………… 211
真珠腫 …………………………… **82**, 84
新生児黄疸 ……………………………… 87
新生児肝炎 ……………………………… 88
新生児スクリーニング ………… **54**, 56
新生児聴覚スクリーニング検査 … 123
腎性糖尿 ………………………………… 61
診断書作成，スポーツ教室参加の
　………………………………………… 211
身長 ……………………………… **2**, 4
　──の評価 …………………… 4, 64
身長成長曲線 …………………………… 213
身辺自立機能 …………………………… 11
心理的要因 ……………………………… 145

─── す ───

垂直吊り下げテスト …………………… 189
水頭症 …………………………………… 72
睡眠 ……………………………… **15**, 17, 28
スイミングスクールへの診断書 … 209
睡眠時間の目安 ………………………… 29
睡眠習慣 ………………………………… 29
睡眠障害 ………………………………… 29
睡眠てんかん …………………………… 171
スキンケア ……………………………… 108
スクリーニング検尿 ………………… **58**
スタージ・ウェーバー症候群 …… 103
ステロイド外用薬 ……………………… 109
スポーツの危険性 …………………… 211

せ

- 性器いじり ……………………… 165
- 精神機能 ………… **10**, 12, 201, 204
- 精神的ストレス ………………… 144
- 精神発達 ………………… 178, 197
- 精巣固定術 …………………… 130
- 精巣容量測定器 ………………… 136
- 成長曲線 ……… 3, 64, 136, 185, **213**
- 成長速度曲線 ……………… 64, 136
- 成長ホルモン治療 ……………… 65
- 成長ホルモン分泌不全 ………… 64
- 生理的嘔吐 ……………………… 91
- 背が高すぎる ………………… **62**, 65
- 背が低い ……………………… **62**, 64
- 脊柱側弯症 …………………… 120
- 脊柱の曲がり ……………… **119**, 120
- 舌小帯短縮 ………………… **82**, 84
- 摂食機能 ………………………… 43
- 先天性外反足 ………………… 116
- 先天性眼振 …………………… 140
- 先天性甲状腺機能低下症 ……… 57
- 先天性股関節脱臼 ………… **113**, 116
- 先天性胆道拡張症 ……………… 88
- 先天性内反足 ……………… 116, 186
- 先天性副腎過形成症 …………… 57
- 先天代謝異常症 ………………… 56
- 尖頭蓋 …………………………… 72
- 喘鳴 …………………………… **78**, 80

そ

- 早発黄疸 ………………………… 87
- 早発乳房 ……………………… 136
- ソーシャルスキルトレーニング … 153
- 側方パラシュート反射 ………… 193
- 鼠径ヘルニア ……………… **127**, 129
- 粗大運動 …… **6**, 8, 193, 197, 201, 204
- 卒乳 ……………………… 19, 22

た

- 体位性タンパク尿 ……………… 60
- 体質性なやせ …………………… 68
- 体重 ……………………………… **2**, 4
- ── の評価 …………………… 4
- 体重成長曲線 ………………… 213
- 対人コミュニケーションスキル …… 11
- 苔癬化 ………………………… 108
- 大泉門 ………………………… 5, 185
- 体操教室への診断書 ………… **209**
- 大頭症 …………………………… 72
- 体内時計 ………………………… 29
- 抱きぐせ ……………………… **39**, 40

ち

- 立ちくらみ ……………… 138, 140
- 脱腸 …………………………… 127
- 多動 ……………………… **150**, 152
- 食べ物の好き嫌い ………… **41**, 43
- 胆汁性嘔吐 ……………………… 91
- 単純性肥満 ……………………… 68
- タンデムマス …………………… 56
- 短頭 …………………………… 72
- 胆道閉鎖症 ……………… 88, 186
- タンナー段階 ………………… 136
- タンパク尿 ………………… **58**, 60

ち

- 乳離れ ……………………… 19, 22
- チック …………………… **166**, 168
- 知的障害 ……………………… 148
- 知能 …………………………… **10**
- 知能指数 ………………………… 13
- 注意欠如・多動症 …………… 152
- 中枢性めまい ………………… 140
- 腸炎後腸症 ……………………… 96
- 聴覚障害 ……………………… 148
- 聴覚発達テスト ………………… 16
- 聴力 …………………………… 16

つ

- 追視テスト …………………… 189
- つかまり立ち ………………… 197
- つたい歩き …………………… 197
- 爪かみ …………………… **164**, 165

て

- 定期接種 ……………………… 49
- 定頸 ……………………………… 8
- 低身長 ………………………… 64
- 停留精巣 ………………… **128**, 129
- 手づかみ食べ …………………… 26
- デニス・ブラウン型装具 …… 115
- 手の運動 ……………………… 6, 8
- 手の持ち方の発達 ……………… 7
- 伝音難聴 ……………………… 123
- てんかんの鑑別 ……………… 171
- てんかん発作との鑑別 ……… 155
- 点状出血斑 …………………… 101
- デンバー発達判定法 …………… 8

と

- トイレットトレーニング … **35**, 37, 97
- 頭囲 ……………………………… **2**, 4
- ── の測定法 ………………… 70
- ── の評価 …………………… 5
- 頭囲拡大の原因 ………………… 72
- 糖原病 ………………………… 175
- 同時接種 ……………………… 48
- 糖代謝異常 ……………………… 57
- 糖尿 …………………………… **58**, 60
- トゥレット障害 ……………… 168
- トキシック・アピアランス …… 161
- 特異的言語発達障害 ………… 148
- 突然死 ………………………… 211
- 特発性側弯症 ………………… 120
- 突発性難聴 …………………… 140
- 吐乳 …………………………… **89**, 91

な

- 内斜視 ………………………… 126
- 内反足 …………………… **114**, 116
- 泣き入りひきつけ ……… **154**, 155
- 喃語 ……………………………… 13
- 難聴 …………………………… **122**

に

- 二次性徴 …………………… 64, 136
- ── の出現時期 …………… 134
- 日光浴 ……………………… **33**, 34
- 乳歯 …………………………… 82
- 乳児股関節エコー …………… 116
- 乳児の指しゃぶり …………… 165
- 乳房肥大 ………………… **134**, 136
- 乳幼児健診 …………………… 182
- 乳幼児体重成長曲線 …………… 66
- 乳幼児突然死症候群 ……… 29, 190
- 入浴 ………………………… **32**, 34
- 尿スクリーニング ……………… 60
- 尿道下裂 ……………………… 130
- 尿路感染症 ……………………… 61
- 任意接種 ……………………… 49
- 認知機能 ……………………… 10
- 認知発達 ……………………… 12

ぬ

- ヌック水腫 …………………… 127

ね

- 寝返り ………………………… 193
- 寝かせ方 ………………… **28**, 29
- 熱を出しやすい子 ……… **156**, 158

は

- パーセンタイル …………… 64, 213
- パーセンタイル法 ……………… 4
- 肺炎球菌 ……………………… 48

日本語索引

ハイガード歩行……………………7
排泄訓練……………………38
排泄習慣……………………37
排泄の失敗……………………38
排尿の自立……………………36
はいはい……………………197
排便機能……………………144
排便の自立……………………35
排便・排尿のしつけ……………37
吐きやすい……………………**89**, 91
白色便……………………88
はしか→「麻疹（ましん）」へ
発語……………………11
　──のしにくさ……………84
発語練習……………………84
発達指数……………………13
発達障害……………145, 178, 207
発達相談……………………13
発達理論……………………12
発熱……………………158, 161
鼻出血……………………**98**, 100
パラシュート反射………………197
バリア機能……………………108
斑状出血斑……………………101

ひ

皮下出血……………………**98**, 100
引き起こし反射………………189
肥厚性幽門狭窄症………………91
微細運動……………8, 193, 197, 201, 204
ひとり歩き……………………201
ひなたぼっこ……………………34
皮膚が黄色い……………………**85**
肥満……………………68
肥満度……………………4, 68
表出（性）言語………………11, 149
標準偏差……………………64
標準偏差法……………………4
病的嘔吐……………………91
病的なやせ……………………68
鼻翼呼吸……………………81
ビリルビン……………………87
頻呼吸……………………81

ふ

風疹……………………48
フォローアップミルク……………19, 22
腹臥位……………………189
副反応……………………49
腹膜鞘状突起………………127, 129
服薬コンプライアンス……………52

不登園……………………**176**, 178
不登校……………………**177**, 178
太りすぎ……………………**66**, 68
不慮の事故……………………197
噴水状嘔吐……………90, 91, 186
憤怒けいれん……………………155

へ

ペアレントトレーニング…………153
平衡感覚……………………**6**, 9
閉塞性黄疸……………………88
ヘルニア……………………129
ヘルニア門……………………133
変形性股関節症………………116
便失禁……………………95
便塞栓……………………97
便秘……………………**94**, 96, 190
　──の食事療法………………95

ほ

ポートワイン母斑………………105
歩行の発達……………………7, 9
保湿……………………108
ホッピング反応………………197
母乳育児……………………18, 21
母乳栄養……………………18, 20
母乳性黄疸……………………20, 88
母乳不足……………………21
母斑……………………**102**, 104, 185
母斑症……………………104
ポンセティ法……………………115

ま

麻疹……………………48
マススクリーニング……………57
末梢神経性めまい………………140
慢性下痢症……………………96
慢性便秘……………………96, 145

み

未熟（児）網膜症………………126
ミドルガード歩行………………7
ミルク嫌い……………………**173**, 175

む

無害性雑音……………………76
無症候性血尿……………………60
夢中遊行……………………**170**, 171

め

メチルフェニデート……………153

メニエール病……………………140
めまい……………………**138**, 140
免疫不全症……………………158

も

蒙古斑……………………102, 104
沐浴……………………**32**, 34
モロー反射……………………40

や

夜驚……………………**169**, 171
やせ……………………**66**, 68
夜尿……………………**142**, 144
夜尿アラーム……………………144

ゆ

有機酸代謝異常症………………56
ゆさぶられっ子症候群……………40
指しゃぶり……………………**164**, 165

よ

溶血性黄疸……………………88
幼児の指しゃぶり………………165
幼稚園就園前健診………………**205**, 207
夜泣き……………………**169**, 171, 192
予防接種……………………**46**, 48
予防接種法……………………49

ら

落陽現象……………………72
卵巣滑脱……………………127

り

リーメンビューゲル装具…………114
リウマチ疾患……………………158
離乳……………………23, 25
　──の進め方…………………25
離乳食……………………**23**, 25
療育……………………8

れ

レーザー治療……………………104
レックリングハウゼン病…………104

ろ

ローガード歩行……………………7
6〜7か月健診……………**191**, 193

わ

ワクチンの種類……………………48

外国語索引

A
A 型肝炎 ……………………………… 48, 87
AABR (automated auditory brainstem response) …………… 123
ADHD (attention deficit/ hyperactivity disorder) ………… 152
Alagille 症候群 …………………………… 87
Allis' sign ……………………………… 116
Apert 症候群 ……………………………… 72
ASD (autistic spectrum disorder) …………………………………… 152

B
B 型肝炎 …………………………………… 48
BCG ………………………………………… 48
Bristol stool form scale ………………… 97

C
Candida albicans ……………… 84, 112
cloth on the face test ………………… 193
CMV ……………………………………… 21
Cobb 角 ………………………………… 120
Cockayne 症候群 ……………………… 73
Crigler-Najjar 症候群 ………………… 87
Crouzon 病 ……………………………… 72

D
Dandy-Walker 症候群 ………………… 72
Down 症候群 …………………… 64, 73
DPT ……………………………………… 48
DSM (Diagnostic and Statistical Manual of Mental Disorders) …… 152
Dubin-Johnson 症候群 ……………… 87

F
Fanconi 貧血 …………………………… 73
FTU (finger tip unit) ………………… 109

G
G6PD 欠損症 …………………………… 87
Gilbert 症候群 ………………………… 87

H
Hib ………………………………………… 48
high guard gait ………………………… 9
HIV ……………………………………… 21
HTLV-1 ………………………………… 21

I
IgE 抗体 ………………………………… 27
IQ ………………………………………… 13

K
Kasabach-Merritt 症候群 …………… 105
Kaup 指数 ………………………… 4, 68
key month …………………………… 189
Klinefelter 症候群 …………………… 65
Klippl-Weber 症候群 ………………… 105

L
Landau 反射 ………………………… 189
Levine 分類 …………………………… 76
low guard gait ………………………… 9

M
McCune-Albright 症候群 …………… 137
midle guard gait ……………………… 9
Moro 反射 …………………………… 189
musical murmur ……………………… 76

N
non REM 睡眠 ………………… 17, 171

O
O 脚 …………………………………… 201
OAE (otoacoustic emissions) ……… 123
OD (orthostatic dysregulation) …… 141
orchidometer ………………………… 136

P
Paine 症候群 …………………………… 73
Ponseti 法 …………………………… 117
Prader-Willi 症候群 …………………… 65

R
Recklinghausen 病 ………………… 104
REM 睡眠 ……………………………… 17
Röhrer 指数 …………………………… 4
Rubinstein-Taybi 症候群 …………… 73

S
SD ………………………………… 64, 213
SD 法 …………………………………… 4
SGA (small for gestational age) … 64
shuffling baby …………………… 8, 198
SIDS (sudden infant death syndrome) ……………………… 29, 190
Sturge-Weber 症候群 ……………… 104
Smith-Lemli-Opitz 症候群 ………… 73
Still 雑音 ……………………………… 76

T
Tanner 段階 ……………………… 65, 136
Theory of Mind ……………………… 12
Turner 症候群 ………………………… 65

V
VP シャント …………………………… 73

W
Wilson 病 ……………………………… 87

X
X 脚 …………………………………… 201

Memo

Memo

Memo

イラストを見せながら説明する
育児のポイントと健康相談

2015年 4 月15日　1 版 1 刷　　　　　　©2015
2021年 8 月30日　　　　　　3 刷

編　者
　かね こ けんいちろう
　金子堅一郎

発行者
　株式会社　南山堂　代表者　鈴木幹太
　〒113-0034　東京都文京区湯島 4-1-11
　TEL 代表 03-5689-7850　　www.nanzando.com

ISBN 978-4-525-28261-5

JCOPY ＜出版者著作権管理機構 委託出版物＞
複製を行う場合はそのつど事前に（一社）出版者著作権管理機構（電話03-5244-5088，FAX 03-5244-5089, e-mail: info@jcopy.or.jp）の許諾を得るようお願いいたします．

本書の内容を無断で複製することは，著作権法上での例外を除き禁じられています．また，代行業者等の第三者に依頼してスキャニング，デジタルデータ化を行うことは認められておりません．